U0880013

国家卫生健康委员会“十三五”规划教材
全国中医药高职高专教育教材

供医学美容技术等专业用

医学美学

第 3 版

主　　编　周红娟

副 主 编　王建林　赵　旭

编　　委　（按姓氏笔画排序）

王建林（南阳医学高等专科学校）
乔　敏（四川护理职业学院）
吴娟娟（江西中医药高等专科学校）
沙恒玉（南阳医学高等专科学校）
陈盛兰（江苏医药职业学院）
周　莉（四川中医药高等专科学校）
周红娟（江西中医药高等专科学校）
赵　旭（黑龙江中医药大学佳木斯学院）
党文军（黑龙江中医药大学佳木斯学院）
熊文艳（江西中医药高等专科学校）

学术秘书　吴娟娟（江西中医药高等专科学校）

人民卫生出版社

图书在版编目（CIP）数据

医学美学 / 周红娟主编 . —3 版 . —北京：人民卫生出版社，2019

ISBN 978-7-117-28382-3

Ⅰ. ①医… Ⅱ. ①周… Ⅲ. ①医学美学 – 高等职业教育 – 教材 Ⅳ. ①R-02

中国版本图书馆 CIP 数据核字（2019）第 178025 号

医 学 美 学

第 3 版

主　　编：周红娟
出版发行：人民卫生出版社（中继线 010-59780011）
地　　址：北京市朝阳区潘家园南里 19 号
邮　　编：100021
E - mail：pmph @ pmph.com
购书热线：010-59787592　010-59787584　010-65264830
印　　刷：河北博文科技印务有限公司
经　　销：新华书店
开　　本：787 × 1092　1/16　　印张：15
字　　数：346 千字
版　　次：2010 年 6 月第 1 版　　2019 年 9 月第 3 版
　　　　　2025 年 4 月第 3 版第 8 次印刷（总第 14 次印刷）
标准书号：ISBN 978-7-117-28382-3
定　　价：45.00 元

《医学美学》数字增值服务编委会

主　　编　周红娟

副 主 编　王建林　赵　旭

编　　委　（按姓氏笔画排序）

王建林（南阳医学高等专科学校）
乔　敏（四川护理职业学院）
吴娟娟（江西中医药高等专科学校）
沙恒玉（南阳医学高等专科学校）
陈盛兰（江苏医药职业学院）
周　莉（四川中医药高等专科学校）
周红娟（江西中医药高等专科学校）
赵　旭（黑龙江中医药大学佳木斯学院）
党文军（黑龙江中医药大学佳木斯学院）
熊文艳（江西中医药高等专科学校）

学术秘书　吴娟娟（江西中医药高等专科学校）

修订说明

为了更好地推进中医药职业教育教材建设，适应当前我国中医药职业教育教学改革发展的形势与中医药健康服务技术技能人才的要求，贯彻落实《国家中长期教育改革和发展规划纲要(2010—2020年)》《医药卫生中长期人才发展规划(2011—2020年)》《中医药发展战略规划纲要(2016—2030年)》精神，做好新一轮中医药职业教育教材建设工作，人民卫生出版社在教育部、国家卫生健康委员会、国家中医药管理局的领导下，组织和规划了第四轮全国中医药高职高专教育、国家卫生健康委员会“十三五”规划教材的编写和修订工作。

本轮教材修订之时，正值《中华人民共和国中医药法》正式实施之际，中医药职业教育迎来发展大好的际遇。为做好新一轮教材出版工作，我们成立了第四届中医药高职高专教育教材建设指导委员会和各专业教材评审委员会，以指导和组织教材的编写和评审工作；按照公开、公平、公正的原则，在全国1 400余位专家和学者申报的基础上，经中医药高职高专教育教材建设指导委员会审定批准，聘任了教材主编、副主编和编委；确立了本轮教材的指导思想和编写要求，全面修订全国中医药高职高专教育第四轮规划教材，即中医学、中药学、针灸推拿、护理、医学美容技术、康复治疗技术6个专业83门教材。

第四轮全国中医药高职高专教育教材具有以下特色：

1. 定位准确，目标明确 教材的深度和广度符合各专业培养目标的要求和特定学制、特定对象、特定层次的培养目标，力求体现“专科特色、技能特点、时代特征”，既体现职业性，又体现其高等教育性，注意与本科教材、中专教材的区别，适应中医药职业人才培养要求和市场需求。

2. 谨守大纲，注重三基 人卫版中医药高职高专教材始终坚持“以教学计划为基本依据”的原则，强调各教材编写大纲一定要符合高职高专相关专业的培养目标与要求，以培养目标为导向、职业岗位能力需求为前提、综合职业能力培养为根本，同时注重基本理论、基本知识和基本技能的培养和全面素质的提高。

3. 重点考点，突出体现 教材紧扣中医药职业教育教学活动和知识结构，以解决目前各高职高专院校教材使用中的突出问题为出发点和落脚点，体现职业教育对人才的要求，突出教学重点和执业考点。

4. 规划科学，详略得当 全套教材严格界定职业教育教材与本科教材、毕业后教育教材的知识范畴，严格把握教材内容的深度、广度和侧重点，突出应用型、技能型教育内容。基础课教材内容服务于专业课教材，以“必须、够用”为度，强调基本技能的培养；专业课教材紧密围绕专业培养目标的需要进行选材。

5. 体例设计，服务学生 本套教材的结构设置、编写风格等坚持创新，体现以学生为中心的编写理念，以实现和满足学生的发展为需求。根据上一版教材体例设计在教学中的反馈意见，将“学习要点”“知识链接”“复习思考题”作为必设模块，“知识拓展”“病案分析(案例分析)”“课堂讨论”“操作要点”作为选设模块，以明确学生学习的目的性和主动性，增强教材的可读性，提高学生分析问题、解决问题的能力。

6. 强调实用，避免脱节 贯彻现代职业教育理念。体现“以就业为导向，以能力为本位，以发展技能为核心”的职业教育理念。突出技能培养，提倡“做中学、学中做”的“理实一体化”思想，突出应用型、技能型教育内容。避免理论与实际脱节、教育与实践脱节、人才培养与社会需求脱节的倾向。

7. 针对岗位，学考结合 本套教材编写按照职业教育培养目标，将国家职业技能的相关标准和要求融入教材中。充分考虑学生考取相关职业资格证书、岗位证书的需要，与职业岗位证书相关的教材，其内容和实训项目的选取涵盖相关的考试内容，做到学考结合，体现了职业教育的特点。

8. 纸数融合，坚持创新 新版教材最大的亮点就是建设纸质教材和数字增值服务融合的教材服务体系。书中设有自主学习二维码，通过扫码，学生可对本套教材的数字增值服务内容进行自主学习，实现与教学要求匹配、与岗位需求对接、与执业考试接轨，打造优质、生动、立体的学习内容。教材编写充分体现与时代融合、与现代科技融合、与现代医学融合的特色和理念，适度增加新进展、新技术、新方法，充分培养学生的探索精神、创新精神；同时，将移动互联、网络增值、慕课、翻转课堂等新的教学理念和教学技术、学习方式融入教材建设之中，开发多媒体教材、数字教材等新媒体形式教材。

人民卫生出版社医药卫生规划教材经过长时间的实践与积累，其中的优良传统在本轮修订中得到了很好的传承。在中医药高职高专教育教材建设指导委员会和各专业教材评审委员会指导下，经过调研会议、论证会议、主编人会议、各专业编写会议、审定稿会议，确保了教材的科学性、先进性和实用性。参编本套教材的近 1 000 位专家，来自全国 40 余所院校，从事高职高专教育工作多年，业务精纯，见解独到。谨此，向有关单位和个人表示衷心的感谢！希望各院校在教材使用中，在改革的进程中，及时提出宝贵意见或建议，以便不断修订和完善，为下一轮教材的修订工作奠定坚实的基础。

人民卫生出版社有限公司

2018 年 4 月

全国中医药高职高专院校第四轮规划教材书目

教材序号	教材名称	主编	适用专业
1	大学语文(第4版)	孙　洁	中医学、针灸推拿、中医骨伤、护理等专业
2	中医诊断学(第4版)	马维平	中医学、针灸推拿、中医骨伤、中医美容等专业
3	中医基础理论(第4版)*	陈　刚　徐宜兵	中医学、针灸推拿、中医骨伤、护理等专业
4	生理学(第4版)*	郭争鸣　唐晓伟	中医学、中医骨伤、针灸推拿、护理等专业
5	病理学(第4版)	苑光军　张宏泉	中医学、护理、针灸推拿、康复治疗技术等专业
6	人体解剖学(第4版)	陈晓杰　孟繁伟	中医学、针灸推拿、中医骨伤、护理等专业
7	免疫学与病原生物学(第4版)	刘文辉　田维珍	中医学、针灸推拿、中医骨伤、护理等专业
8	诊断学基础(第4版)	李广元　周艳丽	中医学、针灸推拿、中医骨伤、护理等专业
9	药理学(第4版)	侯　晞	中医学、针灸推拿、中医骨伤、护理等专业
10	中医内科学(第4版)*	陈建章	中医学、针灸推拿、中医骨伤、护理等专业
11	中医外科学(第4版)*	尹跃兵	中医学、针灸推拿、中医骨伤、护理等专业
12	中医妇科学(第4版)	盛　红	中医学、针灸推拿、中医骨伤、护理等专业
13	中医儿科学(第4版)*	聂绍通	中医学、针灸推拿、中医骨伤、护理等专业
14	中医伤科学(第4版)	方家选	中医学、针灸推拿、中医骨伤、护理、康复治疗技术专业
15	中药学(第4版)	杨德全	中医学、中药学、针灸推拿、中医骨伤、康复治疗技术等专业
16	方剂学(第4版)*	王义祁	中医学、针灸推拿、中医骨伤、康复治疗技术、护理等专业

续表

教材序号	教材名称	主编	适用专业
17	针灸学(第4版)	汪安宁　易志龙	中医学、针灸推拿、中医骨伤、康复治疗技术等专业
18	推拿学(第4版)	郭　翔	中医学、针灸推拿、中医骨伤、护理等专业
19	医学心理学(第4版)	孙　萍　朱　玲	中医学、针灸推拿、中医骨伤、护理等专业
20	西医内科学(第4版)*	许幼晖	中医学、针灸推拿、中医骨伤、护理等专业
21	西医外科学(第4版)	朱云根　陈京来	中医学、针灸推拿、中医骨伤、护理等专业
22	西医妇产科学(第4版)	冯　玲　黄会霞	中医学、针灸推拿、中医骨伤、护理等专业
23	西医儿科学(第4版)	王龙梅	中医学、针灸推拿、中医骨伤、护理等专业
24	传染病学(第3版)	陈艳成	中医学、针灸推拿、中医骨伤、护理等专业
25	预防医学(第2版)	吴　娟　张立祥	中医学、针灸推拿、中医骨伤、护理等专业
1	中医学基础概要(第4版)	范俊德　徐迎涛	中药学、中药制药技术、医学美容技术、康复治疗技术、中医养生保健等专业
2	中药药理与应用(第4版)	冯彬彬	中药学、中药制药技术等专业
3	中药药剂学(第4版)	胡志方　易生富	中药学、中药制药技术等专业
4	中药炮制技术(第4版)	刘　波	中药学、中药制药技术等专业
5	中药鉴定技术(第4版)	张钦德	中药学、中药制药技术、中药生产与加工、药学等专业
6	中药化学技术(第4版)	吕华瑛　王　英	中药学、中药制药技术等专业
7	中药方剂学(第4版)	马　波　黄敬文	中药学、中药制药技术等专业
8	有机化学(第4版)*	王志江　陈东林	中药学、中药制药技术、药学等专业
9	药用植物栽培技术(第3版)*	宋丽艳　汪荣斌	中药学、中药制药技术、中药生产与加工等专业
10	药用植物学(第4版)*	郑小吉　金　虹	中药学、中药制药技术、中药生产与加工等专业
11	药事管理与法规(第3版)	周铁文	中药学、中药制药技术、药学等专业
12	无机化学(第4版)	冯务群	中药学、中药制药技术、药学等专业
13	人体解剖生理学(第4版)	刘　斌	中药学、中药制药技术、药学等专业
14	分析化学(第4版)	陈哲洪　鲍　羽	中药学、中药制药技术、药学等专业
15	中药储存与养护技术(第2版)	沈　力	中药学、中药制药技术等专业

续表

教材序号	教材名称	主编	适用专业
1	中医护理(第3版)*	王 文	护理专业
2	内科护理(第3版)	刘 杰 吕云玲	护理专业
3	外科护理(第3版)	江跃华	护理、助产类专业
4	妇产科护理(第3版)	林 萍	护理、助产类专业
5	儿科护理(第3版)	艾学云	护理、助产类专业
6	社区护理(第3版)	张先庚	护理专业
7	急救护理(第3版)	李延玲	护理专业
8	老年护理(第3版)	唐凤平 郝 刚	护理专业
9	精神科护理(第3版)	井霖源	护理、助产专业
10	健康评估(第3版)	刘惠莲 滕艺萍	护理、助产专业
11	眼耳鼻咽喉口腔科护理(第3版)	范 真	护理专业
12	基础护理技术(第3版)	张少羽	护理、助产专业
13	护士人文修养(第3版)	胡爱明	护理专业
14	护理药理学(第3版)*	姜国贤	护理专业
15	护理学导论(第3版)	陈香娟 曾晓英	护理、助产专业
16	传染病护理(第3版)	王美芝	护理专业
17	康复护理(第2版)	黄学英	护理专业
1	针灸治疗(第4版)	刘宝林	针灸推拿专业
2	针法灸法(第4版)*	刘 茜	针灸推拿专业
3	小儿推拿(第4版)	刘世红	针灸推拿专业
4	推拿治疗(第4版)	梅利民	针灸推拿专业
5	推拿手法(第4版)	那继文	针灸推拿专业
6	经络与腧穴(第4版)*	王德敬	针灸推拿专业
1	医学美学(第3版)	周红娟	医学美容技术等专业
2	美容辨证调护技术(第3版)	陈美仁	医学美容技术等专业
3	美容中药方剂学(第3版)*	黄丽萍 姜 醒	医学美容技术等专业

续表

教材序号	教材名称	主编	适用专业
4	美容业经营与管理(第3版)	申芳芳	医学美容技术等专业
5	美容心理学(第3版)*	陈　敏　汪启荣	医学美容技术等专业
6	美容外科学概论(第3版)	贾小丽	医学美容技术等专业
7	美容实用技术(第3版)	张丽宏	医学美容技术等专业
8	美容皮肤科学(第3版)	陈丽娟	医学美容技术等专业
9	美容礼仪与人际沟通(第3版)	位汶军　夏　曼	医学美容技术等专业
10	美容解剖学与组织学(第3版)	刘荣志	医学美容技术等专业
11	美容保健技术(第3版)	陈景华	医学美容技术等专业
12	化妆品与调配技术(第3版)	谷建梅	医学美容技术等专业
1	康复评定(第3版)	孙　权　梁　娟	康复治疗技术等专业
2	物理治疗技术(第3版)	林成杰	康复治疗技术等专业
3	作业治疗技术(第3版)	吴淑娥	康复治疗技术等专业
4	言语治疗技术(第3版)	田　莉	康复治疗技术等专业
5	中医养生康复技术(第3版)	王德瑜　邓　沂	康复治疗技术等专业
6	临床康复学(第3版)	邓　倩	康复治疗技术等专业
7	临床医学概要(第3版)	周建军　符逢春	康复治疗技术等专业
8	康复医学导论(第3版)	谭　工	康复治疗技术等专业

* 为“十二五”职业教育国家规划教材

第四届全国中医药高职高专教育教材建设指导委员会

第四届全国中医药高职高专医学美容技术专业教材评审委员会

前言

为了更好地贯彻落实《国家中长期教育改革和发展规划纲要(2010—2020年)》和《医药卫生中长期人才发展规划(2011—2020年)》,推动中医药高职高专教育的发展,培养中医药类高级技能型人才,在总结汲取前两版教材成功经验的基础上,在全国中医药高职高专教育教材建设指导委员会的组织规划下,按照全国中医药高职高专院校各专业的培养目标,确定本课程的教学内容并编写本教材。

本教材以现代美学和现代医学为理论基础,系统、全面地论述医学美学的一般理论和实用价值与实务操作,将医学和美学相结合。在编写过程中我们把医学美的培养和训练、医学美案例作为重要内容,强调医学美的实用性及其实用价值,并结合医学美实践来阐明医学美在现实医务工作当中的价值和意义。这对于医学美学的传播与推广,以及为医疗卫生行业服务和全面建成小康社会都具有深远的意义。

本教材以"贴近社会、贴近岗位、贴近学生"为基本原则,以服务为宗旨、就业为导向、岗位为前提、能力为重点、素质为根本,充分体现专业特点,兼顾学生接受继续教育需要,提高学生的可持续发展能力和创业创新能力。力求做到观点正确、概念清楚、定义准确、结构严谨、原理清晰、资料有据、层次分明、数据无误、表述恰当、图表直观、名词术语规范统一,突出基本知识、关键技术和有效信息集中。增加了学习要点、知识链接、拓展阅读、课堂讨论、复习思考题等内容,涵盖面广,内容丰富。同时注意与相关学科的协作,知识体系相互渗透,将医学美学领域近年来成熟的新理论,以及普遍推广的新知识、新技术、新成果,根据需要吸收到本教材中,丰富教学内容,便于教师教,易于学生学。

参与本教材修订的编写人员均为教学一线的教师、专家和教授。本教材由周红娟制订修订编写指导思想、编写大纲、教学大纲,主持编写。本教材设定总学时42学时,其中理论讲授30学时、实训课程12学时,共分14章。参加修订编写的有:王建林修订编写第二章、第三章、教学大纲,赵旭修订编写第九章、第十二章、第十三章,沙恒玉负责编写期中、期末试卷和网络增值服务,乔敏负责编写第八章、第十一章,陈盛兰负责编写第一章,周莉负责编写第十章,党文军负责编写第四章、第五章、第六章、第十四章,熊文艳负责编写第七章,吴娟娟参加了复习思考题的修订编写和文稿排版工作,周红娟修订编写全部内容,最后由周红娟、吴娟娟进行统稿。

本教材修订编写过程中得到了人民卫生出版社和编写单位江西中医药高等专科学校、南阳医学高等专科学校、黑龙江中医药大学佳木斯学院领导的大力支持和协助，得到了全国中医药高职高专医疗美容技术专业教材评审委员会领导、专家的支持和协助，帮助修改、审定，同时也得到了前两版教材主编沙涛的指导，并参考了大量国内外有关美学方面的书籍及资料，借鉴并吸收了有关专家、学者的一些研究成果，在此一并表示衷心的感谢！

由于时间和水平有限，本教材可能有些疏漏之处，敬请各位同仁和广大读者提出宝贵意见，以便再进一步修订提升。

《医学美学》编委会

2019 年 1 月

目　录

第一章

医学美学概论

课件

01章PPT

扫一扫
知重点

学习要点

1. 了解医学美学与美容学、心理学、人体美学、伦理学等相关学科的关系；美容医学学科的审美意义和要求。
2. 掌握医学美学的任务、核心与目标；医学美学的研究具体对象。
3. 熟悉学习医学美学的意义；医学美学研究的核心和在医学中的地位与作用。
4. 学会医学美学的定义；美容医学学科的定义、对象和学科基础。
5. 具有美容医学工作者的基本审美素质。

随着社会的进步、物质文化水平的提高，人民群众的审美意识不断向更高的层次和水平发展，激励着人类对审美意识的强化、审美情感的升华。医学美学作为美学的一个分支，并作为一门独立的学科，是现代医学发展的产物，是现代科学技术发展的必然结果。20世纪80年代以来，随着社会的进步和发展，医学美学逐步发展，成为一门美学与医学交叉的新兴学科。

医学美学是医学和美学的有机结合，是人民日益增长的审美需求，体现了医疗水平的发展和人民群众物质水平的提高。

第一节　医学美学概述

医学美学是以医学为基础，美学为导向，美学与医学基础理论相结合而形成的一门新兴的医学交叉学科。它是医学科学中的独立学科，其范畴、内容与任务涉及当代人类健康的生理、心理、文化、社会、环境等各个领域；是应用医学与美学思维的方法、规律和形式来对研究对象进行认知，揭示研究对象的本质及规律，是在医学与美学实践的基础之上对既往经验的概括，是具有科学性和逻辑性的学科。

一、医学美学学科的概念和研究对象

（一）医学美学学科的概念

什么是医学美学？我国的医学美学学者在这个问题上主要有以下几种观点：

1. 医学美学是将美学的基本原理运用到临床医学卫生实践和医学科学研究之

中，探讨医学中美的一般规律，运用美的因素对人类的心理、生理的影响来解决临床医学卫生实践和医学科学发展中部分问题的交叉科学。

2. 医学美学是一门以美学、医学原理为指导，应用医学手段、美学方法来研究、维护、修复和重塑人类的健康美，以增强人的生命活力美感和提高生命质量为目的的新兴学科。它是探究和具体实施医学领域中美与审美的规律和医学美创造的学科，既具有医学人文学科的特性，又具有医学技术性学科的特性。它将原来传统的医学科学升华为“医学的艺术”。

3. 医学美学是运用美学的基本原理来研究医学的人体美、医学的美感、医学审美以及医学审美活动中体现出来的一切医学的美的现象及其规律的人文学科。

上述三种概念，第一种侧重于研究“美”对人类的心理、生理产生的影响，用于解决医疗实践中的部分问题，换句话说，它可以看作是美学疗法的一般性定义；第二种侧重于研究美学原理指导下的医疗行为，可以看作是医学美容学的概念；第三种说法是比较接近医学美学概念的，但是概念有所缺憾，不够完善。三种观点都有一些共同点：就是医学美学可以看作是以医学审美为核心，以美学医学结合的理论为基础，运用医学美学结合的技术手段研究医学领域中发生的美学现象、审美规律和实施。三种观点的宗旨都是为了调节人体健康与美之间的关系。我们可以总结医学美学的概念为运用美学原理，研究医学领域中包括医学人体美、医学审美、医学美感等一切美学现象及其发生、发展和变化规律的学科。

这个结论，首先明确指出医学美学是一门理论学科，是研究医学领域中的美学现象规律的学科，其将医学美学与美容医学中的其他临床学科区分开。医学美学学科理论来源于医学与美学的基础理论，是医学、美学基本原理的互相渗透、有机结合；再者，反映了医学美学的学科性质，是美学和医学结合的新兴分支学科，是以美学的一般理论为指导，研究、探索、发掘、总结医学领域中的美学现象和规律。

（二）医学美学的研究对象

医学美学作为一门独立的学科，有着自己的独立研究对象。医学美学的主要研究对象是医学美。所谓医学美是医学领域中美的总称。人类健康可以看作是一种医学美，长寿健康也可以看作是一种医学美。医学可以看作是促进人体健康，治疗和预防疾病的科学知识以及一系列实践活动。但是，它不仅仅是单纯的科学知识体系，还是一种技能实践，这种实践中存在着一系列医学审美问题。所以作为医学美学的研究对象，除了研究在预防保健、医疗实践、医院管理、康复医疗以及医学美容等过程中的美学外，还包括医务工作者的形象美、品德美以及医务人员的审美修养等内容。医学美学的研究对象，具体讲，就是在医学领域中出现的一切美、审美及其规律。医学美的基础是人体美。医学美的核心是生命美。具体包括以下几个方面：

1. 研究医学美的美学现象　无论是在我国传统医学领域还是在西医领域，其理论体系和技术实践方面都包含着许许多多美学现象，特别是具有儒家人文思想的我国传统医学，无论是理论体系、辨证施治理念，还是处方用药规则等，都蕴藏着深邃的美学内涵，具有一定的研究价值。医学美学使得医学美成为一种特殊的美，这种美对增进人体美产生了积极影响。医学美是医学理论体系、医学科研以及医学实践活动中所显示展示出来的一切美与审美的总和。具体体现在两个方面：一是医学理论体系中体现出来的系统化、层次化、规范化等理性美；二是由医务人员在临床医疗实践过程中体现出来的医学方法美和医护人员外形所体现出的形态美。

社会经济的繁荣昌盛、人类社会的发展进步和广大人民群众对幸福生活的追求，对现代医学水平提出了更高要求，即人们不仅要求医学能够给人民群众带来身体生理上的健康，还要求医学带给人民群众内心心理上的健康。医学美同其他类型的美一样，是一种客观存在属性。人们可以了解和创造它，但这种了解和创造并不具有主观随意性，它受到了科技和生产力发展水平的制约，还在一定程度上受到社会经济制度的制约。

2. 研究医学人体美 人是医学研究的主体，传统的医学生物模式关注的是生物人体的健康。随着社会的进步和现代医学的发展，医学正在由传统医学模式向生理-心理-社会医学模式转变。随着医学模式的转变，健康观念也已发生了变化，健康不仅仅是指身体的健康、没有疾病，也是在心理上尽善尽美的状态。而人们对于外形美的关注和追求已经成为医学范畴的重要内容。医学所研究的人，是指处于社会中的人或群体。医学最主要的目的就是治疗人的疾病，并给予心理上的健康。医学美学是研究医学人体的各种与人体有关的形式、形态等的医学理论，以及研究与医学人体美有关的各种因素和理论，包括人体的健康状况、精神文明、社会经济、文化状态、医学科学发展水平、物质文明等。

3. 研究医学审美关系 人类健康的根本可以看作人与自然、人与他人、人与自身的三大和谐，这同样是美学的根本。医学审美关系也是以这“三大和谐”为主要内容。医务工作者在医疗工作中的实践活动，包括病史询问、体格检查、操作手术等，都处于医学审美关系之中。医患双方分别处于审美主体和客体的位置上，而且主体、客体之间的位置是随时可以互换的。审美主客体之间的关系如何调整，在医学实践中，审美主体的审美要求如何满足以及审美主客体之间的关系如何调整都是不可忽视的问题。良好的医学审美关系对于构建和谐的医患关系，提高医疗质量，满足患者的心理需求具有非常重要的作用。

4. 研究医学美感 与普遍的美感相同，医学美感也是一种精神活动。医学美感的本质特征和实现过程都必须从医学审美活动实践中探讨。医学美感中的心理要素包括了医学审美活动中的主客体对医学美的感知能力、创造能力，以及由此产生的一系列情感活动等。医学美感是多层次的，因此，对于医学美感的研究也是多方面的、多层次的。

探讨医学美感要从医学审美意识开始，接着对医学美感和其他方面进行研究。医学过程美的行为活动可以激发人们的情绪变化，起到正面刺激作用。医务从业人员在对于美的感受、鉴赏、欣赏的基础之上，进一步通过临床医疗实践活动去发现和创造美。

在医学美感的研究过程中要注意到美感的来源、美感的客观性、美感的共同性、审美差异性以及美感的社会属性等特点的研究。

5. 研究医学审美教育 医学审美教育是医学美学研究的一个重要方面，具体内容包括教育内容、教育形式、教育方法、教育培养目标等。医护人员在临床医学实践中积累了许多医学审美经验，但是要把它系统化、整体化，使之能够更好地为医学实践服务，就必须通过医学审美教育来实现。医学审美教育是进一步推动医学美学发展并将其总结完善的重要手段。医务工作者和医学生都需要接受审美教育，并通过临床医疗实践来实施。

医学审美教育的最主要目的就是培养医学生的审美素质。具体来说，就是对医学生的审美判断、审美感受、审美理解以及审美创造等一系列能力的培养。具体培养过程中有以下两个原则：一是思想性与科学性相结合。其中思想性，是指在社会生活中把社会主义先进思想作为指导自己言论和行动的指南。科学性，主要反映了人类目前已认识的关于自然界、社会和思维的客观规律的知识体系。只有科学性与思想性相结合，才能产生正确的审美观。二是审美理论与审美实践相结合，换句话说，就是审美教育中的知行统一原则。审美理论可以看作是人们对于审美现象、审美实践和美感经验等概括性的知识总结。实施审美教育的正确途径是将审美理论与审美实践紧密结合。

二、医学美学学科的任务、核心和目标

(一) 医学美学学科的任务

医学美学学科的基本任务是研究医学领域中的各种医学美和医学审美规律。在学科发展过程中，对医学审美观、医学审美关系、医学审美心理、医学审美思维、医学审美创意、医学审美教育等都进行较为完整的论述研究。从医学发展过程中人类对医学美的需求来看，医学美学具有以下任务：

1. 为当代人类的审美需求提供科学、系统的理论基础以及相关指导　心理学家马斯洛认为人的基本需求有生理需求、安全需求、尊重需求、求知需求、归属感和爱的需求、自我实现和审美需求，且人的需求是有层次的，尤其是人的审美需求，对美的追求，特别是对自我美的追求，是义无反顾，不以个人的意志为转移的。医学美学就是顺应这样的需求产生的，并对审美需求提供了科学、系统的理论基础及相关指导。

2. 为第四医学提供相关理论指导　传统的单一医学模式已经被生物 - 心理 - 社会医学模式所替代。随着新的医学模式的出现，产生了针对现代人群中健康“第三态”的一门新的医学学科——第四医学。以治疗疾病为主的是临床医学，称为第一医学；以预防疾病为主的为第二医学，即预防医学；以恢复残疾人的生理功能和劳动能力为主要研究对象的是第三医学，也就是康复医学。医学家发现，现代人 60% 以上处于第三态，故此，在第一、二、三医学的基础上，诞生了以第三态人群为研究对象的第四医学，即自我保健医学。随着第四医学的兴起，强调自我保健、自我负责来激发免疫系统，从而恢复健康、预防疾病的自我保健系统已逐步形成，这就是当代保健新观念。医学美学给第四医学提供了相关理论指导。

3. 为医学审美提供科学的方法论指导　审美是主体对客观事物的主观能动反映，是在社会实践中逐渐形成和积累起来的情感、认识和能力总和。美容医务工作者只有在掌握了美学特别是医学美学基本理论和医学审美方法论的基础上，才能树立正确审美观，形成科学审美标准，才能有效提高临床医务人员的审美素质，培养出美容医学人员良好的道德操守，从而建立和谐医患关系。所以说，医学美学可以看作是为医学审美提供了科学的方法论指导。

(二) 医学美学学科的核心

我国现代的美容医学学科是一门伴随着我国医学美学学科的系统研究同步发展起来的整体系统性医学学科。

由此可以看出，当代中国医学美学的学科宗旨是基于“以美化人体为实施目标”，并且旗帜鲜明地提出了医学美学学科的核心是“现实中的健康的具有生命活力的人体美”的科学论断。

（三）医学美学学科的目标

从现阶段看，医学美学的目标主要为以下几个方面：

1. 满足广大人民群众日益增长的求美需求　医学美学学科的任务之一便是运用现有的已经成熟的知识理论与实践技能，最大限度满足广大人民群众日益增长的求美需求，也推动了医学美学学科的繁荣与发展。

2. 完善医学美学整体学科体系　医学美学学科的内涵和外延有待进一步明确，各分支学科之间的融合还有待完成；医学美学学科的各分支学科水平距离国际先进水平还有一定差距。

3. 整合医学美学相关学科　进一步科学地借鉴医学美学学科的相关学科理论、基础知识和技能手段，来达到丰富、发展、创新医学美学学科。

4. 加强医学审美教育的研究和实施　医学审美教育包括医学审美教育者、医学审美被教育者与医学审美环境三个方面。

三、医学美学学科的体系结构

（一）医学美学基础原理

医学美学是一门探究医学在维护、修复和重塑人体的健康和美，并以增进其生命美感为目的的创造活动。在这门学科中体现出一系列医学美现象和医学审美规律。它既可以看作是一门医学人文学科，又可以看作是医学技术学科。

（二）医学艺术美学

医学艺术美学包括：①医学标本美学；②医学模型美学；③医学信息化美学；④医学图片美学；⑤医学多媒体教学美学。

（三）医学美学审美教育

医学审美是贯穿在整个医学美学实践过程中的。这就要求医学生和美容医学从业人员具有医学审美意识，才能在医学实施过程中，给予求美者医学美学的指导和评价。所以要求对医学生和美容医务人员进行相关的医学美学审美教育。

（四）美容医学心理学

美容医学心理学是以医学心理学为理论基础，来研究在美容医学临床实践中出现的心理问题及规律的学科，是应用心理学的分支学科之一。

（五）医学美学应用技术

目前，医学美学应用技术可以认为包括：①临床各科室医学美学的实施；②预防、保健、环境医学美学实施；③康复医学美学实施；④护理医学美学实施；⑤药学美学实施；⑥医学实验美学；⑦美容医学中的审美实施；⑧艺术美学疗法。

四、学习医学美学的意义

学习医学美学对于美容医学界和非医学界都具有非常重要的意义。

（一）落实党和国家教育方针政策的需要

党和国家曾多次做出加强高校美育工作的指示，例如《中国教育改革和发展纲要》中，就曾经明确指出美育对于培养学生健康的审美观念和审美能力，陶冶高尚的道德情操，培养全面发展的人才具有重要作用。所以可以看出党和国家对于美育工作的方针政策已经确定，医学生的审美教育势在必行，因此对于医学生的教育工作应该抓住机遇，认真贯彻执行。

（二）培养创新医学教育人才的需要

医学审美教育使医学生、医务人员树立了正确的审美观并形成了科学的审美标准。树立正确的审美观和具有科学的审美标准，使医学生、医务人员的审美素质得以提高，有助于建立和谐的医患关系。医学审美教育中始终贯穿着创新意识教育，对于开发医学生、医务工作者的审美创造力有着促进作用。医学审美教育将医务工作者和医学生的形象思维和抽象思维有机结合。对于创新医学人才的智力开发，创新能力的挖掘起到了极大的帮助和促进作用。因此，医学审美教育已经成为医学教育人才创新能力培养的重要途径。

（三）对医学从业人员进行医学审美的需要

医学审美是人类在医学活动中逐渐积累出来的情感、能力和认知，涵盖了审美感受、审美创造、审美观念和审美理想等一系列心理活动。在美容医学专业的《临床技术操作规范》中指出，美容医学临床操作技术中医学审美是贯穿实践整个过程的，不仅仅是指导原则，还是一种操作技能。美容医学专业人员是美容医学活动中的主体，同时也是审美客体。这就要求美容医学专业人员不仅仅具有医学专业人员所必须具有的素养以外，还要能给予求美者美的感受。现代的美容医师必须具有医学审美意识，这样才能在美容技术实施过程中，给予指导和评价。医学审美一方面是美容手术设计的依据，另一方面也是美容技术实施的指导原则，同时也是评价美容技术实施效果的标准尺度。

（四）提高求美者审美水平的需要

根据经济学家研究分析，我国的美容经济正在成为一个消费热点，其市场产值占到了第三产业产值的5%以上。目前，根据政府统计，全国已有1万多家医院开展了美容手术。在医学审美实践过程中，不但要保持人体的自然完整性，又要满足求美者的文化需求；不但要塑造人体的个性，又要使求美者适应群体。医学美学的兴起和发展正能解决这些关系和冲突。它以新的医学观和方法论来指导医学审美实践，要求做到学科发展的宏观与微观结合，基础理论与临床实践结合，全面和完满地展现出医学人体美。

（五）美容专科医师提高知识技能的需要

著名整形外科医师米拉德指出，作为一名整形美容科的医师必须具备以下条件：①扎实的整形外科理论基础；②精巧的整形外科技术；③较高的美学素养。对于医学美学来说，现代医疗技术参与得越广泛深入，取得的成效就越明显。整形美容医师高明的医术对于人体容貌形体的美化，不仅仅要求医学技术水平，还要求较高的医学美学修养。整形外科医师不仅仅要具有娴熟的外科手术技巧，还要具有高超的审美能力和手术后三维效果的美学预测能力。

（六）现代医学模式的必然要求

1948年，世界卫生组织提出了健康的观念，即健康是身体上、精神上和社会适应上的良好状态，而不单单是没有疾病。医学模式正在由单一模式向生物-心理-社会模式转变，且在这种模式指导下，医学美学逐渐得到了重视。医学美学是研究人体的美和审美，在医学科学研究和临床实践下，按照美学要求来满足求美者心理和社会的平衡，从而对健康产生积极作用。

(七) 现代医学人文教育的需要

医学创造了健康美、生命美，医学追求的是健康美好的人生，所以可以将医学看作是美的职业。医学生和医务工作者都应重视美学修养，都应接受医学美学人文教育。通过医学美学这项人文教育，来培养和提高医学生及医务工作者对于美的鉴别、欣赏和创造能力，从而形成"医务工作者是艺术家，患者是美的艺术品"的观念，使得知识转化为人文素质和艺术修养，培养出具有高素质审美情趣的医学生和医务工作者。

(八) 对美容医学的促进

医学美学理论的系统发展，不仅在美容医学及其分支学科的临床实践中起到了指导作用，而且还起到了各分支学科之间互相学习和共同发展的作用。在美容医学实施过程中，美容医师深入学习研究如对称、和谐、整体性、黄金分割等各种形式美法则，并将其广泛运用到各种美容手术的设计和操作过程中，对美容手术效果有着大大的提高。

第二节 医学美学与相关学科的关系

医学美学是一门新兴学科，这一新学科与众多的自然科学、社会科学都有关，尤其是基础医学、临床医学、普通美学、人体美学、医学人体美学、美容医学、医学伦理学、医学心理学等多个学科关系密切。

一、医学美学与普通美学的关系

所谓普通美学，即我们常说的美学，是一门研究美与审美及其本质和规律的科学。美学源远流长，我国可以追溯到先秦时期，西方可以追溯到奴隶社会时期。先秦时期的思想家孔子、孟子，西方的哲学家苏格拉底、柏拉图、亚里士多德都有自己独特的美学观点和美学见解。但当时人们的美学认识和研究都具有一定局限性，是与哲学、宗教等掺杂混合在一起的。1750 年，著名德国美学家鲍姆嘉通撰写了著作《美学》(*Aesthetic*)，从此，美学脱离了其哲学母体，成为一门独立学科。鲍姆嘉通也因此被称为美学之父。美学作为一门社会人文学科，其主要研究了美的本质、现象及其存在形式；还研究了审美关系和美感经验等。总体来说，美学是一门研究美以及人的审美一般规律的科学。20 世纪后，美学一方面在继续进行美学基本理论的深入研究，另一方面美学研究开始向其他领域浸润，渗入艺术的各个门类，出现了建筑美学、生活美学、电影美学、景观美学、医学美学等多门类美学相关学科。

其中，医学美学是在当代医学模式转变以及现代健康观念的更新下形成的以医学为基础，美学作为导向，美学一般原理与医学基础理论有机结合而形成的新兴学科。医学美学具有特定的医学审美功能，是美在医学领域的特殊形式。

医学美学是研究医学领域中美学现象及美学现象发展规律的学科。医学美学的研究核心是医学人体美，而人体美又是普通美学中社会美的主要内容。所以换句话来说，医学美学可以看作是普通美学的医学分支学科，归属于应用美学范畴。

二、医学美学与人体美学和医学人体美学的关系

医学美学与人体美学有着共同的研究对象——人体美。对人体美的研究过程，是人类对自我认识与评价的过程，从而使人体本身具有了审美价值。医学美学和人体美学这两个学科都采用了自然科学手段来研究人体的生理学、病理学、解剖学、体质人类学、运动学和人体测量学等，用以总结出人体的形式美，探索人体的审美，归纳出美感规律，以便于了解、维护和发展人体各种各样的功能。我们在这里所提到的人体指的是在正常自然状态下生理心理协调、形式结构统一的对象。在对于自然人体美的评判标准上，两个学科有着共同的规律，即“从自然向人生成”。所有关于人体美的标准都采用科学的分析态度，为审美提供必要条件。

在研究目的上，医学美学和人体美学存在明显差异。人体美学认为人体是可以有着诸多存在方式的，如裸露的人体，以绘画、雕塑等艺术形式表现出来，以及在体育、舞蹈等活动中展现出来的艺术人体。因此，我们可以认为人体美学是以人体为直接参照，研究以人体为主题所进行的艺术创造，又可称之为艺术人体美。艺术人体美是指艺术家通过不同的艺术表现手段去提炼、探索、发掘人体美，将其从真实人体中升华出来的。艺术人体美是对现实的理想化，可以通过丑化、完美化等手段来塑造，而医学美学研究的人体美是现实人体美，是以健康为基石，是不随人的意志而改变的。所以可以说医学人体美首先是自然的产物，而艺术人体美则是艺术家意志的产物。医学人体美是医学家在“现实人体美”基础上实施的医学审美创造，是在更高的、全新的层次上加以维护、修复和塑造出来的一类人体美，用以展示人的生命活力美感和优质生命，以达到满足人们生理和心理的需求。艺术人体美则是体现了艺术家的审美趣味和审美理想的作品，有时它是现实人体的变异，会有着自然形态的偏离变化；它所展示出的人体，是现实与理想之间的一种精神文明现象。

随着现实人体美学和医学人体美的研究不断深化，医学人体美学的理论正在逐步完善，其系统性、完整性、科学性不断向纵深处发展。医学人体美学的发展必定会使得医学美学的学科领域更广阔，内容更丰富。

三、医学美学与美容医学的关系

医学美学与美容医学之间的关系，国内外许多学者已做过系统论述。医学美学与医学美容之间有许多共同点：一是两者的共同学科目标都是增进人的生命美感；二是两门学科共同的研究对象都是医学人体美，都是在20世纪80年代中期发展起来的。

同时这两门学科之间又有很大差异。它们之间的差别主要体现在实施范围上。美容医学是以医学和人体为基础，采取相应的医疗手段和美学方式相结合来维护、修复、塑造人体健康美。美容医学的实施范围主要体现在以下方面：

1. 医疗美容运用手术或非手术的医学技术方式，对人的面容或人体其他部位进行修复和再塑。可以分为：①对先天或后天畸形，改善功能和外观；②对主观不满意的部分进行提升完善。

2. 非医疗手术采用非医学技术来美化人体。包括：①生活美容，其中包括皮肤的护理、化妆品的使用、发型设计梳理等；②美容心理咨询和自我保健等。

医学美学是美容医学的重要基础学科，用以研究医务人员、患者、健康人群、审美环境和第三状态者这五者之间的审美关系，和由此产生的一系列审美意识、审美选择、审美处理、审美评价与教育等等。

两者之间还存在着学科性质的差别。医学美学是一门研究医学领域内美学现状及发展规律的学科，是理论性质的学科，具有理论性和应用性双重特点，有较重的人文学科特征；美容医学则以应用为主，是用美学与多种临床学科和部分非临床学科相互结合，以实际应用为主要特征的一门临床学科。所以，可以认为医学美学与美容医学之间是基本理论与实际运用的关系。美容医学可以看作是医学美学的基本应用学科。

四、医学美学与医学伦理学的关系

医学美学与医学伦理学有共性，也有一定区别。医学伦理学是一门研究医学职业道德的科学，是处理协调医患之间、医务人员之间、医务人员与医院体系各部门之间以及医务人员与社会之间关系的行为准则。这两门学科在学科任务上具有共性，它们都探讨了医学范畴中的美丑善恶。

同时，医学美学与医学伦理学的区别又体现在：

（一）各自是独立学科

医学美学包括医学美学的基础理论、医学的审美实践及医学的审美教育；医学伦理学则包括医学道德基本理论、医学道德基本规范及医学道德实践。

（二）两者所追求的美的内容有区别

医学美学可认为是美学原理在医学领域中的实际应用。医学美学是以医学领域中的美丑作为医学审美的评价标准，以健康长寿和提高生命质量为目的；医学伦理学则以善恶、美丑作为评价标准，主要依靠社会舆论、道德信念及相关法律法规来维持。医学美学与医学伦理学都可看作是对美的追求，但两者所追求的美的实际内容有显著区别。

五、医学美学与心理学及其有关分支学科的关系

心理学是一门探讨研究人类认知、情绪等的发生、发展及完成过程的科学。医学美学与心理学，以及其分支学科如美容医学心理学、医学审美心理学等学科关系密切。

（一）医学美学与医学心理学

医学美学中也涉及心理问题，但不是从健康与疾病的医学角度上来研究的，而是在心理学一般原理指导下来研究心理学问题。一是研究审美对象，在客观世界中各种美的现象和要素对人的健康和疾病的影响；二是研究医学审美主体在医学审美过程中的心理生理学机制；三是研究医学审美主体与医学审美对象的相互关系。

（二）医学美学与医学审美心理学

医学审美心理学是医学美学和医学心理学的一门分支学科，其研究内容与医学美学相同，但区别在于更纵深和具体化。医学美学在学科外延上大大宽于医学审美心理学。因此，医学美学可以看作是医学审美心理学的“母学科”之一。

（三）医学美学与美容医学心理学

美容医学心理学是以医学心理学为理论基础，来研究在美容医学临床实践中出

现的心理问题及规律的学科，是应用心理学的分支学科之一。美容医学心理学研究的主要内容：一是研究容貌对人格心理的影响，以及有关自我审美的心理学问题，和自像形成及美的欲望、求美的动机等；二是研究容貌缺陷、容貌问题对人的心理影响及导致的种种心理障碍问题；三是研究容貌审美的心理学要素，以及在所有美容医学实践中涉及的医学审美心理学问题。医学美学与美容医学心理学在学科体系中的关系是相互交叉、相辅相成的。

第三节　美容医学学科概论

我国的美容医学学科是伴随着我国现代医学美学学科的系统研究而同步发展起来的一门整体性、系统性医学学科。如前面章节所说，当代中国医学美学的学科宗旨是“以美化人体为实施目标”，学科核心对象是“现实中具有生命活力的人体美”。在此理论基础上，由此分支组合成了一个新兴的医学学科——美容医学，其目标统一、体系完整。

一、美容医学学科的定义、对象和学科基础

（一）美容医学学科的定义

彭庆星曾指出，美容医学（aesthetic medicine），即医学美容学，“是一门以人体审美理论为指导，采取手术与非手术的医学手段，来直接维护、修复和再塑人体美，以增进人的生命活力美感和提高生命质量为目的的新兴医学交叉学科”。

（二）美容医学学科的研究对象

当代科学正逐渐由分化走向整合，传统医学学科正逐渐形成一些与修复和塑造人体美相关的分支学科，如吸收了眼科、颌面外科、耳鼻喉科、整形外科、皮肤外科等学科中的部分相关理论技术所形成的美容外科；从皮肤科分化出来形成的美容皮肤科；中医学中的美容中医学；理疗技术中的物理美容技术；护理学中的护理美学；医院管理学中的医院审美化管理等。还有一些来源于人文医学、基础医学的医学美学、医学人体美学、医学美容心理学等的研究。这些新的分支学科虽然来源于不同的母体学科，但却具有共同的对象——现实实践中健康的、具有活力的人体美；具有共同的目标——在健康基础上，达到健与美的和谐统一。

由此，美容医学学科的研究对象是人的形体体态美以及塑造、修复和维护形体美的所有医学理论、技能。美容可以看作是人类的特殊审美需求，具有一种有着特殊内涵的审美心理，因此美容医学心理学的研究和实施也可以看作是美容医学内容及对象的重要部分。

（三）美容医学的学科基础

美容医学是一门实际应用性很强的医学学科，有很强的技术性。和其他医学应用学科相同，它不但有与其他医学学科共通的基础学科，而且还有自身特有的学科基础理论。这些特有的基础理论学科的共同功能，构建成了美容医学区别于其他医学学科的基础。美容医学的学科基础，有解剖医学基础、生物医学基础、医学美学（含医学人体美学）基础和美容医学心理学基础四个方面。

二、美容医学学科的基本任务和实施范围

(一) 美容医学学科的基本任务

目前,我国现阶段美容医学学科的基本任务是:

1. 进一步满足现阶段广大人民群众日益增长的爱美需求　运用现有美容医学学科中已成熟的基础理论与实践操作技能,来满足人民群众日益增长的求美需求。这是美容医学学科在现阶段的任务之一,同时广大人民群众的求美需求也推动了美容医学学科的蓬勃发展。

2. 进一步完善美容医学学科体系　虽然美容医学近年来在我国发展态势迅猛,但是因为发展时间较短,整体学科体系不够完善和成熟。目前,我国美容医学学科的内涵和外延都需要进一步明确,各分支学科之间的融合还有待完成。

3. 进一步研究医学人体美学和美容医学心理学　在运用医学美学理论指导美容医学实践的过程中,我国目前取得了一定成效。但是在由医学美学中派生和延伸出来的医学人体美学和美容医学心理学的研究深度不够。

4. 进一步整合美容医学相关学科　整合如整形外科学、眼科学、耳鼻咽喉科学、皮肤科学、口腔医学、医学生物工程学、艺术造型学等相关学科的知识和技能,丰富和创新我国美容医学学科。

(二) 美容医学学科的实施范围

近年来,我国美容医学学科实施的范围大体有如下几个方面:

1. 不存在生理功能障碍但是存在先天性或后天发育过程中的解剖结构异常的矫治。如先天性唇腭裂、多指(趾)、鞍鼻、先天性鼻缺损或畸形、外耳畸形或缺陷、牙畸形、色素牙等的矫治。

2. 解剖结构及生理功能正常但是主观不够满意的状态。如单睑、眼袋、巨乳、发际线后退、面部皮肤松弛老化等状态的矫治。

3. 对各种损容性疾病的治疗。所谓损容性疾病,是指发生在颜面部的、影响外观的疾病,如痤疮、血管瘤、色素痣(斑)、色素牙等。

4. 对某些疾病治疗或美容手术后,虽然生理功能得以恢复但再次出缺陷的再矫治,如局部瘢痕的治疗等。

5. 皮肤的美容护理。如各种护肤、护发,以及文眉、文眼线等。

6. 运用各种物理、化学方法和技术来进行的美容治疗,如激光、冷冻、化学剥脱等。

7. 美容医学临床实施过程中,具有指导意义的审美技能。

8. 美容医学心理咨询与美容自我保健。主要包括由于各种心理社会因素影响所造成的对自身之美的心理障碍,如对自身容貌的不正确认识,心理异常而追求奇异的外形美。帮助求美者树立正确的人体审美观,力求达到审美心理的正常和良好的社会适应性。

三、美容医学学科的美学特点

(一) 审美的科学性

科学性也可以看成是合规律性,是指在美容医学审美评价中必须以人体正常的

生理规律为前提条件。任何一种美都离不开审美对象本身所具有的正常规律性,人体的美也必须符合人体正常的生理规律。

(二) 审美的无目的的合目的性

无目的的合目的性指的是鉴赏判断进行审美的先验原理,是康德美学的核心概念之一。在《判断力批判》一书中,康德指出"它的概念能被看作对象的可能性的根据"和现实性的基础。即如果把其概念所包含的各种规定完全显示出来,这对象就是合目的的。康德当时也把这种关系称为因果性,概念是对象的因,对象是概念的果。

(三) 审美主体的互动性

由于审美活动的存在,才为审美主体和审美活动产生了现实的根据。从逻辑上说,不是先有审美对象才有审美活动的,恰恰相反,是当人的审美本质力量产生后,美才向人而生。举例说明:"花是红的"和"花是美的"是两种不同性质的判断。"花红"是认识判断,是不取决于人而产生的。而"花美"是价值判断,离开人花就无所谓美丑。所以可以说美容医学学科也必须是依赖审美主体而存在的,与审美主体存在互动性,如果脱离了审美主体就无所谓美丑。

(四) 审美的创造性

早在古希腊,苏格拉底就提出美必定是有用的,效用就是衡量美的标准。柏拉图也十分重视艺术的作用。此后的美学家席勒、尼采、桑塔耶纳、杜威等,则大多是从精神需要与生命需要的高度来强调审美的功利性。审美效果具有功利性。从个人的方面来讲,审美能够满足人们的精神需要,教育和改造人,使人感受到人类认识世界和改造世界的伟大力量,肯定人生的意义,从而热爱生活,珍惜生命,提高修养。美容医学学科中审美活动对后来的一系列活动都具有一定的指导意义。

四、美容医学学科的审美意义和要求

(一) 美容医学实施的审美意义

1. 正确诊断在美容医学实施中的审美意义　在美容医学实施过程中,是否正确诊断,是之后是否进行最佳操作的前提。美容医学实施过程是对美的创造、维护,只有正确的诊断才能有助于这一目的的实施。

2. 精心治疗在美容医学实施中的审美意义　美容医学专科的临床治疗实践涉及手术与非手术两大种类。要对患者进行精心治疗,美容医学工作者在临床实践中务必做到:

(1) 患者首位,解困为先:美容医学实践中的治疗对象大多不是急症患者,其就诊目的是寻求美,希望能够通过医学美容实践使自己达到美的目的。所以美容医务工作者在临床实践中,必须要将患者放在首位,解决患者的实际问题。

(2) 提高技术,精益求精:美容医学学科基础的广泛性决定了美容医务工作者必须拥有扎实的医学基础理论,良好的审美能力,高超的操作技术和手术技巧,精益求精的工匠精神。

(3) 严格执行,医疗规范:在美容医学专科实施中,必须严格执行各项医疗规章制度,规范治疗操作。这样才能减少医疗事故的发生。

(4) 计划治疗,科学实施:美容医学医务工作者还应区别手术与非手术,进而制订切实可行的治疗计划。良好的治疗计划既要考虑患者的全身情况,如是否为手术禁忌证以及围手术期各项指标情况，又要考虑患者的局部情况；既要注意手术中的有利情况，又注意手术中可能出现的意外情况。在非手术治疗中选择合适的治疗同样重要。比如皮肤护理、激光冷冻治疗、物理治疗等等，都应根据求美者的具体情况而作出选择。在治疗过程中根据求美者情况加以调整，努力达到最佳效果。

3. 细心护理在美容医学实施中的审美意义　细心周到的护理活动是审美价值的体现，是依据真、善、美相统一的原则进行的。在这里，护理人员的护理工作就是审美对象。美容医学专科临床护理除具有临床护理的共性外，也有着自身的个性。现代医学模式的确立使人们认识到，健康是人类身心以及社会适应的和谐相处。因而，对疾病护理的模式也正在转变为以患者为中心的整体护理。以人为本，身心并重，协调人际关系的新型整体护理模式更适合于身心不良、社会适应不协调的美容医学专科患者。

4. 良好的专科管理在美容医学实施中的审美意义　美容医学专科管理与一般管理有共同点，但区别也十分明显。美容医学专科管理的基本特征：美容医学专科管理主要是一种形象的管理，也是一种倾注情感的管理，更是一种具有艺术性的管理。运用形象对比、形象教育和情感体验等多种形式来促进岗位责任制的实现。

（二）美容医学实施审美中的审美要求

美容医学的实施，目的在于维护、修复和再塑人体美从而达到增强健康人体生命活力美感和提高生活质量的目标。因此，在美容医学实施过程中有着一些要引起重视的审美要求：

1. 观察美容医学求诊者的心理变化

(1) 影响求美者心理变化的因素：包括人为和非人为因素。

(2) 求美者术中心理变化：及时进行反馈，进行必要的引导和疏通。

(3) 求美者术后心理变化：定期进行回访，及时反馈。

(4) 求美者美容心理变化。

(5) 美容医学专科手术对象的选择。

2. 创建优美的美容医学专科环境　美容医学专科除了具有传统临床医学专科环境的特点外，还必须体现出自身的特点，在审美实施中体现出美容医学的专业性和优美高雅。因此，美容医学专科建设上还需要注意下述几方面：

(1) 整体布局的合理规划，体现医疗专业性。

(2) 色彩和布局都给人以美的感受。

3. 培养美容医学工作者良好的职业道德

(1) 杰出的美容医学工作者应掌握美感心理活动的特点和规律，取信于患者，使良好的医学动机转化为良好的医疗效果。

(2) 杰出的美容医学工作者不仅要忠于患者的利益，而且还应成为求美者的精神支柱，以自身的美感、良好的外形和心理状态去影响患者，使之产生美的共鸣。

(3) 杰出的美容医学工作者除掌握药物治疗、手术操作、美容护肤外，还应善于心理治疗，以此达到患者的身心康复与社会和谐的最完美状态。

换句话说，美容医学工作者的良好职业道德、职业形象都有助于美容医学的审美实施。

4. 树立美容医学医疗护理整体观

(1) 运用和谐、均衡、对称、节奏性、完整等形式美的规律，结合每位患者的自身特点，精心治疗，细心护理，纠正和改善损害人体美的畸形与缺陷。

(2) 运用结构与功能的辩证关系，分析患者的具体情况，因势利导，促进机体功能恢复。

(3) 发挥医学审美创造力，为增进人体美服务，为满足社会需要作贡献。

(4) 做好术前、术后准备与护理工作，创建良好的医护条件。

(5) 熟悉美容医学专科基本操作技术。

五、美容医学工作者审美素质的训练

美容医学专业工作者的具体实践对象是现实生活中的健康人体，目的是对人体的美进行创造、修复和再塑造。美容医学的具体实践过程，就是对求美者的人体进行审美分析、审美创造的一个过程。美容医务工作者的审美素质高低在美容医学具体审美活动中是决定审美活动成败的关键。所以说，美容医务工作者不仅要具备扎实的医学基础理论知识和精湛的美容技术和手术技巧，而且要具有欣赏人体美、理解人体美和创造人体美的基本素质和能力。美容医务工作者及医学生都有进行审美训练的必要性。

（一）美容医学工作者审美训练的目的和任务

美容医学工作者进行审美训练的目的是从多方面提高美容医学专业工作者的审美素质，使之具有较强的人体美创造能力，具备较高审美鉴赏水平。美容医学工作者审美训练的主要任务具体来说包括：①树立正确的科学的人体审美观；②提高对人体的审美能力、鉴赏分析能力；③培养对人体美的艺术性创造能力。

（二）美容医学工作者审美素质训练的基本内容和方法

美容医学工作者的审美训练可以分作两部分。这两部分相互联系、相辅相成，分别是审美基础素质的训练和专业性审美素质的训练。

1. 审美基础素质训练的具体内容和方法　审美基础素质训练是对医学生及医护工作者审美能力和审美人格的训练提高。其具体内容和方法可以分为 3 种：①美学基础理论的学习；②鉴赏包括绘画、雕塑、建筑、音乐等艺术门类在内的艺术作品；③发现、鉴赏和分享生活中的、身边的美。

2. 专业性审美素质训练的具体内容和方法　①对医学美学理论的学习；②对真实人体美的审美力、理解力和创造力的训练；③对艺术化人体的审美力、理解力和创造力的训练；④进行人体雕刻等立体结构创造艺术的学习；⑤进行人体审美心理和审美沟通技巧的学习。

知识链接

为什么说审美学就是美学呢？

首先，鲍姆嘉通最初以“埃斯特惕克”(Aesthetic)命名的这门学科，其意为“感性学”“感觉学”或“审美感觉学”。Aesthetic 一词源于希腊文 aisthesis，原义是指用感官去感知。依鲍姆嘉通对它的阐释，将该词汉译为“审美学”显然更准确一些。因为“审美学”意为以感官感知美或感受美的学科。这样便突出了主体性，即突出了审美主体的能动性。“审美”是一个带有实践性质的动词，而“美”则是一个静态的名词。审美学作为美学的一门应用学科的主要特征，其着眼点不限于研究审美客体(对象)，即艺术的和现实的美，而是着重研究审美主体的审美感受和审美活动的规律，研究主客体的动态的审美关系。它以揭示出的人类审美现象的各种规律来指导人们的审美活动，端正人们的审美观念，培养人们健康的审美情趣和高尚的审美理想，提高人们的审美能力和审美素质，塑造完美的人格。从这种意义上讲，审美学是一门实用性很强的应用美学。

(陈盛兰)

扫一扫
测一测

复习思考题

1. 医学美学的概念是什么？
2. 美容医学学科的实施范围有哪些？
3. 美容医学学科的研究对象是什么？
4. 美容医学工作者审美素质训练的基本内容和方法有哪些？

课件

02章PPT

扫一扫知重点

第二章

美学概论

学习要点

1. 了解美学的概念，美学的简史，美的基本形态和范畴，美学与相关学科的关系。
2. 掌握美学的本质、特征及其在医学中的作用。
3. 熟悉自然美、社会美、艺术美、科学美的特征及其在社会生活中的作用。
4. 学会塑造医学相关职业形象美。
5. 具有美学认知能力和创造美的能力，提高美学修养和美的鉴赏水平。培养医学生爱祖国、爱人民的感情，为人民服务的精神。

第一节　美学的概念与美学的简史

美学思想是人类审美实践和艺术发展到一定历史阶段的产物，是对人类审美实践和艺术实践的哲学概括。

一、美学的概念

（一）美学的概念

1. 美学的概念　美学是研究美、美感及其审美规律的科学，是揭示美的本质、阐明美的客观标准，培养人体验美、鉴赏美、创造美的学科，是人们对美的认识、探索、研究而逐渐形成的一门独立学科。爱美之心人皆有之。风光旖旎的大自然，雄奇壮观的山河，丰富多彩的社会生活，精美绝伦的艺术和艺术创造品，神奇创新的科学研究和成果，这些都是令人陶醉神往的美。人们对美的本质、感觉、形态及审美等问题的研究认识、判断、应用的过程，就是美学。

2. 美学三要素

（1）美学三要素：主体（人）、客体（美学对象）、审美关系。

（2）美学设计的“三要素”：绘画、色彩和版面。美学就是通过这三要素展现自然美感的学科。设计美学是在现代设计理论和应用的基础上，结合美学与艺术研究的传统理论而发展起来的一门新兴学科。

（二）美学研究的内容

1. 美学研究的内容　美学究竟研究什么？美学是研究人与世界审美关系的一门学科，即美学研究的对象是审美活动。这一直是一个热烈争议的问题，基本形成了三种倾向性意见：一是美学的研究对象就是美本身。这种意见认为，美学要讨论的问题是所有美的事物共同具有美的本质，是一切美的事物之所以美的根本原因。二是美学的研究对象是艺术。美学就是艺术的哲学。这个观点在西方美学史上得到了相当一批美学家的认同。三是美学的研究对象是审美经验和审美心理。这种意见随着19世纪心理学的兴起，主张用心理学的观点和方法来解释和研究一切审美现象，把审美心理和审美经验置于美学研究的中心。

美学是从人对现实的审美关系出发，以艺术作为主要对象，研究美、崇高等审美范畴和人的审美意识，美感经验，以及美的创造、发展及其规律的科学。美学研究的主要对象是艺术，但不研究艺术中的具体表现问题，而是研究艺术中的哲学问题，因此被称为"美的艺术的哲学"。

2. 美学研究对象

(1) 美：如美的产生、发展；美的本质、特征、功能；自然美、社会美、艺术美、科学美等美的形态；内容美、形式美等美的组成因素及其规律。

(2) 审美：如审美心理，审美意识，美感的发生、发展、性质、特征及其规律。

(3) 美的创造：如现实美、艺术美的创造规律、发展规律、鉴赏规律等。

(4) 美学范畴：如优美、崇高美、丑、喜剧美、悲剧美等范畴的审美特性、发展规律及其同美的关系等。

(5) 美育。

(6) 美学自身。

（三）美学的作用和意义

1. 认识作用　美学具有丰富的认识内容和认识作用。发现美，有一双发现美的眼睛，可以增长知识，扩展知识面，提高修养。从大的方面看，一个社会或文明的哲学理论，决定了它们有什么样的美学方法论。而美学理论是对该文明和文化结晶的语言再现和概括，体现了该文明的民族性和民族特征。这是美学最重要的意义。

2. 教育作用　通过美学审美提高审美能力，净化心灵；通过学习对生活给予一定的启示。如艺术审美教育作用的第一个特点是"以情感人"；艺术审美教育作用的第二个特点是"潜移默化"；艺术审美教育作用的第三个特点是"寓教于乐"。①艺术的审美娱乐作用，主要是指通过艺术欣赏活动，使人们的审美需要得到满足，获得精神享受和审美愉悦，赏心悦目、畅神益智；②艺术审美娱乐功能的另一个作用，是使人们通过艺术欣赏得到积极休息，从而以新的精力去投入新的工作。

3. 美感审美作用　一是欣赏美，提高审美情趣；二是创造美，发扬创新精神。美不仅在物，亦不仅在心，而在心与物的关系上面；它是心借物的形象来表现情趣。凡是美都要经过心灵的创造。审美是一种人生实践，追求美是一种人生境界。审美活动是人的一种以意象世界为对象的人生体验活动，是人类的一种精神文化活动，也是一种创造创新活动。

三者的关系：客体的真与善蕴藏在美当中，认识教育通过美感作用表现。客体正因为符合真，包含着善，才成其为美。正因为美学具有认识生活、启迪人性的价值，才赋予审美的价值。

课堂讨论

请同学们举例一首诗、一幅画或其他美的事物，说明学习美学有哪些作用和意义？

二、美学的简史

（一）美学的起源与产生

美学是一门既古老又年轻的学科。可以说，人类的早期审美意识，几乎和人类的起源一样悠久。只要有一双善于发现美的眼睛，生活中处处都有美。发现美、感受美、欣赏美、创造美是人类特有的精神和心理需求。在人类社会，时代不同，美亦有所不同。人类的一部文明史，从某种意义上说，就是一部美的发展史、创造史。人类美学思想的起源，和人的产生一样久远古老。

1. 美学的起源　美学的渊源可以追溯到古代氏族社会后期和奴隶制时代。人类在旧石器和新时期时代的打制石器和磨制石器，以及各种骨质或石质饰品，都体现了人类美化自身、美化生活的追求。在原始人类脱离动物状态，开始为了愉悦感性需求，修饰自己、娱乐生活，把装饰品挂在脖子、戴在头上装饰自己身体的时候，美的种子就在人的心中发芽了。在人类的童年时代，人们缺乏理性思维，不可能有自觉的美学思想，但原始人已经有了美的意识。据历史记载，远古人类在很早的时候就已出现了关于美感的行为。人们将一些石头、树叶、动物骨头等作为装饰品，做成项链或手链，戴在身上。这也是人的一种美感，并且成为美学的起源。

人们对美的渴望和追求从人类诞生之日起，从没有停止过。原始人在社会实践活动中，创造了音乐、舞蹈、诗歌、绘画等，对自然和创造性劳动的崇拜和赞美，已经清晰地显现在这些艺术创作中。这就是美的萌芽。原始社会存在图腾崇拜。这是因为，图腾象征氏族与血统的特性，吻合了氏族部众怀念先民、尊崇本部氏族的意念指向，形成了美的物象。原始人的思维中没有抽象概念，只有具体形象。因此原始社会只有感性的美的意识，没有理论形态的美学思想。

远古人类在这些有美感的行为中还呈现了原始艺术，如在一些远古人类所居住的洞穴遗迹里，发现了一些壁画和陶器。这些壁画和陶器记录了一些远古人类的行为，从这些行为来看，他们有的在跳舞和奏乐，这被认为是远古人类所进行的原始艺术。进入奴隶社会，出现人面狮身雕塑，出现饰有虎头纹、饕餮纹的青铜器。这是因为当时居统治地位的奴隶主，崇尚兽性的野蛮和凶猛这类形象，其特点契合了统治阶层需凭借兽性的凶猛和神异的恐怖性力量，进行残暴统治的意愿指向，逐渐形成了当时美的形象。中国封建社会，龙凤视为祥瑞，为人心所倾慕，故龙凤图案成了美的图案。

由此可见，美学在很早的时期就已经产生了。它起源于远古人类的社会实践和原始艺术里，并成为古希腊时期美学研究的主题。其实古希腊研究的美学就是人的美感。一个跳舞的女孩，她是多么的美！因为人们在看一个女孩跳舞的时候，看到她很美。这是人的美感，这也就是美学的起源。虽然美学是德国哲学家鲍姆嘉通提出的，不过鲍姆嘉通提出的美学是作为一个学科提出，而美学的出现，早在古希腊时期的哲学研究主题中就已经出现了，因此鲍姆嘉通提出的美学其实是古希腊哲学的一种历史的传承和发展。

2. 美学的产生　美字最早见于殷商甲骨文。东汉著名文字学家许慎在《说文解字》中这样解释美字："美，甘也。从羊，从大。羊在六畜主给膳也，美与善同意。"原始人认为羊大好吃为美。这就表明，美和人的感性存在有关，和满足人的感性需求有关。从最初的满足生存需求，到感性需求，可以说，美的需求伴随着人类诞生而诞生，并且随着人类的发展，这种需求在不断发展。

随着语言文字的产生和审美领域的不断扩展，较为抽象的、明确的审美观点和概念逐渐形成，这就是美学的雏形思想。后来逐步形成的美学体系化理论，促成了这门学科的诞生和发展。

从古到今，人们对于美的追求、探索、研究从没有中断过。但美学作为一门独立学科，直到18世纪，德国启蒙运动创始人之一、哲学家亚历山大·戈特利布·鲍姆嘉通(又译为鲍姆嘉登，1714—1762)，才在1735年发表的博士论文《关于诗的哲学沉思录》中首次提出"美学"。美学成为一门独立学科，是1750年以后的事。鲍姆嘉通出版了一本叫《美学》的书，认为需要在哲学体系中给艺术一个恰当位置，于是他建立了一门学科研究感性的认识，并称其为"Aesthetic"(感性学)。在美学史上，第一次赋予审美以范畴的地位；为美学做出了明确界定，即美学是研究感性知识的科学，是以美的方式去思维的艺术，是美的艺术理论。同时指出"美学的目的是感性认识本身的完善，而这种完善就是美"。美学一词逐渐得到学术界认可，使美学从哲学、逻辑学、伦理学和艺术学等领域中分离出来。从此，"美学"作为一门独立学科诞生。鲍姆嘉通也被尊称为"美学之父"。美学从哲学分离出来成为独立学科，迄今有200多年的发展史。

(二)中国美学思想简史

中国美学思想始于先秦时期，其突出代表是儒家、道家、墨家和法家。儒家代表人物孔子的核心思想是"仁"。孔子以恢复和维护"周礼"作为自己追求的理想，把基于氏族血缘关系的亲情之爱看成"仁"的根本。儒家把"诗""乐""艺"看作"成孝敬、厚人伦、美教化、移风俗"的重要手段，看成实现仁学、安邦定国的必由之道。孔子所说"言之无文，行而不远"，体现了对艺术的重视。道家美学的代表人物是老子和庄子。老子认为，"道可道非常道""道法自然"，道的根本特征是自然无为，无为而无不为，是尊重自然、自然规律和道法自然的力量，自然而然就是美。庄子认为"道至美至乐"。道家认为道是天地间的大美，也就是尊崇自然的心理和精神因素，是一种审美观念。先秦时代许多伟大的思想家，如老子、孔子、孟子、庄子、荀子、韩非子，从不同的哲学观点出发，谈论触及美学问题，反映了当时的人们对美的认识，为中国古代美学体系的建立、发展奠定了基础。

汉代是春秋战国美学和魏晋南北朝美学的发展过渡阶段，其重要发展趋势就是以儒、道为主，又集各家所长。中国美学思想体系的正式建立时期是魏晋南北朝时期，佛学艺术全面发展，知名艺术家大量涌现，文化艺术全面发展繁荣，艺术美不再只被看作美的附庸，人们开始重视艺术美的独立价值。这一时期完成了中国古代美学体系的建构。唐代至明代，中国美学思想得到了进一步丰富和发展。中国封建社会发展到繁盛时期是唐代，文艺创作空前繁荣，百花齐放、群星璀璨。唐代美学重视审美、艺术的教化作用，美善统一，积极发挥先秦美学思想中富有生命力的东西，呈现出积极进取的盛唐气象。宋代美学的总体风格从唐代的雍容大度，转为远、逸、平、淡，明显表现为愈显浓厚的道释思想。

清代美学思想是明代以前美学思想的总结和发展。王夫之的清代实学的美学思潮，具有尚物、尚事与尚实的思想。近代王国维、蔡元培等先驱最早在国外接触到美学并将其引进国内，同时对中国传统美学保持一种批判的姿态，批判"文以载道"的传统功利主义美学，张扬个性主义和浪漫倾向以疗救病弱的中国国民性，大力提倡美育以救国新民，对于具体美学问题如悲剧论、意境说重新作出阐释等。西方资产阶级美学思想传入中国，使中国美学思想发生转变。清代美学成为中国古典美学的终结。

中国现代美学指"五四"前后至中华人民共和国成立时期的美学。其特点是全面总结了中国古代、近代的美学思想，介绍外国美学渐趋系统化和科学化，并产生了中国独特的美学流派；哲学家和文艺理论家开始了中国古典美学原理和历史演变的研究，奠定了当代美学研究的基本路线。

20 世纪五六十年代，中国学界展开了一次关于美的本质的学术大讨论。在以美的本质为基础的美学类型里，讨论美的本质，成了中华人民共和国前期重建中国美学体系的基础工程。该讨论得出了四种观点：一是客观派，美是客观的，以蔡仪为代表；二是主观派，美是主观的，以高尔泰和吕萤为代表；三是主客观统一派，美是主观与客观的统一，以朱光潜为代表；四是社会派，美是客观性与社会性的统一，以李泽厚为代表。这四种观点互相争鸣，从 20 世纪 50 年代争论到 20 世纪 80 年代，且 80 年代的美学热是这四派争论的继续及各派体系化的完成。李泽厚为代表的实践美学成了中国美学的主流。

朱光潜是我国现代美学的开拓者之一，对我国美学科学体系的建设有重大贡献；最重要的是，他建立了一个他自己的美学体系并在我国美学发展史上产生了巨大影响。蔡仪的新美学体系认为，美应该在美的事物本身中去寻找，既不能求诸外界，也不能在人心中寻找。李泽厚在 1956 年的《哲学研究》第 5 期上发表了著名的《论美感、美和艺术》，之后又发表了《美的客观性和社会性》《论美是生活及其他》等文章，提出了新的美学理论。

21 世纪初，美学在中国进入了本土化创新时期，有三个突出亮点：一是曾繁仁生态美学流派的创立。曾繁仁从 20 世纪 90 年代开始，提出了生态美学。生态美学是中西交流对话的产物。曾繁仁看到的正是生态美学所包含的深厚的世界性和中国性理由。生态美学是要把一种新型的美感注入人们的心灵中去，让人对人生的态度和对自然的态度发生一个根本性转变。二是张法美学原理理论的创立。张法致力于美学原理理论的创新。三是陈昌茂旅游美的领域新发现。陈昌茂在长期的旅游研究、旅游教学和旅游工作实践中，提出并论证了"旅游美"的范畴，从而从学理上继艺术美、自然美、技术美之后开创了一个新的美学领域。

（三）西方美学思想简史

西方美学史是从古希腊、古罗马、中世纪、文艺复兴，到现代欧美的美学思想发展史。西方美学史源远流长，著名的美学家、著作和流派极多，影响遍及世界。近现代中国美学也受到它的影响。

古希腊是西方美学思想的发源地。公元前 6 世纪，古希腊的毕达哥拉斯学派就提出了"美是和谐与比例，和谐代表某种数量关系，美的比例要求达到数的和谐"的观点。古希腊唯心主义哲学家柏拉图是最具有代表性的美学家之一，提出了“美的理念”学说，美就是理念，认为美存在于理念世界，不存在于现实中，审美就是对“美的理念”的“彻悟”，是灵魂在迷乱状态中对“美的理念”的回忆。柏拉图的学生，古希腊伟大的思想家亚里士多德，批判地继承了柏拉图的美学思想。亚里士多德继承和发扬了古希腊传统的“摹仿说”，对艺术本质方面的问题做了概括和总结。他还研究了真、善、美之间的关系，认为“美是一种善，所以引起快感正因为它是善”。他的论著《诗学》被视为西方美学的法典，是欧洲文艺美学最早的经典著作。他被称为“欧洲美学的奠基人”。

在古希腊美学思想基础上，发展出了古罗马美学思想。主要代表人物有朗吉弩斯、贺拉斯和普洛丁。朗吉弩斯是文艺批评家和修辞学家，认为崇高的基本特征是伟大、庄严和不平凡。贺拉斯是著名的诗人兼文艺批评家，强调通过作品的整体和局部、局部和局部之间的和谐达到作品的整体统一。普洛丁是新柏拉图派人物，继承柏拉图的思想，认同美源自理念世界，美是和灵魂同类并使灵魂感到喜悦的东西。

公元4世纪前后，罗马帝国灭亡，奴隶制瓦解，封建制逐步形成，基督教在民间传播并统治政权，这时的美学受到基督教神学影响，发展成为神学美学。神学美学思想的主要特征是美学与基督教神学结合，强调神学目的论，美成了上帝的属性。主要代表人物有圣·奥古斯丁、圣·托马斯等。圣·奥古斯丁重视精神美，尤其是心灵美，认为上帝是唯一的和真正的美，“一切的美好，来自你天主”。圣·托马斯说：“事物之所以美，是因为神住在它们里边。”这明确说明了美来自上帝。

文艺复兴是盛行于14—17世纪的一场欧洲思想文化运动。文艺复兴的核心是人文主义精神，提倡人性，反对神性，倡导人的尊严和人性的全面实现，反对桎梏人性的神学思想。这一时期，艺术把人作为表现的主体，探索和发现人性，肯定人的价值，使美学由神学转变为人学。这一时期涌现出一批艺术巨匠，最具代表性的人物是达·芬奇、莎士比亚等。文艺复兴促进了西方美学思想的蓬勃发展，是西方古典美学跨入近代美学的转折点。

美学作为独立的学科源于18世纪。德国的鲍姆嘉通在自己的哲学体系中，第一次把美学和逻辑学区分开来；在严格规定了逻辑学的研究对象是形成概念和进行推理的抽象思维的同时，给美学规定了自己独特的研究对象；写出了美学专著，初步形成了美学学科的基本框架，探讨了美学的一些基本问题。因此，美学学科诞生，鲍姆嘉通被称为“美学之父”。

鲍姆嘉通之后，美学的发展经历了德国古典美学、马克思主义美学、西方近现代美学三个重要阶段。在德国古典美学阶段，康德和黑格尔对美学卓有贡献，形成了美学学科产生以来第一个，也是西方美学史上的第三个高峰。康德提出并论证了一系列美学根本问题，形成了较为完整的美学理论体系。黑格尔把德国古典美学推到了顶峰，成为德国古典美学以及马克思主义美学以前的西方各美学思潮的集大成者。马克思虽不曾写有专门的美学著作，但他在其他许多著作中论及了大量美学问题，尤其是他把实验的观点引入美学研究，从而把关于美的探讨建立在主客体辩证统一的基础上，为美学研究提供了一种全新思路。

19世纪中叶以后，美学发展流派纷呈，逐渐脱离了“美是什么”的纯哲学讨论，侧重于“在美感经验中我们的心理活动如何”的审美心理描述，把美学变成一种经验描述科学。20 世纪的美学形成一股强烈的反传统潮流。一方面是对传统形而上学的反叛和对经验实证方法的张扬，另一方面是对理性主义的反叛和对人的非理性的张扬。在此基础上逐步形成了科学主义美学与人本主义美学两大思潮。近现代西方美学的主要代表人物和美学思潮，有德国费希纳的“实验美学”、英国贝尔的“有意味的形式”、美国杜威的“经验美学”、意大利克罗齐的“形象直觉说”、英国布洛的“心理距离说”、德国李普斯的“移情说”、奥地利弗洛伊德的“里比多”理论，以及后来的分析美学、现象学美学、存在主义美学、接受美学等。

第二节 美的本质与美的特征

一、美与美的本质

（一）美的概念

1. 美的概念　美是人对自己的需求被满足时所产生的愉悦反应的反应，即对美感的反应。

美的内涵是指能引起人们美感的客观事物的一种共同的本质属性，但它本身是一种主观感受。虽然人们都能感受到美，并且能够识别美，但是在回答“究竟什么是美”的问题时，答案却千差万别。从古到今，从西方到东方，对“美”的解释是复杂的。如古希腊的柏拉图认为美是理念；中世纪的圣·奥古斯丁认为美是上帝无尚的荣耀与光辉；俄国的车尔尼雪夫斯基认为美是生活；中国古代的道家认为天地有大美而不言；而一本《美学原理》则告诉我们美在审美关系当中才能存在，它既离不开审美主体，又有赖于审美客体。美是精神领域抽象物的再现，美感的世界纯粹是意象世界。总结前人有代表性的观点，主要有下列几种：美是形式的和谐（古典主义）；美是上帝的属性（新柏拉图派）；美是完善（理性主义）；美是愉快（经验主义）；美是关系（启蒙主义）；美是理念的感性显现（德国古典美学）；美是生活（车尔尼雪夫斯基）等等。

美的定义众说纷纭。自 19 世纪下半叶以来，先后出现了实验美学、游戏说、快乐说、移情说、距离说、表现说、心理分析、格式塔等各种美学流派。这些流派对美的探索有不同程度贡献，但也出现了反理性主义和神秘主义倾向。概括归纳起来有五个方面：

一是美在客观说。这种理论最初注重美的自然属性的研究，发现了有关和谐、比例、对称、多样统一等美的外观形式法则。后来侧重于社会美的研究，对美与生活的关系等问题有精辟论述。代表人物有狄德罗和车尔尼雪夫斯基等。

二是美在主观说。这种理论认为美是人的意识、情感活动的产物或外射表现，在审美意识、审美心理、审美感情方面做了较为深入的探讨。代表人物有休谟、康德、柯罗齐等。

三是主、客观关系说。这种理论认为美既不在客观，也不在主观，而在二者的结合中。但在论说中有倾向于客观的，也有倾向于主观的。

四是超自然说。这种理论认为美是上帝、神或某种超越主、客观的“第三力量”创造的。

五是社会实践说。这种理论认为美的本质是人的本质的对象化，自然的人化，是合目的性和合规律性的统一，真与善的统一，是自由的形式。

2. 美的三要素　意大利托马斯·阿奎那对美的定义，认为“美有三个要素。一是一种完整或完美，凡是不完整的东西就是丑的；二是适当的比例或和谐；三是鲜明，鲜明的东西是公认为美的”。因为“美属于形式因的范畴”，故美的三要素都是形式方面的因素。

课堂讨论

为加深对美的概念认识和理解，请同学们联系实际，举例说明：你感受到美的事物有哪些？你理解的美是什么？

（二）美的本质

美是能引起人们美感的客观事物的一种共同本质属性。美的本质源于人类生命的本质。它是美学研究的一个根本理论问题。在西方美学史上，关于美的本质的理论众说纷纭。早在两千多年前，古希腊哲学家苏格拉底（前469—前399）就曾与诡辩家讨论过这一问题，但是没有得出满意的结果，而只能无限感叹地说“美是难的”。直至后来，狄德罗提出“美在关系”；康德提出“美是含目的性的形式”；黑格尔提出“美是感性显现”；车尔尼雪夫斯基提出“美是生活”等概念。从哲学的出发点看，基本上不外两种：一种从客观物质的属性中去寻找美的根源；另一种从精神中去寻找美的根源。还有游移于上述两者之间的各种折衷、含混的说法。马克思主义主张从人对客观物质世界的实践改造中去寻找美的根源。

1. 真实性　美是真实的客观存在。如人的美；一匹漂亮的马；一个美的竖琴；一个美的汤罐；黄金和女神等。物质世界处处存在着美，能够为实践着的审美主体感受到。

自然领域的美，如阳光给予人类光明、热量，大地给予人类以生息、繁衍，因而是美的。但是，没有人类社会实践对自然的认识和改造，就没有自然之美。自然美的社会性是人类实践赋予的，是人类社会的产物。

精神领域存在美。人们心灵美实际上是现实美的反映，是现实中人与人之间关系和谐美的反映。心灵美总是要体现在语言美、仪表美、行为美之中。艺术美也是现实美的反映，从来源上仍是客观的物质性的。它是经过艺术家审美心理、审美趣味、审美观念、审美理想的物化形式，在现实存在上是客观的。

2. 和谐性　真实存在的善的理念、美的理念是一致的。由于美善的同一，所以和谐既是善的目的，又是美的本质。柏拉图说过，“最美的境界”是“心灵的优美与身体的优美和谐一致”。和谐有序的世界是按照“尽善尽美”的目的创造之后才有的。无论是自然还是社会，其事物的发展，属于美好的东西，就是完善的东西。它们总是按对立统一、多样统一，形成和谐的系统或整体。美的东西总是符合规律性，符合目的性，予人以喜乐，为人所喜爱。

3. 形象性　美作为客观物质的社会存在，是可感的、具体的、形象的。美的形象，一方面在于它的内容的社会功利性，即有用、有利、有益于社会生活实践，是对实践的肯定，是一种价值；一方面在于它的质料和形式的合规律性，如对称、均衡、比例、和谐等，二者统一构成完整的形象。

自然中美的形象，社会中美的形象，都是作为合规律性和合目的性统一的形式。如人类生产活动及其产品，是为人类需要和目的服务的，应该是合目的性的；它们所以满足人类需要，实现人类目的，又因为它们符合客观规律，是合规律的。一个模范医生美的形象，是通过他自己的一言一行逐步树立起来的，彰显出无私奉献的高贵品质。艺术美的形象是艺术家依据自己的审美理想来精心选择、提炼、加工而成的，它比现实美的形象更集中、更典型。

4. 社会性　社会美，是指社会生活中的美。美根源于人类社会实践，包括社会实践活动、实践成果、实践主体。实践活动包括人类改造自然的各种生产活动，以及人类改造社会的各种社会活动。实践成果主要是劳动产品，包括艺术创造。社会实践主体——人的美（人体美、心灵美等）。社会美的本质，是一种积极肯定的生活形象。社会美的形象，实质是对人类生活（实践）的积极肯定。社会活动领域的美，处处闪烁着美的感性光辉。如人类的各种劳动、科研、发明、创造，人们的帮助关爱，人们抗击异族异国侵略凌辱的爱国主义壮举，人们反抗阶级剥削和压迫、推动历史前进的光辉业绩，人们为了真理奋不顾身、永不屈服的凛然正气，都展示出人性中最美好、最亮丽的光芒。

二、美的特征

美是生活实践中最有意义、有价值的能够唤起人们欢愉的形象和情感。最有价值的东西在于人的自由创造，而自由创造是一种合目的、合规律的统一。

美之所以为美，与其他事物相区别的基本特性，中外美学史上有多种界说。中国有“中和”说、“充实”说、“质文两备”说、“气韵生动”说、“多样统一”说、“真、善、乐”说等。外国有“和谐”说、“合式”说、“完善”说、“情致”说、“生气灌注”说等。这些界说都把美视为内容美与形式美的统一体，以真、善为基础的和谐、多样，体现人的精神需求，令人愉悦的自然、社会、艺术现象，并将艺术美的特征视为美的升华和集中体现。美是人在实践中自觉自由创造的，是人的本质的对象化，是显现人的生命活力、创造潜力，合乎人的价值、目的，是自由、和谐、多样、整一的感性形象系统。

美的特征基本表现为：

1. 自然性、物质性与社会性、精神性的统一。
2. 形象直觉性与观念抽象性的统一。
3. 客体实在性、可知性与主体想象性、创造性的统一。
4. 真、善、美三者统一性。
5. 意蕴丰富性与形态、形式多样性的统一。
6. 感染性、愉悦性与理智性的统一。
7. 普遍性与典型性、独特性的统一。
8. 合规律性与合目的性的统一。
9. 相对稳定性与变易性、发展性的统一等等。

上述特征的有机整合，构成整体性的美和人与审美对象的统一。

课堂讨论

请同学们联系社会生活实际，举例说明：为什么说真、善、美三者具有统一性？

第三节 美的基本形态

我们欣赏青藏高原的雄浑壮阔，赞美故宫、悉尼歌剧院、古希腊神庙的神奇瑰丽，也欣赏推动人类发展进步的伟人英雄。这些构成了人们所感知的多姿多彩的美的形态。根据美的形态的复杂性和多样性，人们对美的本质与特征的不同理解，按审美对象所属的现实世界的不同领域、各种具体表现形态，分为自然美、社会美、艺术美和科学美等。

一、自然美

（一）自然美的概念

所谓自然美，是指具有审美价值的客观自然事物或现象本身之美，是自然界原有的感性形式引起的美感。自然界之所以有美，归根结底，是社会的产物，是历史的结果。自然与人类社会生活的客观历史联系，自然对象在人类社会生活中的作用、地位、意义、价值，是产生自然美的必要前提。

在美学研究中，对自然美有不同的看法和观点：一是自然美在于自然事物本身，是自然事物本身固有的属性。自然即美，美在于自然。脱离了自然，也就谈不上艺术。自然是一切艺术的源泉及精髓，自然是艺术的聚宝盆，自然是艺术的发祥地。离开了自然，艺术之花也就枯萎了，变得毫无生气，毫无内容，不具有任何感染力。二是自然事物作为人的暗示才是美的。三是自然本身是不可能有美的，自然美属于心里的那种美的反映。

自然事物的美，形态多样，是随着人类社会的发展而产生和不断丰富的。“欲把西湖比西子，淡妆浓抹总相宜。”人类是从大自然进化而来的，大自然是人类的母亲。大自然不仅给人类提供了生存发展的物质基础，而且也给人类提供了无限广阔的审美领域。大自然是丰富多彩的，人类的感情是多种多样的，因此当人类置身于大自然中会对自然产生各种感觉，对我们而言，更多的是美感。

自然美应该表现在自然事物的生命力和它们的运动感上。生命和运动的结合就是生动的美。生动就是生机盎然，朝气蓬勃，有声有色的活跃状态，有浓烈的生命气息、具体可感的形象等等。比如，人体美就在于身体各部分之间协调的对称和比例；青春的活力、愉快的情绪、明亮的眼睛等等，显示出强大的生命活力。自然美正是因为它生动才会显得动人。

自然美对人类具有巨大的吸引力、感染力、震撼力。比如泰山的雄伟、华山的险峻、黄山的奇特、峨眉山的秀丽等等，无不为观赏者叹为观止，流连忘返。

下列名句都是描写自然景物并呈现出自然美：

“细雨鱼儿出，微风燕子斜。”“穿花蛱蝶深深见，点水蜻蜓款款飞。”——杜甫

“流星透疏木，走月逆行云。”——贾岛
“微云淡河汉，疏雨滴梧桐。”——孟浩然
“落霞与孤鹜齐飞，秋水共长天一色。”——王勃
“采菊东篱下，悠然见南山。”——陶渊明

（二）自然美的产生

自然美的产生——一定社会实践的产物。从自然美产生和发展的总过程来看，自然作为人的生活环境而出现，或者是为人们提供生活资料的来源。自然美领域的逐渐扩大是和社会生活发展的进程密切联系在一起的。它是一定社会实践或社会生活的产物。

（三）自然美的分类

自然美按照是否经过人类劳动实践加工改造及其程度的高低，可以分为天然景观美和自然景观美两大类。

1. 天然景观美　即未经人类劳动实践加工改造的自然美。如日月星辰、草原湖泊、辽阔海洋、原始森林、自然奇特景观等所呈现出的美，它们没有受到人类劳动实践的直接作用，以它们特有的自然风貌，使人们得到愉悦并获得美的享受。

2. 自然景观美　指经过劳动实践加工改造的自然物和自然现象之美。人类辛勤的劳动和顽强的斗争，征服、支配、改造、开发了自然，给自然界打上了自己的烙印，人们也因此在观赏自然时，感受到了自身鬼斧神工的智慧和力量，从而获得审美的愉悦。这种自然美的存在状态包括一般加工和艺术加工两种。如三峡大坝和龙脊梯田属于一般加工的自然之美，苏州园林属于艺术加工的自然美，它们是直接满足人的精神需求和审美享受的艺术性劳动成果。

（四）自然美的类型

1. 奇险美　奇在于与众不同，少见多怪，物以稀为奇。奇是自然界中很吸引人的一种美。比如：云南昆明的石林风景区；广西桂林的七星岩、芦笛岩；黄山“四绝”——奇峰、奇石、奇松、云海；长白山的天池；澳大利亚的海湾奇景。悬崖峭壁，惊涛骇浪，雷鸣电闪，狂风暴雨，瀑布高悬。探险——攀爬、挑战沙漠等。

2. 壮丽美　壮丽美的因素是高大、辽阔、浩瀚。比如巍峨的高山，辽阔的大海，浩瀚的沙漠，无边的草原，连绵不断的林海、云海。

3. 幽静美　幽静是静的极致。安静、清静、宁静、幽静。幽静美的自然环境会给人安心、平静、安详、愉悦澄明的美感。贝多芬所说“到乡村去，到树林中去，感受甜美的宁静”，就是强调追求幽静美。城里人特别需要到郊外去，到湖边去，到森林公园去，到乡村荒野中去，给自己的心灵“放个假”。曲径通幽处，心安即是家。

4. 秀丽美　花红柳绿，彩蝶飞舞，泉水叮咚，雨后彩虹，青山流水，山清水秀等等。秀丽的风景区，一般是浓荫绿树，花草茂盛，并伴有一定水面，造成山清水秀的美景。如江南水城都属于秀丽美，著名的桂林山水、杭州西湖、云南丽江，都是秀丽美的典型，还有现代许多绿化很好的花园小区。陶渊明的田园诗、王维的山水诗，均是描绘自然景象秀丽美的佳作。

5. 自然美四种类型的区别

奇险美——奇在于与众不同，物以稀为奇；险指带有危险因素的自然景观。

壮丽美——具有高大、辽阔、浩瀚等特征。

幽静美——指极其清静、宁静的自然环境。

秀丽美——指浓荫绿树、山清水秀的美景。

人对这四种类型的自然美都会喜欢欣赏，但更多、更经常、更普遍的是喜欢欣赏秀丽美、幽静美。人的生活需要秀丽、清静的自然环境。对于壮丽美和奇险美只能作为陶冶或好奇偶尔欣赏、历险体验一下。人所居住的生活环境（人工自然）主要是秀丽、清静即可，因为人需要平静、宁静的心态和安静、清静的环境，人不可能、也不会喜欢天天生活在奇险、壮丽的自然环境之中。

（五）自然美的特征

1. 自然性　自然与自然美是不同的概念。自然只是一种物质，并不具备什么美与不美的属性或价值。随着人类社会的发展，人们在长期的劳动实践中逐步掌握了自然规律，人与自然的关系越来越近，自然便成了人们的审美对象，因此自然才有了一定的社会意义，从而显示出美来。但是自然美对自然有着直接依赖关系，自然美永远离不开一定的自然物质属性，如蓝天白云、喷薄的日出、炽热的阳光、黄昏落日、皎洁的月色、巍峨的高山、浩瀚的沙漠、清澈见底的湖水、奔腾不息的江河、摧枯拉朽的龙卷风、霹雳闪电雷鸣等等。这些自然的景观，没有丝毫的假象和矫饰。“清水出芙蓉，天然去雕饰。”这些自然属性是具体存在的，不是抽象的，是任何人为的艺术所无法替代的。它们的美不是人类所造的，是自然形成的，不以人的意志为转移。它们以质朴自然、浑然天成的形式体现人的精神品格、个性，因此人从其中发现美、享受美。如果在对待自然美的问题上，撇开自然物的属性，把自然美完全看作人类主观感受的产物或完全归结于自然物的属性，这两种观点都是错误的。因此，自然美是一种特定形态的美，既离不开人的社会实践，也离不开自然属性。不同的风景，都有它独特的自然特征，正是这种独特的自然特征，构成各自独特的美。当然，自然景观美，如园林、盆景等都属于自然审美的范畴。

2. 象征性　象征性是指人们常借助自然物的某种属性象征性地表达人类的某种思想感情，如橄榄枝和白鸽象征和平；梅兰竹菊是花中君子，象征人的高洁品质；牡丹象征富贵；喜鹊象征喜庆吉祥；豺狼象征狡黠残忍邪恶。自然美与人的心灵、情感世界相关，自然现象的特性会引起人内心情感的波动。如“风乍起，吹皱一池春水”“仍怜故乡水，万里送行舟”“感时花溅泪，恨别鸟惊心”，人们往往将自然现象与自身处境、命运相连，引起不同的心绪变化。

3. 联想性　由于自然物所表现的形式是多方位、多角度的，有的甚至变化不定，如云、水等，因此这些事物往往使人产生联想而产生美感，并且联想愈丰富、愈奇妙，这种美感愈使人兴奋。李白当年面对瀑布吟道“飞流直下三千尺，疑是银河落九天”，将飞流直下的瀑布想象为银河，可想而知，当年李白被瀑布的壮观之美所震撼的程度。还有“忽如一夜春风来，千树万树梨花开”，雪花与梨花相似，树上挂满了雪花，仿佛冬天里梨树开花，让人惊奇，感受自然精湛的技艺之美。我们看晚霞，太阳光染红了天边的云彩，有的云彩像马，有的像卧着的牛和羊，旁边好像还坐一个牧羊人，还以为天边有一个农场。这是现实与自然美的联想所呈现的结果。更有甚者，有人将雨后彩虹想象为天仙女擦眼泪的彩绸。这些都引起了人们的丰富想象，给自然增添了美，使人兴趣盎然、美不胜收。

当人们看到高大磅礴的珠穆朗玛峰耸立于喜马拉雅山脉时，人们想到的是登上峰顶后，举头看红日近、回首看白云低的雄伟之感，人们心中不禁产生一种敬畏之情。这是自然给人们美的享受。

当人们在春天，置身于山野之中，脚下有绿色小草、各色的花、清澈的河水，眼前有浓荫绿树，树上有发出悦耳叫声的鸟，远处隐约可见村落小镇的轮廓和绵延无际郁郁葱葱的山，我们会感到大自然景观的秀美，为有这样的锦绣风光而骄傲。

当人们来到桂林，划着竹筏于江水之上，看到像老人、像巨象、像骆驼等形态万千的山；当人们登上黄山，看到黄山高峻奇险的山峰、纤细挺拔的石峰、苍劲洒脱的松树、浑厚简洁的石头、似真似幻的云海时，人们叹为观止，为这罕见的自然奇观而震撼，为大自然的鬼斧神工而遐想无穷，从而获得无穷无尽的美感。

这都是自然给我们的美的感受，在享受的同时，我们的情操得到了陶冶。

4. 多样性　同一自然物，由于人们欣赏的角度不向、季节不同，对同一审美对象会产生不同的审美感受。比如宋代画家郭熙总结说："春山澹冶而如笑，夏山苍翠而欲滴，秋山明净而如妆，冬山惨淡而如睡。"由于自然对象自身的运动变化和与人的不同联系，表现出丰富多彩的自然美，给人以不同的审美感受。"夕阳无限好，只是近黄昏""老夫喜作黄昏颂，满目青山夕照明"，同样是夕阳黄昏，由于不同的人物、不同的心情，一个是悲情伤感，一个是豪情热烈。

5. 形式美　自然美侧重于形式。审美对象都是内容和形式的统一体，但自然美具有形式胜于内容的特点。自然美首先是大自然各类对象、现象所呈现出来的艳丽、悦耳的形式之美，具体说是色彩美、声音美、线条美、形态美。同样是声音，人们喜欢优美的音乐，讨厌刺耳的噪声。人们在观赏自然景物时，往往专注于评价它的外在形式美与不美，很少涉及它的内容。

形式美是自然美的一个十分突出的特征。我们知道，美是人在特定的心理状态下对具有特定形式物质的感受，要求物体的内容与形式相统一。但自然美的内容在多数情况下，显得比较隐约、模糊。例如，只有登上高山之巅，才感受到山高人为峰之美；只有站在河流的发源地，才会感到小流汇集成江河之美；只有了解大树的生长历程，才会感到参天大树的坚韧挺拔之美。在特定条件下，人们才会明确具体物体所包含的内容。自然之物是自然生成的，不是人类有意识加工的结果。因此，我们在欣赏桂林一座座拔地而起、各不相连、意态万方的山脉时，往往忽视其内容，而它们的形式却不模糊，又不笼统，显得异常清晰，给人以鲜明的印象。

（六）自然美的审美意义

自然美的审美意义是多重的。自然美的审美意义主要体现在四个方面：

(1) 欣赏祖国大自然的美，可以激发人们热爱祖国的情感。

(2) 对自然美的欣赏，能够开阔人的视野，增长人的知识。

(3) 对自然美的欣赏，能够唤起人们对生活的热爱之情。

(4) 自然美能够陶冶人的性情，培养人的高尚情操。

（七）自然美的欣赏

恩格斯说："大自然是宏伟壮观的，为了从历史的运动中脱身休息一下，我总是满心爱慕地奔向大自然。"

当你烦恼时，郁闷时，心灰意懒时，浮躁不宁时，遇到挫折失败时，遭受逆境苦难时——请走向大自然，到大自然中去，和大自然交流对话，感受大自然的启迪。大自然永远接纳你。人天合一是归处。

1. 欣赏自然美的作用

(1) 欣赏自然美必须而且可以发挥人的想象力：从古诗中，我们可以知道"千树万树梨花开""露似珍珠月似弓"等。自然物与生活中的某些事物有相似之处，会使人想起一些美好的生活，进入情景交融的审美境界，而人们必须有丰富的联想和想象力，将自然物想象成给人以最好的感觉。这时要求发挥想象和联想力，人们才能真正进入自然美的欣赏阶段，才能真正领悟自然美的丰富而深刻的意蕴。如李白的"月下飞天镜，云生结海楼"，可见其对自然的欣赏已进入想象境界，抒发情感。

(2) 欣赏自然美可以提高人的思想境界：大自然丰富多彩，给人以无限启迪，如当欣赏莲时，会联想到"出淤泥而不染，濯清涟而不妖，中通外直，不蔓不枝，香远益清，亭亭净植"的品格，会想到自然物不受周围环境影响的品格，内心会产生一种崇敬。于是会进入自我反思状态，希望自己能变得更好，有则改之，无则勉之。又如竹子"未出土时先有节，便凌云去也无心"，其实竹子的空心象征着人的谦虚，竹子有虚心之美，使人内心深有感触。这应该是自然的力量在感化人类，长此以往，就使人们的心灵得以净化，思想境界更进一步。

(3) 欣赏自然美是一种享受，是一种免费而且是无限的享受。我们要进一步完善审美观，提高思想境界，提升自己的人格魅力。

2. 自然事物能够成为审美主体的条件

第一，自然事物能够显现出自然的自由生命。这和同样具有生命的主体人产生一种契合。

第二，自然事物的某些特殊情境，可以在人心中唤起一种情调，而这种情调和自然的情调是对应的。比如：

"空山不见人，但闻人语响。返景入深林，复照青苔上。"——王维《鹿柴》

"木末芙蓉花，山中发红萼。涧户寂无人，纷纷开且落。"——王维《辛夷坞》

"春山烟云连绵，人欣欣；夏山嘉木繁阴，人坦坦；秋山明净摇落，人肃肃；冬山昏霾翳塞，人寂寂。"——郭熙

"夫衣食，生之所资；山水，性之所适。"——谢灵运

3. 人欣赏主客观相统一的自然美有两个含义　主客观相统一的自然美，一是自然景物本身属性与形式、状态的美；二是人们通过移情、象征、比喻、联想、想象，赋予这些自然物的社会意义所产生的美。由此人对其欣赏可以产生双重美感。

4. 人对自然美欣赏的三个层次　一是"爱微风以其凉爽，爱花以其气香色美，爱鸟声泉水声以其对于听觉愉快，爱青天碧水以其对于视官愉快"（朱光潜）；二是"起于情趣默契忻合"，如"相看两不厌，只有敬亭山"；三是"泛神主义，把大自然全体看作是神灵的表现，在其中看出不可思议的真谛"。

(1) 人对客观自然美的欣赏：特征是没有思想内容，主要是一种悦耳悦目、悦心悦意的欣赏。正如中国古诗：

"青山清我目，流水静我耳。"——王阳明

"杨柳散和风，青山淡吾虑。"——韦应物

(2) 人欣赏主客观相统一的自然美（获双重美感）：①主客观相统一的自然美是指人类对自然美的欣赏，不仅仅在于自然景物本身的美，而且还融入人的主观意识、情

感、品格、精神，自然美的某些特征与人的性格品质相似，由此形成主客观相统一的自然美。比如青松的坚贞、梅花的高洁、青竹的孤傲、山鹰的无畏，就是主客观因素构成的。②欣赏主客观相统一的自然美，享受人与自然的默契，物我同一（这是对自然美欣赏的高峰体验）。所谓人与自然的默契，物我同一，是指自然景物的某些属性在人的心中唤起某种特殊的情感神思。这种情感、神思与大自然的某些属性相对应，于是就形成了人与自然的默契忻合，进入物我同一的境界。例如，“岁寒三友”美在哪里？美在物我的契合统一、同一。这种主客观相统一的自然美在文学艺术作品中表现很普遍，如白居易的佳句“在天愿作比翼鸟，在地愿为连理枝”。文学作品中屈原的《橘颂》、高尔基的《海燕》、茅盾的《白杨礼赞》，还有很多咏梅诗、咏竹诗、咏菊诗等等，都是主客观相统一的自然美。这种自然美比纯属自然属性的美，更丰富、更深刻、更美。

有些自然景物，由于人赋予文字，使得这些自然景物成为主客观相统一的自然美，比如三亚的“天涯海角”“南天一柱”。在大自然的景观中，很多景点都有前人留下的文字书画、摩崖石刻、诗词题赋、神话传说，这是自然景观的人文化。这种自然景观与人文景观的相结合，属于主客观相统一的美。如云南的石林风景区中心，被赋予阿诗玛的传说——美丽的云南石林、阿诗玛的故乡。

人与自然在精神上相通相融。例如：

“采菊东篱下，悠然见南山。”——陶渊明

“咬定青山不放松，立根原在破岩中。千磨万击还坚劲，任尔东西南北风。”——郑板桥《竹石》

“风中雨中有声，日中月中有影。诗中酒中有情，闲中闷中有伴。非唯我爱竹石，即竹石也爱我也。”——郑板桥

宋代文学家范仲淹在《岳阳楼记》中说，遭到谪迁的人在春和景明的日子登上岳阳楼，看到“上下天光，一碧万顷；沙鸥翔集，锦鳞游泳”，会感到“心旷神怡，宠辱偕忘”。正是因为自然界的美景投合了人的精神情趣，人的心胸变得晴朗开阔，从而进入到“澄怀”“畅神”的境界之中，于是“心旷神怡，宠辱偕忘”。

中国历史上的许多文人都非常热爱自然山水，很多文人都有过人与自然默契忻合的高峰体验。如晋代画家、美学家宗炳说：“圣人含道映物，贤者澄怀味像。至于山水，质有而灵趣。”由宗炳这句话可知，人经常置身在大自然，可以澄清心中一切世俗之见，在心无旁骛的情况下，观照宇宙最幽深、最玄远却又弥沦万物的生命本体。

5. 欣赏自然美的特点

(1) 自然美的欣赏具有普遍性：客观自然美具有共同美的特性，即没有阶级性、民族性、时代性，不论哪个阶级、哪个民族、哪个时代的人，对这种客观自然美的欣赏都达到悦耳悦目、悦心悦意的效果。

这种审美效果对人的影响是潜移默化的，具有温和的、持久的、普遍的感染力，对改变人的心情、心态、心境，以及对人的感情的纯洁、心灵的净化都很有好处。

古人曰：“山可镇俗，水可涤妄”“云霞荡胸襟，花竹怡性情”“杨柳散和风，青山淡吾虑”。著名田园诗诗人谢灵运说：“夫衣食，生之所资；山水，性之所适。”这表明人要生存，离不开衣食；而要怡养性情，离不开山水。

(2) 自然美的欣赏要求主客观统一：主客观相统一的自然美是审美主体通过联想、想象、移情、比喻、象征等手段，把自己的主观思想意识、阅历经历、品格精神以及

神话传说投入到自然景象或自然事物之中所产生的审美效果，是审美主体的主动参与，是审美主体思想意识与客观自然美的融合。

如文学艺术作品所表现的自然美和自然景观的人文化，是文学艺术家在创作中融入了自己的主观情感、品格、审美价值等的产物。对自然景观人文化的欣赏，对文学艺术作品中自然美的欣赏，都要有较高的文化修养、知识底蕴和思想品格。

(3) 自然美欣赏的最高境界是人与自然的默契忻合：它要求人全身心投入，才能达到物我两忘、天人合一、浑然一体的最高审美享受。一旦获得或进入这种审美境界，人的情感会受到强烈震撼，人的心灵会获得净化、纯化，人的精神会得到超越升华，从而获得一种心旷神怡、心明神畅、荡气回肠的美感。

请欣赏温家宝的诗《仰望星空》。

仰望星空

——温家宝寄语学子

我仰望星空，它是那样寥廓而深邃；
那无穷的真理，让我苦苦地求索、追随。
我仰望星空，它是那样庄严而圣洁；
那凛然的正义，让我充满热爱、感到敬畏。
我仰望星空，它是那样自由而宁静；
那博大的胸怀，让我的心灵栖息、依偎。
我仰望星空，它是那样壮丽而光辉；
那永恒的炽热，让我心中燃起希望的烈焰、响起春雷。

苏东坡：“惟江上之清风，与山间之明月，耳得之而为声，目遇之而成色，取之无禁，用之不竭，是造物者之无尽藏也，而吾与子之所共适。”（《前赤壁赋》）

茫茫沧海，巍巍高山，涓涓流水，青青草地，色彩斑斓的荒野，清爽宜人的森林，碧波荡漾的湖水，繁星密布的夜空，大自然确实能给予人类许多精神上的感悟、启迪。当置身于广阔无垠的大自然中，我们常常会觉得天地间有一种神圣的浩然之气向心头袭来。

(4) 自然美的欣赏既有共同性，也有差异性：不同的人，由于其经历阅历、性格爱好、品格境界追求的不同，对自然美的欣赏会产生不同的审美效果。同一个人，对同一处自然景观，在不同年龄阶段去观看欣赏，其感受也不一样。比如登黄山每次去都会有不同的感受、兴致。同是十五的月亮，心情不同的人看了会有很不相同的感受。

审美主体对自然美的欣赏包含了一种创造。人的文化修养、知识底蕴、社会经历，人在当时的心境、情绪、气氛都会影响对自然美的欣赏。因此，自然美的欣赏既有共同性也有差异性。

二、社会美

人类通过实践活动不断向自然索取物质生活资料。在这个过程中，人与人结成了一定的社会关系，共同从事改造社会的活动，并不断发挥人的本质力量，创造出社会美来。社会美必须要站在时代、民族和阶级的立场上进行认识。

(一) 社会美的概念

社会美是指社会生活中的美，是社会生活中客观存在的社会事物、社会现象的美。人类社会创造的事物的美、人类精神行为的美,与自然美一起同属于现实美。

社会美即现实生活中社会事物和现象呈现的美,包括行为美、语言美、心灵美、环境美等。它来源于人的社会实践,因此人的美在社会美中占有中心地位。马克思说:"社会生活在本质上是实践的。"

社会美经常表现为各种积极肯定的生活形象,不仅根源于实践,而且本身就是实践的最直接表现。社会美主要包括人的美和生活环境的美两个大的方面,其中,人的美是社会美的核心。

社会美的核心是生活,即生活美。生活美来自于人类生存与竞争的活动。正是生存与竞争发挥了每一个社会个体在社会生活中的主观能动性,使人最大限度地去创造自己的美好生活,同时也为创造社会财富作出了建设性贡献。

社会美包括人的美、劳动产品的美、劳动环境和生活环境的美等等。社会美是社会事物、社会现象、社会生活的美,经常表现为各种积极肯定的生活形象。

美是生活。美是"应当如此生活"和使人"想起生活"的生活,除去其人本主义因素,赋予它历史唯物主义观点,这美就是根源于社会实践,是本质上社会实践的生活。自然美与社会实践的关系比较间接。自然物的美,只是由于人类通过实践活动,改变了自然与人原先对立或无关的关系,产生了审美主体与审美客体的审美关系之后,才显示出来。而社会美与社会实践的关系都是非常直接、非常明显的。生产劳动和劳动产品的美直接来源于生产劳动,"按照美的规律来建造"。人与人之间关系的美,也直接来源于人们各种交往活动中,在交往活动中体现出哪一些语言、行为、思想是善的、美的,哪一些是恶的、丑的。

美是一种价值。美对人总是有用的,然而,美的效用都不在于经济实用,也不是纯粹的道德工具,而是通过愉悦人的身心、陶冶人的情操、净化人的心灵,达到提高生活质量的目的,有利于个体自由、全面地发展。社会美最初都明显地附丽于与人的实践有用有利的事物,对人的实践无用有害的事物本质上是不能成为美的。善虽然不就是美,但它是美的前提、基础和内容,尤其在社会领域,美与善是直接统一的。

社会美与自然美相比,更直接依赖于社会历史条件,因为社会美的内容直接就是人们在当时当地的社会生活。人在现实性上是一切社会关系的总和,以生产关系为基础的物质关系制约着人们的政治关系和思想关系,人们的审美关系必须受制于物质条件、政治条件和其他精神条件,并随这些条件的变化、发展而变化、发展。社会美必然具有它那个时代的经济、政治、文化和民族、阶级的特色。例如:封建时代自然经济的田园风光,有别于市场经济条件下都市化的乡镇。寺庙、教堂的清静与肃穆,信徒虔诚的心灵和对生活的淡泊,不同于歌舞厅的喧哗和兴奋、青年自然流露的情感和对生活的追求。

社会美即人类社会生活的美,是美的具体表现形态之一。它来源于人类的社会实践,是社会实践的直接体现。社会美首先体现于人类改造自然和发展社会的历史过程中,同时也体现在人类社会实践的成果中。社会实践的主体——作为社会的人的美是社会美的核心。在征服自然、改造自然和变革社会的实践中,人的本质力量不断得到发挥,人类主体实践的巨大力量如人的智慧、品德、意志、性格和创造力等得以充分展现。人按照美的规律创造着自身。人的美是社会美的核心,可分为外在美和内在美两个方面:内在美包括人生观、理想、修养等,需要通过外在的行为、语言、风度等形象表现出来;外在美主要是形式的美,显现着内在美,但又具有相当独立性。在人的美中,内在美是更根本、更持久的美。外在美与内在美的和谐统一是社会美的最高形态。与自然美相比,社会美在内容和形式的关系上更偏重于内容,且社会美总是与那些反映人类历史发展方向的、进步的道德观和政治理想直接连结在一起。

社会美与善密切相关,但不等同于善;它不具有直接的功利性,而是把善变为个体高度自觉自由的行动,从而引起人们的审美愉悦。

(二) 社会美的范围

社会美即社会生活中的美。包括:

1. 实践活动　包括人类改造自然的各种生产活动,人类改造社会的各种社会活动。

2. 实践成果　主要是劳动产品,包括艺术创造。

3. 实践主体　实践活动中人的美。

(三) 社会美的基本内容

社会美的基本内容包含以下三个方面。

1. 人的美　人的美是社会美的核心,也是社会美的根本。它是指人的内在品质,通过外在形式表现出来的内外结合,给人以美感的整体形象。人的美有外在美和内在美之分。

外在美是人的相貌、体态、仪表、风度、语言、行为等外在表现形式美的总称。人的外在美包括先天的美和后天的美。先天生理条件是人的外在美的自然前提,如天生丽质;后天社会环境对人的外在美也有着重要影响,如后天的化妆、服饰等修饰。随着社会发展,人们越来越重视自身的修饰,外在美成为社交的重要桥梁,美好的外在形象易给人留下美好印象,引起愉快的情绪反应,能够促进人际沟通,建立和谐的人际关系。

人的内在美也叫心灵美,是指人内心世界的美。人的内在美,通过行为来表达。世界上最广阔的是海洋,比海洋更广阔的是天空,比天空更辽阔的是人的心灵,心灵美决定人的美,并影响支配着外在美。心灵美包括品德、情操、性格、智慧才能等。外在美与内在美相辅相成,二者的和谐统一,是美的理想境界。其中,人的内在美对人的美起决定作用,是社会美的重要内容,这是社会美的最高形态;内在美能引发持久的美感,内在美的持久性和稳定性源于人的品德的相对稳定性。

人的内在美是可塑的。人的美,贵在自我完善。“腹有诗书气自华”说的就是内在学识修养的重要性。“外貌美只能取悦一时,内心美方能经久不衰。”外在美可以随着岁月的流逝而消减,而内在美却会随着道德品格的完善与学识修养的提高而得到加强。

2. 人文环境美　人文环境美包含环境美和人际关系美。环境美是指人所创造的生活环境的美。美好的环境使人感到舒适和谐,精神爽快。从原始社会的洞穴,到今天的高楼大厦、富有个性化的家居、城市化建设、小区设施的完善,人们的生活、生存环境质量在不断提高,不断美化。人际关系的美指人与人交往过程中表现出来的高尚情操,是社会美的一种体现。人与人之间以诚相待、彼此尊重,使交往双方在情感上感到愉悦、精神上得到满足;更高层次的人际关系能显示出促进人类进步、推动历史前进的伟大力量,如伟人间的友谊、国家间的外交关系等。

3. 社会产品美　社会美表现在劳动产品上，主要指那些已经改变原有自然感性形式的劳动产物。比如棉花，本属于自然美形态，但是，当它被纺织为布匹，加工成美丽的衣服时，便具备了社会美的属性。再如电子产品设备升级换代很快，从内容到外形不断更新，给人们的生活带来越来越多的舒适和便利，这是人类的劳动创造产品。人类的物质生产过程，实际上就是进行美的创造过程。

（四）社会美的本质

社会美的本质，是一种积极肯定的生活现象。社会美的现象，实质是对人类生活（实践）的积极肯定。

1. 社会时代性　社会美与社会实践有直接关系。社会美不是孤立的、一成不变的，具有明显的时代特征、民族特征和阶级特征。社会美随着社会的发展而不断发展。不同阶级、不同时代、不同民族，对社会美有不同标准。就女性美而言，从封建时代的三寸金莲、三从四德为美，到今天的健康积极、自强独立为美；就服装而言，从长袍马褂、中山装到西装革履，再到今天个性化的服饰，就体现着社会美的时代性。

2. 社会功利性　社会美与社会功利性密切联系。社会美与社会历史条件密切相连。社会美侧重于内容，具有功利性。社会美的功利性就是对社会有利、有益、有用。社会美的内容是以符合大多数人的利益的“善”为前提和基础。精神生活中的美的功能，并不是物质上的有用，而是精神上的有用，能够促进社会的发展，对人类社会进步具有积极意义。这种有用就是善，在具体行为中表现为美的形象，如助人为乐、艰苦奋斗、爱岗敬业、诚实守信的行为是善的，因而就是美的。

（五）社会美的特征

1. 具有明显的时代特征、民族特征和阶级特征　社会美突出体现为美与善的统一，社会美与社会实践的关系直接，社会美与社会历史条件密切相连，社会美与社会功利性联系密切。人类的社会实践活动越来越广阔、深入，使社会实践的活动过程和产品成果不断发展壮大。在不同时代，形成不同的社会美的标准、尺度和面貌。社会美包括的范围对象极为广阔，除了人们的斗争、生活过程外，还有个体人物的行为事业，以及各种物质成果、产品等等。即使是历史废墟、传统古迹等等，也属于社会美的范围。因为它记录了实践的艰辛历史，凝结了过去生活的印痕，使人能得到一种深沉的历史感受。它与一定的社会功利性密切相关，可见社会美重在内容。

首先，社会美存在于、出现于、显示于各种活生生的、艰难困苦的、百折不挠的人对自然的征服和改造，以及其他方面（如革命斗争）的社会生活过程之中。崇高、壮美、悲剧就是人们的斗争、冲突、毁灭等现实生活过程所表现出的具体不同的审美价值类型。历史上那些为争取人的自由和解放而进行的社会革命，更是集中展现了人性的那种追求自由的崇高美。

其次，社会美呈现在成果或产品上。我们欣赏一片绿油油的庄稼、欣赏巍峨雄伟的建筑、欣赏飞架南北的长江大桥，不只是形式美的观赏，而是能从其中感受到社会目的性，感受到社会劳动成果、社会巨大进程的内容，在这些劳动产品上，体现了社会美目的性与发展规律性的统一。

2. 人的本质力量在社会事物中的直接体现　社会美的核心是人的美。社会美的对象应该是具有时代特点的社会先进力量和先进人物。他们的性格和行为反映了人类实践活动中的美。同时，艺术家则要具有科学进步的世界观，应该怀有为国家、为人民的利益而服务的目的去进行创作，应该表现出劳动人民的勤劳、善良、勇敢、俭朴等优秀品质，还要同情和关注广大劳动人民的生活，对他们的革命斗争给予支持和歌颂，表现出人民是历史的创造者，是社会物质财富和精神财富的主人。这些都是时代赋予的使命。

3. 社会美同一定的政治理想、道德观念等相联系　政治立场、伦理道德观念影响人们对社会事物的审美判断。

4. 社会美具有实在性、稳定性。

（六）社会美的审美意义

社会美的审美意义主要表现在以下几个方面：

1. 社会美能够培养人正确的人生观和世界观，培养人的尊严意识和高尚情操。

2. 社会美能够赋予人一双善于发现生活之美的眼睛。社会美是自然美的最终根源，是创造艺术美的客观基础，是美的最终目的所在。

3. 对社会美的欣赏使人更加热爱生活。社会美能够激励人去积极地追求、创造美的生活，树立乐观的生活态度。

案例分析

有一段43秒的视频，受到了至少600万网友的追捧，也引起了全国媒体的关注。视频中一个医学女大学生在街头抢救拾荒老人，口对口吸出浓痰。女大学生洋溢着靓丽青春的生命活力，特别是她双膝跪地，一边呼唤“爷爷醒醒！爷爷加油！”一边人工呼吸救助老人的感人细节，彰显着人性的光辉和高尚的品德义举，触动了人们关于大爱的心弦。她被网友们亲切地尊称为“中国心灵最美女孩”。

提问：

1. 请从美的观点分析说明：为什么说这位女大学生是“中国心灵最美女孩”？
2. 我们应该学习这位女大学生的哪些美的品质和精神？
3. 从社会美的审美意义看，这位女大学生的语言行为有什么社会意义？

三、艺术美

艺术是美的劳动创造，艺术品也就是美的劳动产品。但是，艺术不是工匠式的制造，其价值在于它的独有性和创新性。艺术美的基础是对现实生活的了解和对美好理想的向往。存在于一切艺术作品中的美，是艺术美，而焕发着艺术美光辉的艺术作品，会令人激动，让人陶醉，令人振奋，且有强大的吸引力。艺术是艺术家凭人工创造了某种对象，是客观事物在艺术家头脑中反映的产物。因此，可以说艺术是表现与再现的统一。所谓表现，是指艺术美是艺术家主观感情的表现；所谓再现，是指艺术美是客观现实生活的再现。艺术家的主观感情与现实生活通过艺术形象而得到统一。艺术作品中的美，必须通过艺术形象才能显示出来，倘若作品中没有艺术形象，就不能成为艺术作品，也就不可能具有审美价值。

（一）艺术的概念

1. 艺术的概念　艺术是用形象来反映现实但比现实有典型性的社会意识形态，

包括文学、绘画、雕塑、建筑、音乐、舞蹈、戏剧、电影、曲艺等。艺术是人们把握现实世界的一种方式。艺术活动是人们以直觉的、整体的方式把握客观对象,并在此基础上以象征性符号形式创造某种艺术形象的精神性实践活动。它最终以艺术品的形式出现,而这种艺术品既有艺术家对客观世界的认识和反映,也有艺术家本人的情感、理想和价值观等主体性因素。

艺术是一个抽象且带广泛性的概念。就像万事万物都具有矛盾,时时处处都存在矛盾一样,艺术也具有普遍性。社会、自然界,无处不存在艺术。我们身边充满艺术。比如说,我们手中的一支笔、一本书是艺术,窗台上的一盆花是艺术,模具师的一幅模具是艺术,画家手中的一幅画是艺术,书法家所写的字是艺术。我们穿的衣服,我们的发型,都是艺术。然而,这些艺术是需要加工、创造的。一幅画经画家认真仔细创作而成,凝结了画家辛勤的劳动。艺术是需要加工的,创造的。"艺术是艺术家凭人工创造的某种对象。"艺术描述的不是已发生的实有的事,而是一种创造,可以而且应该虚构。比如小说创作,有的小说人物形象、故事情节完全是虚构的。

艺术与其他意识形态的区别在于它的审美价值,这是其最主要、最基本的特征。艺术家通过艺术创作来表现和传达自己的审美感受和审美理想,欣赏者通过艺术欣赏来获得美感,并满足自己的审美需要。除审美价值外,艺术还具有其他社会功能,如认识功能、教育和陶冶功能、娱乐功能等。其中,艺术的认识功能是人们通过艺术活动而认识自然、认识社会、认识历史、了解人生;它不同于科学的认识功能。艺术的教育和陶冶功能是人们通过艺术活动,受到真、善、美的熏陶和感染,而潜移默化地引起思想感情、人生态度、价值观念等的深刻变化;它不同于道德教育。艺术的娱乐功能是人们通过艺术活动而满足审美需要,获得精神享受和审美愉悦;它不同于生理快感。

2. 艺术的分类　人类经过长期的艺术活动实践,创造出了多种多样的艺术形式和丰富无比的艺术作品。从本质上讲,艺术作品就是以物态化的方式,传达出艺术家的审美经验和审美意识。因此,应当把艺术形态的物质存在方式,与审美意识物态化的内容特征作为根本依据,可以将艺术分为五大类别:一是造型艺术(绘画、雕塑、摄影、书法);二是实用艺术(建筑、园林、实用工艺);三是表情艺术(音乐、舞蹈);四是文学艺术(诗歌、散文、小说、戏剧);五是综合艺术(电影、电视等)。

(二)艺术美的概念

艺术美是指各种艺术作品所显现的美。艺术美是由艺术家通过美术的语言元素和语言规则创造出来的艺术特有的美。艺术美作为美的一种形态,是艺术家创造性劳动的产物,是艺术家按照一定的审美目标、审美实践要求和审美理想的指引,根据美的规律所创造的一种综合美。如美术作品中的艺术美不是同等于现实中的"漂亮"和"好看",而是通过特定的美术现象表现出来的艺术自身的"美"。美术作品除了艺术美之外还有形式所传达出的美,即形式美;它不仅包含在艺术美中,其本身也具有独立的审美价值。

艺术是美的核心对象,是美学研究的主体。美在艺术中得到最为鲜明的体现,对艺术的研究历来是美学研究的最重要课题。从艺术上研究美,从美的角度考察艺术,是对艺术本质、艺术思维规律、艺术作品审美结构和艺术创作美学原理的高层次研究和哲理性研究。从美学角度去探讨艺术、研究艺术、创造艺术,是艺术在实践中得以不断升华、不断发展和不断创新的重要前提。

艺术之美源于艺术作品。艺术作品是创作者通过对现实生活的感悟而产生审美反映、审美需求和审美创造的必然产物。一件成功的艺术作品融会了作者的创作思想与技法，而艺术美就必然存在其中。艺术作品的美，是艺术家创造性劳动的产物。有的把艺术美分为语言艺术、听觉艺术、视觉艺术（绘画、雕塑、建筑、摄影、书法等）、综合艺术（舞蹈、戏剧、电影）等。

（三）艺术美的本质

艺术美的本质是人类对自然界中审美意识的感官反映。艺术作品是艺术家审美意识的集中表现和物态化成果。

1. 艺术美源于生活　艺术美，是艺术家以现实生活为创作基础，在现实基础上的一种艺术创造。社会活动实践为艺术创作提供了无穷无尽的素材。现实生活孕育和激发了艺术家的创作激情。艺术美，都不是与生活完全等同的，而是艺术家利用美的语言，并按照美的规律和法则对现实生活进行抽离、集中、概括、综合以至改造的结果，反映了艺术家个人和时代的精神与审美理想。因此，人们称这种综合了主观与客观、个人审美与时代精神的艺术形象为“典型形象”或“艺术典型”，又根据它与现实生活的关系称之为“第二自然”。

杰出的艺术作品显得美，是因为这些作品是对现实生活的艺术概括，显示着人们实践的本质力量，是艺术家智慧的结晶。因此，艺术美也显示着艺术家的本质力量，艺术美也是人的本质力量的感性显现。

艺术美是经过艺术创造实践，把现实生活中的自然美加以概括和提炼，集中表现在艺术作品中的美。在美学史上，由于美学家的哲学观点不同，对艺术美的认识也不相同。黑格尔从客观唯心主义出发，认为艺术美是历史在高级发展阶段上的美，是美的高级形式。他主张艺术美高于自然美，宣称艺术美是真正的美，是“由心灵产生的再生的美，心灵和它的产品比自然和它的现象高多少，艺术美也就比自然美高多少”。车尔尼雪夫斯基则从形而上学唯物主义出发来批判黑格尔，主张自然美高于艺术美，认为“客观现实中的美是彻底的美”“艺术创作低于现实中的美的事物”，艺术只是生活的苍白而不准确的反映。马克思主义美学认为，艺术美是美学研究的主要对象，艺术离不开形象，因而艺术美主要是艺术形象的美，它同艺术形象一样也是源于现实生活，同现实生活中的形象一样具有生动性和丰富性等特征，但它又跟艺术形象一样不同于现实生活，它是艺术创造的人类审美活动的结晶，是现实生活的典型概括，因此现实生活中的美更集中、更典型。

2. 艺术美就是艺术形象之美　人们只有通过对艺术形象的欣赏，才能感受到艺术作品之美。艺术美的创造必须借用一定的物质媒介将审美意识物态化。如静物画——玻璃器皿、高脚杯、鱼肉、水果台布等。任何艺术形式都不能离开艺术形象的描绘，没有了形象，那艺术本身也就不存在了。艺术形象是根据现实生活中各种现象加以艺术概括所创造出来的具体生动图画，是广泛多彩的。不能把艺术形象仅仅理解为人物形象，比如那些动人的景色、欢乐或哀痛的思绪，一幅熙熙攘攘的生活图画、一种气氛、一种情趣等，都是艺术形象。如裴多菲的“生命诚可贵，爱情价更高。若为自由故，二者皆可抛”，在这里根本就没有人和物，但当读者读到这些火热诗句的时候，心中就可以浮现出一个为自由而献身的崇高形象。再如贝多芬的第九交响曲，表现出压抑、痛苦、忧郁、希望、挣扎、激奋、斗争、挫折，表现出不屈不挠的意志和最后的欢乐，这些思想感情所构成的音乐形象，就是艺术形象。当然，它是诉诸听觉、想象中的形象。

(四) 艺术美的特征

艺术美包含着两个方面的内容，一方面艺术是对客观社会生活的反映，另一方面艺术又凝聚着艺术家主观的审美理想和情感愿望。也就是说，艺术美既有客观的因素，又有主观的因素，二者通过艺术家的创造性劳动互相渗透、彼此融合，并物化为具有艺术形象的艺术作品。

1. 形象性与感染性　艺术形象是艺术反映生活的特殊形式。所谓形象性，是指任何艺术作品都必须具有生动、具体、具有一定观赏价值的艺术形象。普列汉诺夫曾经讲过，艺术“既表现人们的感情，也表现人们的思想，但是并非抽象的表现，而是用生动的形象来表现。这就是艺术的最主要的特点”。各个具体的艺术门类，所塑造的形象具有各自不同的特点，如绘画、雕塑、摄影、书法等塑造视觉形象，音乐塑造听觉形象，戏剧、影视塑造综合形象，语言艺术塑造不能直接感受到的文学形象等。但无论如何，形象性是任何艺术种类都不可缺少的，是艺术美的基本特征。艺术形象是内容与形式的统一，是个性与共性的统一。

艺术美之所以具有强烈的感染力，一个重要的原因就是它饱含了作家、艺术家的情感。如曹禺在话剧《雷雨》中的情感抒发，隐隐仿佛有一种情感的汹涌激流推动着，在发泄着被压抑的愤懑，抨击着中国的家庭和社会。《少年维特之烦恼》之所以感人，在于作者的反封建主题，矛头直指封建等级观念和封建制度对婚姻、对个性的束缚，表现了具有时代性的狂热突进精神，感染了无数读者的心。

2. 普遍性与典型性　艺术是一个抽象且带广泛性的概念。艺术具有普遍性，社会、自然界无处不存在艺术。我们身边充满艺术。比如说，我们手中的一支笔、一本书是艺术，窗台上的一盆花是艺术，画家手中的一幅画是艺术，书法家所写的每一幅字都是一门艺术。这些艺术品是经过加工、创造的。比如说一幅模具，经过设计师的精心构想，设计加工而成；一幅画是画家认真仔细地创作而成。它凝结了艺术家辛勤的劳动，具有艺术美。

典型性是指艺术作品通过个别艺术形象表现出某些普遍性、代表性的东西，借助于典型事件达到对事物本质规律的把握。艺术有着普通的艺术和杰出的艺术，众多的艺术作品之中突出的典型作品，是鲜明的艺术形象，是独特的艺术精华，是艺术的美的真实显现。艺术作品的典型性越高，就越显得美。因此，艺术美具有典型性。比如，文学艺术中常常出现典型形象，是小说或戏剧等文学作品或电影、电视剧等媒体作品中出现的具有代表性的人物。典型形象又叫典型性格，如鲁迅《阿 Q 正传》中的阿 Q，《西游记》中的孙悟空，巴尔扎克《人间喜剧》中的守财奴葛朗台等艺术形象，给人留下深刻印象。艺术的典型性说明艺术中的美要比生活原型更美，更富有理想性，更具有审美价值。

3. 客观性与主观性　艺术美具有客观的物态化的形式，是因为艺术家必须借助于一定的物质媒介才能进行艺术创作。艺术家进行创作，总是为了使人感知、认识，从而发挥其社会影响。艺术作品成了客观的感性存在。艺术美也具有主观性，因为艺术家对现实成品的加工、创造本身就是一种主观性活动。艺术家在艺术形象中总是融进自己对生活的认识与评价，因而艺术形象就表现出极强烈的主观感情色彩，显示了艺术美强烈的主观性。

4. 审美性与情趣性 从艺术生产的角度来看，任何艺术作品都必须具有以下两个条件：其一，它必须是人类艺术生产的产品；其二，它必须具有审美价值，即审美性。正是这两点，使得艺术品和其他一切非艺术品区分开来，也使得艺术美与自然美区分开来。

艺术美与自然美、社会美比较，更能提高人的审美能力和高雅的审美情趣。如文学艺术培养语言器官的审美能力，提升人们领会和表达情感意蕴的素养；音乐艺术培养听觉器官的审美能力，发展人们的节奏感、音色感、协调感、结构感；造型艺术培养视觉器官的审美能力，发展人们的色彩感、形体感、质感、韵律感、构图感、立体感，提高人们的目测能力、透视能力和直观能力。

（五）艺术美与现实美比较

1. 现实美分散，艺术美集中 现实社会中各种各样美的形式是片面的、独立的，且独立的美的形式之间没有紧密的内在联系。艺术家把这些分散的、独立的美集中起来，使之典型化，这样艺术美就比现实美更集中了。

2. 现实美复杂，艺术美纯粹 王国维认为："美术者，天才之制作也。"艺术美是艺术家对现实材料的加工、改造，把现实美中存在的不美成分清除掉、完美化，在形式上使之更符合美的规律。因此，艺术美比现实美更加纯粹和精致。

3. 艺术美比现实美更加稳定 自然界在不停运动，社会在不停运动，来源于自然界和社会现实的材料都在不停地运动着、变化着。艺术美一旦创造，就具有永久性、流传性，就能在人们的欣赏中流传下来。正因为艺术美高于现实美，人们才不满足于现实美而追求艺术。艺术美相对现实美而言，具有其特殊价值。

"生活美是艺术美的源泉，是最丰富、最生动的，但它与艺术美相比较又存在明显的局限性。""艺术美是生活美的集中反映。"只有艺术美才是完整的美，就像主观逻辑是现实世界客观逻辑的反映一样。但是，现实美本身的特征之一是其具体形象性，且它形象地诉诸人们的感观，感性地反映着生活的真实真理，从而也就决定了艺术美的特性。所以形象是艺术的生命，没有形象就没有艺术。典型的艺术形象是现实材料的提高、升华。只有形象的典型化才是真正的艺术。

因此，艺术与现实的关系，就是现实必须通过材料的形象化、典型化，才能形成艺术，才能实现材料的完美结合，形成艺术美。

总之，艺术美源于现实美，艺术美不如现实美丰富，却比现实美更高、更集中、更理想、更典型。艺术源于生活，又高于生活。

（六）艺术美的审美意义

1. 艺术的审美价值 艺术的审美价值是指艺术对人产生的审美意义和心理效能。凡能引起主观审美感受的事物和现象，都具有一定的审美价值。真正杰出的艺术作品能经得起历史考验，具有超越时代、民族、阶级的普遍审美价值。审美价值可以说是艺术的第一价值，或称自律性价值，是将艺术和其他东西相区分的根本标志，也是区别艺术作品或艺术形象的判断标准。

艺术美源于现实美。艺术美不如现实美丰富，却比现实美更高、更集中、更理想、更典型。艺术源于生活，又高于生活。艺术美的特殊价值是艺术家创造和美化出来的。艺术家通过细致的加工、改造，使现实的美更加形象化，从而发挥美的价值，显示出艺术美的永久魅力。

(1) 艺术的目的是追求美。在内容和形式上,艺术家都极力追求真善美的结合,追求现实的完美。优秀的艺术能够带给人们美的感受,用艺术作品的思想去感染观众、影响观众,甚至可以使人们得到心灵的净化。当人们欣赏艺术作品时,不仅是一种视觉上的冲击,更是用心灵去体验、去寻找与心灵相沟通的东西。

(2) 人们通过对艺术中美的感受和品味,不但提高了艺术趣味,而且也提高了对现实的洞察能力和自解能力,提高了对艺术的欣赏水平,提高了人们的生活和实践水平。

(3) 艺术美能够提高人们的审美能力,又促进人们更高的能力追求,进而推动现实社会的发展。

2. 欣赏艺术美的认知　艺术欣赏需要心灵感应;艺术并不要求把它的作品当作现实;艺术美欣赏不能从科学或常理的角度理解作品;艺术美欣赏要保持适当的心理距离;艺术美欣赏需要联想与想象;艺术美欣赏要注意作品的时代背景及作者的思想倾向。

四、科学美

(一) 科学美的概念

科学美(aesthetics of science)是指存在于人类创造性的科学发明和发现活动中的美。科学美是美的一种高级形式,只有人类审美心理、审美意识达到较高的发展阶段,理性思维与审美意识交融、渗透的情况下,才得以产生。科学美客观地存在于人类创造性的科学发明和发现之中,是人类在探索、发现自然规律的过程中所创造出来的成果或形式。科学美由新奇、和谐、简明、对称、统一等诸要素构成。

(二) 科学与美学的关系

1. 科学存在美　科学活动过程和结果存在美。

科学求真,科学求美。有真才可能有美。求真一方面是为了使人类掌握客观的规律,这就是一种合规律性;另一方面也是为了满足人的需要,这是一种合目的性,也就是一种善。人们在求真的同时,就在求善、求美。为了使事物满足人的需要、符合人的目的,就必须对它加以改进、制作,这样一种新产品便出现了,且在它身上凝聚着人的聪明、灵巧、情感、创造力。人通过科学感到了自己的伟大,从而产生愉悦,获得享受。科学既然求真,当然也在求善、求美。因此,在科学领域,当然会存在着科学美。

科学家在研究工作中,对美的追求与憧憬成了一个不可缺少的原动力。美推动着科学家,美激励着科学家,美诱惑着科学家,这也证明,科学领域确实存在着美。①科学研究的对象常常有其美的特征,如显微镜下的细胞构造、遗传基因的双螺旋结构;②科学研究的过程常常令科学家如痴如醉,全身心地投入工作,达到一种忘我境界;③科学发现的“真”本身也是令人叹服的美,科学家在取得研究成果后,常常会体验到无比的喜悦。因此,科学活动过程和结果存在美,与其他美有不同的表现,但在本质上是一致的,也是人类自由创造的精神产物。

2. 科学与美学的对立统一　①科学与美学在某种范围内是对立的,如艺术中的美往往是直观的,而科学则更趋向于抽象。②科学与美学的统一关系。科学和美学作为一门学科,都有其自身的规律。③科学与美学的包含关系。一方面,它们相互结合产生新型学科，如工业设计；另一方面，科学的发展为美学艺术的提升提供技术依据，而美学的提升则要求科学水平的进一步提高。二者相互作用，不可分割。

3. 科学美与艺术美是有区别的　欣赏艺术美是“美中见真”，领略科学美是“真中见美”。

（三）科学美的特征

1. 真理性　科学是求“真”，突出客观实在的真理性，真中包含美，美能显真。客观事物的美，一方面是外在形式呈现出来的形象、具体的感性美；一方面是事物内在的和谐、秩序而形成的较抽象理性美。

2. 规律性　科学美必须遵循、探索客观事物的规律，反映自然界及其物质运动的本真。真正美的东西，必然合乎目的性与规律。真、善、美本质上是统一的。

3. 创造性　科学的魅力在于创造。科学美的创造要求具有非凡的创造力，还要求开创性的联想、想象为心理背景。

（四）科学美的意义

人们对科学美的理解和追求，在科学认识的发展中具有积极意义。

(1) 科学美以美求真，由求美而达真，由求美而促真，以美传真，由接受美而接受真，从而促进科学理论的社会承认和发展传播。

(2) 科学美可以完善和提高主体的创造才能，培养科学精神和创造精神。

(3) 科学美可以促进科学的创造发展，造福社会与人民。

知识链接

科学家发现美

科学美是近年来科学界和美学界提出的新概念。早在两千年前，科学家们便对数学、天文学、物理学、生理学等领域的美已有所体会。

科学家发现，“哪里有数，哪里就有美”（古希腊数学家普洛克拉斯）。他们看到，最美的比例是 1∶1.618。科学家认为天体是永恒的、神圣的、完美的，整个天体就是一种和谐（毕达哥拉斯）。他们推测，人体也类似于一个小宇宙，也是一种和谐、一种美（毕达哥拉斯、董仲舒等）。他们感到，匀速运动是最美、最完善的运动速度。在日月运行、四时变化、万物生长之中，存在着无数的阳刚之美与阴柔之美（《周易》）。

知识链接

科学具有美

严肃的、冷静的科学研究工作才使人充满了激情，充满了丰富的想象力和创造力，充满了诱惑和魅力。哥白尼根据行星运动应该遵循简单而和谐关系的原则提出日心说，开普勒根据杂多中有统一、不协调中有协调的关系发现了行星运动第三定律，哈维根据“宇宙和谐”观念提出血液循环论，伽利略根据统一性原理提出了相对性原理，凯库勒从对称性原则出发提出了芳香化合物的分子结构方式。由此可见，在科学家的研究工作中，对美的追求与憧憬成了一个不可缺少的原动力，美推动着科学家，美激励着科学家，美诱惑着科学家，这也证明，科学领域确实存在着美。

人工智能目前在计算机领域内得到了愈加广泛的发挥，并在机器人、经济政治决策、控制系统、仿真系统中得到应用。人们在科学研究中的创新、发现、发明、创造，也是一种美的再现和美的追求！

第四节 美的基本范畴

著名美学家王朝闻说："对美的各种形态，一方面可按它们的不同性质而分为现实美和艺术美，另一方面又可按它们不同状态、面貌和特征，而分为优美、崇高、悲剧、喜剧（滑稽）。"学习优美与崇高美、喜剧美与悲剧美的范畴，在医学工作实践中具有重要的作用和意义。

一、优美

（一）优美的概念

优美，又称秀美，是美的最一般的形态。优美是一种柔性美，偏于静态的美，以和谐协调、均衡、统一、一致为特点；从美感上看，能给人轻松愉快和心旷神怡的美感享受。狭义的美，指的就是优美。中国美学史上，将其称为"阴柔之美"。这是一种优雅之美、柔媚之美。

（二）优美的本质特征

优美作为一种审美形态，其审美对象一般具有小巧、轻缓、柔和等形式特征，具有和谐、平静、松弛、舒畅的心理特征，使人产生优美感，表现为个体与对象之间的和谐。从根本上讲，优美的本质就在于审美主体与审美客体之间的和谐统一。优美的核心之所以是和谐，其实质就在于它体现出主体和客体的和谐统一，体现出内容与形式的和谐统一，也体现出理智与情感的和谐统一。优美引起的审美感受是一种单纯的、平静的愉悦感。从审美属性上看，优美主要具有绮丽、典雅、含蓄、秀丽、纤柔、婉约等特色。

1. 和谐美　优美的最根本特征在于和谐，从中显示了主体和客体所达到的平衡、统一状态。这种和谐具体表现为：①主体与对象的和谐；②对象的外观形式与内蕴的协调；③这种和谐体现在自然、社会人生和艺术等各个层面。例如，达·芬奇的名画《蒙娜丽莎》的主人公皮肤自然的光泽、柔和流畅的线条是自然境界中优美的再现，而其不假修饰的装束、意味深长的笑所透露的丰富和谐的内在境界与其外在的美相互协调。整幅画色彩浓而不丽，线条流畅而又有所限制，表现出一种古典的、传统的雅丽和谐。它的内、外在和谐美，给人带来优美的享受。

2. 品格美　优美的对象在感性形象方面具有小巧、柔和等品格。优美与崇高相反，没有主客斗争历程的痕迹，不是一方压倒另一方而达到统一，而是现实与实践、真与善、合规律性与合目的性的交融无间的相对统一，是一个已经实现统一的形象实体，以比较单纯直接的形态表现了现实对实践的肯定。风和日丽的春天，密林幽径的景致，温柔多情的性格，温文尔雅的举止，都能给人和谐舒适的感觉，体现了其优美所在。

3. 境界美 优美是超然优雅的人生境界的真实表现。优美的审美形态是一种让人感到轻松愉快、超然物外的情绪状态。优美是人在现实存在中对自身实践的肯定，在人生存在的和谐圆融状态中，体悟到人生和谐优雅的境界。因此，在审美主体的感受中，人的存在得以自我观照，从而呈现出一种轻松愉快的和谐状态。这是优美最基本的意向内涵。

4. 形式美 第一是优美的特征是秀雅协调的外在性。在外在形式上，优美表现出清秀、典雅、柔和、协调的特点，具有宁静、平和、淡远的性质。山明水秀，风和日丽，清雅脱俗都是典型意向。“细雨鱼儿出，微风燕子斜”所描绘的诗情画意就是优美。第二是和谐统一的内容。在审美意象所蕴含的内容上，优美的各个审美要素处于一种和谐统一的状态，它们相互融合，浑然一体。王维的“明月松间照，清泉石上流”，明月柔和的光晕，静谧地洒在林间，清泉潺潺，在碎石间流淌。这是一幅优美的画面，明月、松林、清泉、细石，动静有致，浑然一体。第三是心旷神怡、愉悦轻快的审美体验。

（三）优美的审美意义

1. 审美中的理解，领悟作品中的深层文化意蕴 深层文化意蕴是指对审美对象的象征意义、题材、典故、技法、技巧、程式等项目的理解。如果在欣赏西方宗教艺术时不懂得百合花象征着玛丽亚的童贞，羔羊象征着信徒，鹿在池边饮水象征着圣徒的快乐等等，看到这些事物时，就会有莫名其妙的感觉；如果在欣赏以“钟馗嫁妹”“罗汉伏虎”等故事为题材的绘画时，不晓得它们的情节和由来，就会感到它们怪诞异常，不知所云。

2. 审美中的理解，感受优美的情感交融 优美往往有着“可以意会而难以言传”的特点。我们感觉到了美，我们有了美的感受，但我们不一定能够将这种感觉准确地讲清楚。它们的形象如森林中的灯火那样，忽隐忽现，变化多端，有时交叉出现，有时又会聚成一定的形状，随之又可能趋于消失，有时会互相发生冲突，有时又会爆发为激情或突然变形。这些感受都不能用推理性的语言表现出来，也很难形成一个固定概念。这种理论在我国古代也有类似论述，如“不著一字，尽得风流”“语不涉难，已不堪忧”，基本上也是表达了这个思想。当我们阅读温庭筠的《商山早行》中“鸡声茅店月，人迹板桥霜”时，体验又怎样呢？在这种诗句中，既见不到推理语言中的语法关系和主谓结构，也没有向人们诉说旅人如何辛苦和艰难，而是将这种情感不露痕迹地溶化在这些诗句表现的空间和时间结构中。那清早的鸡鸣，那月色朦胧中的竹篱茅舍，那覆盖着白霜尚未有人踏行的木桥，组成了一幅现实的时空画卷，又组成了标示情感生活的运动形式的内在图画。类似于这样的表现形式，它并没有说理，其中却包含着深刻的哲理；没有言情，其中却寄寓着深刻的感情。因此，这不是推理性的理解，而是应与感情结构融合在一起的理解。

3. 审美中的理解，明确优美往往是抽象与具象的统一 《蒙娜丽莎》是具象性和抽象性的统一。从整幅画的画面来看，无论是主体蒙娜丽莎女士，还是背景的山水田园风光，无不默默地用其具象化的形态阐释着抽象化的意象。蒙娜丽莎安详而又自信的神态，代表了人的一种生存和向上的精神风貌。其身后的田园风光则昭示着人间的无限美好恬静。这两方面的具象表达，足以体现了画家想表现的抽象意识——人类，万物的灵长。

知识链接

艺术品鉴赏过程的三个阶段

1. 观 观是接受者透过艺术的形式符号，在直观层次上初步感受和重建意象，是不完整和粗浅的鉴赏。

2. 品 品是接受者根据各自的审美文化心理结构和经验，凝神观照，发挥想象力，细致地体味作品，充实、丰富、发展意象，使意象更具接受者的个性。可以说“品”就是意象的重建过程。接受主体进一步把握了形式符号的深层意义，在把握过程中把意象建立起来，更丰富、更完美。

3. 悟 悟是主体对艺术品的意象品鉴渐入佳境后，终于升华为对意境的感悟。接受主体完全进入意象世界，主体不再执着于符号的形式，而直接与艺术意象合而为一，进而直接领悟其意味。所谓“得意而忘形，得形而忘意”。这就是悟，也就是艺术接受的最高阶段和理想境界。

二、崇高美

往古来今，在美学理论上，对崇高的论述和探讨一直未曾停止过。从古罗马朗吉弩斯开始，至近代经由艾迪生、博克、温克尔曼等的努力而崇高得以形成，到康德、席勒加以全面展开论述并完善化，至现代艺术的反叛，进入利奥塔德的后现代视阈，崇高在理论上不断产生新意，且内涵不断充实。从中我们可以看出，崇高从其起源至今，并没有随着社会文化的变迁和时间的流逝而被载入史册，成为尘封的思想而等待后人去挖掘。恰恰相反，崇高在当今西方的美学和思想中表现得十分活跃，至今仍占据着重要地位。

（一）“崇高”的主要论述

1. 中国古典美学史上没有“崇高”这一名称，而是把崇高称作“大”和“阳刚之美”“壮美”。有关论述简要概括如下：

(1) 孔子、孟子、庄子都有对“大”的论述，虽然其具体含义与认识有区别，但有一点是基本相同的，即“大”是一种天与地般的壮美，是人的美的一种伟大、崇高境界。

(2) 清代学者姚鼐把崇高称为“阳刚之美”，与“阴柔之美”相对应，对后世影响较大。他描述说：“其得于阳与刚之美者，则其文如霆、如电、如长风之出谷，如崇山峻崖，如决大川，如奔骐骥；其光也，如杲日，如火，如金镠铁；其于人也，如冯高视远，如君而朝万众，如鼓万勇士而战之。”

(3) 近代学者王国维，在论及优美的同时，明确地把“壮美”与其相对应。

西方美学史上对崇高的论述较多。在他们的著作中，常常把“崇高”排除在“美”的范畴之外，而将“崇高”当作与“美”有关的另一范畴进行对比研究和分析。实际上，他们重点论述的美，主要指我们今天所讲的“优美”，故而“崇高在美之外”。今天我们把崇高作为美的另一种类型，使之与“优美”构成一对美学范畴。

2. 西方美学理论中关于崇高的具有代表性的观点

(1) 古罗马时期的朗加纳斯（约213—273）最早在《论崇高》一书中提出“崇高”这一范畴。该书从修辞学角度论述了文章修辞达到崇高风格的本源和五个条件：一是庄严伟大的思想；二是强烈激越的情感；三是运用藻饰的技术；四是高雅的措辞；五是整体结构的堂皇和卓越。他认为崇高的美学特征是庄严、伟大、堂皇、卓越，即不平凡。他说："一般来说，我们可以认为永远使人喜爱而且使一切读者喜爱的文辞就是真正高尚和崇高的。"真正崇高的文辞，是可以产生激昂慷慨、快乐与自豪的。这在美学史上具有划时代的意义。

(2) 18 世纪英国经验主义者博克，详细研究了崇高与美的不同特点。他认为人的所有情感都可以归结为两大类，这就是自我保全和相互交往。属于相互交往的一类感情主要与爱联系在一起，所产生的是积极的快感，这就是美的起源。凡能产生这种积极快感的东西，就是美(优美)的。属于自我保全的一类情感，主要与危险和痛苦相关。它不能产生积极快感，相反，会引起一种明显的痛苦和恐惧感觉，但是，当经历了危险和痛苦之后，随着危险和痛苦的消失，也会产生一种愉悦。这种愉悦是由痛感转化而来的，这就是崇高感的起源，而产生这种情感的东西就被称为崇高的东西。

因此，博克认为崇高而伟大的对象引起我们的惊讶情绪，并带有某种程度的痛苦和恐怖之感。但不是随便哪一种使人产生痛苦或恐怖之感的事物都是崇高的，只有当危险或痛苦与人隔着一定距离，不能加害于人，使人的痛苦和恐怖能够较快地消失，并从自己战胜、经历恐惧感中获得喜悦的时候，才能产生崇高感。

(3) 康德对崇高问题做了深入细致的研究，其崇高理论影响非常大，在美学史上占有非常重要的地位。康德认为崇高的特征是"无形式"，即对象的形式无规律、无限制或无限大。而美的形式是有规律、有限制的。

康德把崇高分为两种，一种是数学的崇高，一种是力学的崇高。数学的崇高是指对象的体积和数量无限大，超出人的感官所能把握的限度。但是审美有一个饱含点，是感官所能掌握的极限，如果对象的体积超过了这个极限，我们的想象力就不再把它作为一个整体来把握了，但我们的理性却要求见到对象的整体。虽然想象力不能超出极限，对象不能作为一个整体来把握，但理性却要求作为一个整体来思维。因此，崇高只是理性功能弥补感性功能(想象力)不足的一种动人的愉悦。

力学的崇高表现为一种力量上的无比威力，如"高耸而下垂威胁着人的断岩，天边层层堆叠的乌云里面挟着闪电与雷鸣，火山在狂暴肆虐中，飓风带着它摧毁了的荒墟，无边无界的海洋，怒涛狂啸着，一个洪流的高涨，诸如此类的景象，在和它们相较量里，我们对它们抗拒的能力显得太渺小了。但是假使我们发现自己却是在安全地带，那么，这景象越可怕，就越对我们有吸引力"。这就是说自然的力学崇高，以其巨大无比的威力作用于人的想象力，想象力无从适应而感到恐惧可怕，因而要求理性概念来战胜它和掌握它，从而发现我自己"是在安全地带"，由想象的恐惧痛感转化为对理性的尊严和勇敢的快感。通过想象力唤起人的伦理道德的精神力量而引起了愉快，这种愉快是对人自己伦理道德力量的愉快。所以，崇高的审美判断最接近伦理道德的判断。

(4) 黑格尔从客观唯心主义出发，认为崇高就是绝对理念大于感性形式。他认为，美是理念的感性显现，崇高则是理念大于或压倒形式。美和崇高都以理念为内容，以感性表现为形式，不过这两种表现形式不同而已。在美里，理念渗透在外在感性的现实里，成为外在现实的内在生命，使内外两方面相互配合、相互渗透，成为和谐的统一体。崇高则相反，理念大于或压倒感性的表现形式，理念内容不能在外在事物里显现出来，而是溢出事物之外。

尽管黑格尔对崇高的观点是带有明显客观唯心主义哲学色彩的，但他抓住了美与崇高的内在联系。

(5) 车尔尼雪夫斯基认为，崇高是一件事物较之与它相比的事物要巨大得多，那便是崇高。“一件东西在量上大大超过我们拿来和它相比的东西，那便是超过的东西；一种现象较之我们拿来与之相比的其他现象都强有力得多，那便是崇高的现象。”“更大得多，更强得多——这就是崇高的显著特点。”车尔尼雪夫斯基关于崇高的定义，强调了崇高在客观事物本身，而不是观念或“无限”所引起的。他认为崇高东西的特点就是比其他一切事物都要巨大得多，强有力得多。这一定义只片面地从“形体的量”上分析了崇高的特点，而忽略了崇高美的内容，忽略了事物与人类的社会实践关系。

(二) 崇高的根源

崇高这个概念早在古罗马时就出现了，但真正把它作为一个审美范畴进行研究应推18世纪英国美学家博克。他把崇高作为与美对立的审美范畴，从外在形式与内在心理情绪两个方面进行比较，提出了崇高的特点。凡是能引起人的恐惧的东西，如晦暗与朦胧、空虚与孤独、黑河与沉寂等，都是构成崇高的因素。崇高的对象往往是无法驾驭的力量，具有庞大的体积、粗犷的形式、强硬的直线、坚实笨重的形式特征。

崇高的根源是社会实践。社会生活中的崇高是通过人征服自然、改造社会的重大而艰巨的实践体现出来的，直接来源于社会实践中的伟大斗争。自然界的崇高根源于人类认识自然、征服自然和改造自然的伟大力量。自然对象的巨大体积和力量及粗犷不羁的形式不是产生崇高的根源，但对形成崇高的对象起积极作用。

(三) 崇高的概念

崇高，又称壮美，就是一种雄壮的美、刚性的美、偏重于动态的美。中国美学史上，将其称为“阳刚之美”。崇高主要指对象以其粗犷、博大的感情形态，劲健的物质力量和精神力量，雄伟的气势，给人以心灵的震撼，使人惊心动魄、心潮澎湃，进而受到强烈的鼓舞和激越，引起人们产生敬仰和赞叹的情怀，从而提升和扩大了人的精神境界。它与优美刚好相反，如果说优美是一种阴柔美，崇高却是一种阳刚美，给人以惊心动魄的审美感受。

(四) 崇高的本质

崇高表现以运动、斗争、对立、矛盾、冲突为特征。

1. 核心在于“冲突” 在审美类型中，崇高的基本特征是突出了主体与客体、人与自然、感性与理性的对立冲突。崇高的本质在于人的本质力量与客体之间处于尖锐对立与严峻冲突。崇高体现在主客体矛盾冲突中，经过尖锐激烈的对立，主体战胜客体并且终于从痛感转化为快感。审美主体所受到的挑战越严重，遇到的冲突越激烈，斗争的历程越险恶，就越能激发和显示人类自身的本质力量，也就越能令人感到崇高。

2. 人的体悟和超越 崇高的基本内涵就是人对有限和无限的体悟和超越，直接和人的心灵意义联系在了一起。艺术的突出问题，一方面要逃离被大众文化裹挟的命运，另一方面要以其未定性来昭示世界、心灵。

3. 人的生命感和生存意识 崇高的产生是和人面对虚无的命运感紧密相关的。在崇高艺术中，人通过命运感和虚无的昭示，首先感悟到的是人作为自然的有限性。如苏东坡的喟叹：“哀吾生之须臾，羡长江之无穷。”真正感悟到的是生命之短暂，对永恒和无限的追索。崇高自始至终都和强烈的生命感和生存意识紧紧地联系在一起。

（五）崇高的特点

从审美属性上看，崇高主要有宏伟、雄浑、壮阔、豪放、劲见、奇特的特点。

(1) 在外形上，往往具有粗犷博大的感性形态。如巍巍泰山、滔滔长江等。

(2) 在威力上，往往具有强健的物质力量和精神力量以及压倒一切的雄伟气势。如火山、雷电、奔马等。

(3) 在心理效应上，往往给人以心灵的震撼，使人惊心动魄、心潮澎湃。

(4) 在精神效应上，总是给人以强烈的鼓舞，引人赞叹，催人奋进。

知识链接

优美与崇高的联系与区别

1. 优美与崇高的辩证统一　优美往往给人一种崇高的感觉，而崇高又常常使之优美，两者相互体现，将世间事物的美好充分展现出来。

崇高只有与美感相互渗透，才能增强和持久。强烈的感染力只有与更加轻松的内容加以对比，才能生生不息。因为，崇高使心灵的力量变得紧张，因而也易于使其疲劳。崇高应与优美相伴随，才能张弛有致。

2. 优美与崇高的不同

(1) 优美与崇高体现人生存的样态不同：如果优美体现的是和谐统一的人生境界的话，那么崇高则体现的是伟大超越的人生境界样态。崇高作为人生审美实践的体验，是一种伟大的、高尚的、严肃的、豪迈的、振奋的状态，从而激励引导人走向崇高的人生境界。

(2) 优美与崇高体现美的形态不同：优美与崇高是两种不同形态的美。正如叮咚山泉与惊涛骇浪，两种形态的美，各自特征不同，给鉴赏者的审美体验也不同。前者显得玲珑小巧，娇柔透剔，令人舒心惬意，各种审美因素趋向平和统一；后者显得粗犷强劲，雄奇怪诞，令人惊心动魄，各种审美因素趋向冲突对立。

(3) 优美与崇高的对象不同：崇高的对象常常是巨大雄伟、气势磅礴的，而优美的对象则常常表现出形体小巧、秀丽和柔和的特征。崇高的东西往往通过令人惊心动魄的途径，使得人们的好奇心得到满足，因而引起愉悦感。优美的东西使人们直接轻松愉快地领略到它所引起的愉悦感。

1) 空间上的小与大：优美的事物一般体积较小、规模较小，如风景秀丽的小丘、清澈见底的小溪、啾啾鸣叫的燕雀、风中摇曳的小花等等。崇高的事物一般体积巨大、气势宏伟，如一望无际的大海、耸入云霄的高山、飞流直下三千尺的瀑布、轻舟已过万重山的三峡等等。

2) 时间上的慢与疾：优美的事物是舒缓的、平稳的、趋于静态的，崇高的事物则是疾速的、奔腾的、趋于动态的。如《维纳斯》雕像恬静典雅，宁静安详，体现出一种静态的优美；《拉奥孔》雕像表现了父子三人被巨蟒紧缠，濒临死亡前那一瞬间的竭力挣扎，以静示动，寓动于静，展现出一种动态的崇高美。

3) 形式上的柔与刚：优美的事物一般符合对称与均衡、比例与匀称、节奏与韵律等等形式美法则，多曲线不露棱角，多圆形不显生硬，颜色鲜明而不强烈，声音柔和而不刺耳。优美的艺术作品往往情感细腻、形式精美，如奥地利著名作曲家约翰·施特劳斯的《蓝色多瑙河圆舞曲》。

崇高的事物却常常有意地突破或违背对称、均衡、节奏、比例等形式美法则，各个部分很不协调，显得突兀、怪诞、凶猛，甚至有意包含一些丑的因素，让人首先压抑、不快、畏惧、痛苦，然后才提升转化为一种独特的审美快感。如苏联作曲家肖斯塔科维奇的《列宁格勒交响曲》。

4）力量上的弱与强：优美的事物不呈现主体和客体激烈的矛盾冲突，主要表现主客体两方的平衡、统一、和谐、安宁，强调力量的平衡和稳定，追求一种阴柔之美。崇高的事物则体现出主体与客体之间的尖锐对立和严重冲突，充满了动荡与斗争，强调力量巨大与气势磅礴，追求一种阳刚之美。元代作家马致远的《天净沙·秋思》，短小简练、构思巧妙，具有阴柔之美；而北宋苏轼的名作《念奴娇·赤壁怀古》，则抑扬顿挫、气势磅礴，具有崇高之美。

知识链接

崇高与壮美的联系与区别

崇高与壮美有联系，因为壮美的对象占有大的空间，具有疾速的时间，力量强大，性质刚硬，往往引起人先惊后喜的审美感受。崇高主体面对的对象同样是强大的、有力的，正是这样，才造成了环境的艰苦、冲突的激烈，人的审美愉快也要由痛感转化而来。

壮美是显示人类活动的一种结果，是人的胜利的静示。壮美的对象可以是一种自然的存在，崇高的对象则是与人的活动有着必然联系。自然界的事物也能引起人的崇高感，那是因为人把自然事物拟人化了，使它具有一种象征性。

（六）崇高美的意义

崇高美具有深厚的精神内涵和明显的伦理道德性质，是一种充满阳刚之气和正义力量的美。崇高美集中体现了人类对创造美好生活的热望、对美好品质与情操的追求。因此，崇高美具有十分积极的审美意义，主要包括：

1. 激发自强不息的民族精神　大力创造和宣传崇高美，经常用崇高的事物和艺术作品熏陶青少年和广大群众，能够激发民族精神，有利于唤起人们的创造热情，有利于培养良好的社会道德风尚，有利于物质文明和精神文明建设事业的迅速发展，推动社会进步。

2. 鼓舞人生，激励人们奋发向上　对崇高美的欣赏，能够使欣赏者从崇高对象中获得力量，振奋精神，开阔胸怀，增强勇气，有助于人们克服消沉、低落情绪。此外，崇高不仅激发人的力量，而且有助于人们净化精神世界，使人感觉到高临在平庸与渺小之上，促使人与卑鄙、丑恶事物作斗争，自觉加强道德修养，培养高尚情操，树立正确人生理想，从而创造充实、美好、愉快的人生。

崇高作为审美形态，主要指对象以其粗犷、博大的感性形态，劲健的物质力量和精神力量，雄伟的气势，给人以心灵的震撼，使人惊心动魄、心潮澎湃，进而受到强烈的鼓舞和激越，引起人们产生敬仰和赞叹的情怀，从而提升和扩大了人的精神境界。在审美意象的形式构成上，崇高往往具有粗犷博大的感性形态，如巍巍泰山、万里长江等。在审美体验上，崇高往往给人以心灵的震撼。在人生精神上，崇高总是给人强烈鼓舞，引人赞叹，催人奋进。

3. 实现崇高的人生追求，助推社会进步　崇高是社会进步的助推器，是民族团结、共同奋斗的精神力量，是人生的精神支柱。崇高对人生、对社会有着重要的指导和促进作用。崇高的感染，或对崇高的追求，有利于全面提高个人素质；有助于在自己的岗位埋头实干，发挥聪明才智；有助于发扬百折不挠、顽强奋斗精神。选择崇高的理想，就能实现人生价值。因为，只有在实践中为人民服务，为社会服务，积极地为社会做贡献，才能实现人生价值。

三、喜剧美

（一）喜剧的概念

喜剧在欧洲古代是一种戏剧形式。与悲剧不同，喜剧属于民间的大众艺术形式，因此，早期理论家研究的是艺术形式意义上的喜剧，而不是审美意义上的喜剧审美形态。如亚里士多德认为："喜剧是对于比较坏的人的模仿，然而'坏'不是指一切恶而言，而是指丑而言，其中一种是滑稽。滑稽的事物是某种错误或丑陋，不致引起痛苦与伤害。"到了近代，喜剧艺术形式中抽象出来，成为审美形态。康德认为喜剧的心理特征是笑，"笑是一种从紧张的期待突然转化为虚无的感情"。黑格尔认为，戏剧是绝对的真理与个别现实事例的冲突，主人公追求的是无价值和虚妄的东西，因而显得可笑。"喜剧则用颠倒过来的造型艺术方式来充分补充悲剧的欠缺，突出主体性在乖讹荒谬中自由泛滥一直达到解决。"

从人的审美情感的表达看，喜剧的原型是原始狂欢。在原始巫术活动中，为了表达对神灵的敬仰和感激之情，人们常常举行一种仪式，可以尽情欢笑，进行模仿性的表演，夸张地模拟战胜敌人或凶神恶煞的情境，嘲弄丑化对象。通过对对方的喜剧性嘲笑，以达到喜剧的目的。当然，这种行为还包含着更多的社会生活内容，以及对人的存在的反思。这样，喜剧艺术的情感形式就上升为喜剧的审美形态。

喜剧常常用于评价某一种社会历史现象。黑格尔认为，喜剧是"形象压倒观念"，因此表现了理性内容的空虚。喜剧感的笑包含着人类对人的价值的肯定，对真与善的肯定，这是喜剧具有的审美价值，能引起人的审美愉快的重要原因。喜剧感的笑由于包含着深刻的理性批判内容和犀利讽刺，因此是一种严格的笑，所以高尚的喜剧往往是接近悲剧的。

喜剧是一种艺术类型，同时也是一种审美形态。它经历了由艺术形态到审美形态的历史发展过程。喜剧的价值载体只能是艺术作品。大众一般把喜剧解作笑剧或笑片。喜剧常以夸张的手法、巧妙的结构、诙谐的台词，对喜剧性格的刻画，引起人们对丑的、滑稽的嘲笑，对正常的人生和美好的理想予以肯定。

喜剧包括滑稽、讽刺、幽默等次级形态，这是因为喜剧中存在着滑稽因素，如行为语言的乖讹、夸张、倒错、变形及明显的虚假和假做正经、自相矛盾等，因而也会引起笑。在人的情感上，喜剧以"笑"为载体。笑，即是人的一种本能，也是一种特殊的审美体验。它包含着一种快乐机制，同时又是一种挑衅性发泄。喜剧冲突的解决一般比较轻快，往往以代表进步力量的主人公获得胜利或如愿以偿为结局。笑及其原因的探讨就成为喜剧理论的核心。

（二）喜剧的分类

内容上可分为带有讽刺、政治机智或才智的社会批判剧，或为纯粹的闹剧、喜剧、滑稽剧等。

基于描写对象和手法的不同，可分为讽刺喜剧、即兴喜剧、抒情喜剧、幽默喜剧、欢乐喜剧、正喜剧、荒诞喜剧和闹剧等样式。

（三）喜剧的特点

喜剧一般是以形式与内容的背离为主要特点的，现实中的喜剧蒙有某种假象，不易看出其喜剧的本质。艺术可以运用艺术手段如夸张变形等揭示假象后的真实，突出喜剧性。只有当本质与外在现象、内容与形式自相矛盾、倒错背离被揭开时，喜剧才真正形成。所以，鲁迅说得好——“喜剧是将那人生无价值的撕破给人看”，也就是撕开假象和伪装，暴露其本质。撕破假象与伪装之后的暴露，使对象变得更加渺小空虚、可怜可鄙、毫无价值，这就使人们不可能用严肃的态度去对待，所以喜剧感必定反映为笑。这里的笑包含的是深刻的理性批判内容和犀利的讽刺，在笑声中激起人们最后埋葬旧事物的信心和勇气，所以马克思说，喜剧使“人类能够愉快的和自己的过去诀别”。喜剧也有了新的内涵和意义。

1. 内容上反映社会现实　戏剧中包含着深刻的社会现实内容，这种对现实生活内容的反映是以与现实错乱的形式表达出来的。喜剧就是对这种内容与形式错乱、本质与现象背离的旧事物的揭露与否定，因此能直接显现人类的理想与自信，不像悲剧只能在被摧残与毁灭中间间接地显现人类的理想与自信。

2. 情感形式上表现为以笑为主　笑作为审美的情感形式，既是一种讽刺和批判，也是一种快乐和肯定。在笑的表达中，人们对丑的事物进行了否定，对善进行了肯定，从而实现对自我价值的肯定。

3. 形式上不和谐、荒谬　喜剧一般以内容与形式的不和谐，现实与表象的违背，使人在期望与现实中产生强烈的反差，从而造成可笑的效果。

喜剧有两种形式：一是讽刺。讽刺是对丑的事物的揭露和嘲笑，体现了对正义行为的肯定和信任。当貌似强大，假充正义的丑一旦被揭露，就暴露了其虚伪的内在本质，从而产生了可笑的效果。二是幽默。幽默是一种轻度的讽刺，常常是对人自身缺点进行善意的讽刺，包含着对人类弱点的宽容和对人的善良本性的肯定。

（四）喜剧的意义

喜剧运用艺术手段，如夸张变形等揭示假象后的真实，突出喜剧性。只有当本质与外在现象、内容与形式自相矛盾、倒错背离被揭开时，喜剧才真正形成。鲁迅先生说“喜剧是将那人生无价值的撕破给人看”，也就是撕开假象和伪装，暴露其本质。撕破假象与伪装之后的暴露，使对象变得更加渺小空虚、可怜可鄙、毫无价值。喜剧感必定反映为笑。这里的笑包含的是深刻的社会理性批判和犀利的讽刺，在笑声中激起人们最后埋葬旧事物的信心和勇气。

喜剧常常用于评价某一种社会历史现象。喜剧感的笑包含着人类对人的价值的肯定，对真与善的肯定。这是喜剧具有的审美价值，能引起人的审美愉快的重要原因。喜剧感的笑，是一种严肃的笑。高尚的喜剧往往是接近悲剧的。

四、悲剧美

中国戏曲悲剧与西方古典悲剧分属两大戏剧基本系统，拥有各自的民族意识和审美观念，从而使中西悲剧产生巨大差异，形成不同的美学特征。

(一)悲剧的概念

悲剧是戏剧的主要体裁之一,主要是以剧中主人公与现实之间不可调和的冲突及其悲惨的结局,构成基本内容的作品。它的主人公大都是人们理想、愿望的代表者。悲剧以悲惨的结局,来揭示生活中的罪恶,从而激起观众的悲愤及崇敬,达到提高思想情操的目的。

悲剧一词渊源于古希腊,由酒神节祭祷仪式中的酒神颂歌演变而来。在悲剧中,主人公不可避免地遭受挫折,受尽磨难,甚至失败丧命,但他们合理的意愿、动机、理想、激情预示着胜利、成功的到来。在西方文化肇始的古希腊,悲剧最典型地体现了现实的悲剧性和文化的悲剧意识。

在西方文化的用语中,悲剧包含三层意思:作为一个戏剧种类;人类生活中的悲剧性;对悲剧性进行文化观念把握的悲剧意识。

悲剧理论首先是作为一种艺术理论而存在的。在文学艺术作品中,悲剧是通过两种社会势力、两种对立的意志、理想和实践准则之间的冲突来表现出来的。我们从悲剧文学史中可以看到,悲剧主角虽在斗争中遭受到失败或牺牲,却并不使人悲观失望,反而能够鼓舞人们继续斗争。因此,“悲剧精神的实质是悲壮不是悲惨,是悲愤不是悲凉,是雄伟而不是哀愁,是鼓舞斗志而不是意志消沉。悲剧的美,属于崇高和阳刚。正因为这样,悲剧才是战斗的艺术。”这就是美学意义上的悲剧。

作为美学范畴的悲剧,不是指社会生活中那些痛苦和不幸事件及其对这类事件的主观体验,也不是指戏剧艺术中的一种形式,它指的是一种美的特殊的现象形态。凡是具有悲剧性的矛盾冲突所体现人物与事件的崇高性质,具有肃穆、壮烈和悲愤的情调,又大都以正面人物的不幸为结局的那些审美对象,我们都可以称之为悲剧。

按马克思主义的观点,悲剧的本质是“历史的必然要求与这个要求的实际上不可能实现之间的悲剧性冲突”。悲剧就是代表进步社会力量的人物,在斗争中受到严重的苦难或死亡,从而引起人奋发兴起,提高精神境界,产生审美的愉悦感情。简言之,先进的美好的人或事物的毁灭就是悲剧。

古希腊三大悲剧诗人是欧里庇得斯、索福克勒斯和埃斯库罗斯(“悲剧之父”)。著名的古希腊悲剧有《被缚的普罗米修斯》《俄狄浦斯王》《安提戈涅》《美狄亚》等。

欧洲文艺复兴时期,以莎士比亚为代表的戏剧家们,把悲剧艺术推向高峰。莎士比亚四大悲剧包括《哈姆雷特》《奥赛罗》《李尔王》《麦克白》。故事均取自欧洲的历史传说。

在中国古代戏剧发展过程中,最引人注目、最扣人心弦的莫过于内容情节“惨绝悲极”的“苦戏”,文人们称为“哀曲”“怨情”。“苦”“哀”“怨”道出了中国古典悲剧的特质。

中西民族意识不同,人格价值不同,所产生的悲剧精神也不尽相同,反映在悲剧作品中的美学特征也各有千秋。

我国古典戏曲中,也曾涌现出很多杰出的悲剧作品,如元杂剧《窦娥冤》《桃花扇》,传统剧目《梁山伯与祝英台》等,都是屡演不衰的优秀悲剧作品。

悲剧是美的一种特殊的形态。中国的悲剧小说,鲁迅的作品就可代表。在作品中,鲁迅把人生最崇高和壮美的因素集中起来,反映在不幸的人生形式之中。他认为:“悲剧将人生的最有价值的东西毁灭给人看。”这是对悲剧内涵的精确概括。也就是说,悲剧是对人生的积极价值的粗暴否定。为了摧毁禁锢人们思想和意识的千年铁屋，鲁迅凭着投身民族文化改革的崇高责任感，为我们描画出一幅又一幅悲剧图画，将个体生命的全部意义融于悲怆的民族希望之中。鲁迅作品大都有着鲜明而深刻的悲剧底蕴。他说过："现在许多人有大恐惧，我也有大恐惧，许多人所怕的，是'中国人'这名目要消灭；我所怕的，是中国人要从'世界人'中挤出。"鲁迅"因为从旧垒中来，情形看得较分明，反戈一击，易制强敌的死命"。做为剥削阶级的叛逆者，不平凡的经历使他积累了许多新鲜的思想与感觉流露在作品中。这种惊世骇俗的毁灭意识既是对现实中国从根子上的批判性否定，也灌注了先生对"中国人"与"世界"关系的理解和对民族前途的忧虑，在某种程度上，也可以说《呐喊》和《彷徨》是作者意有郁结后的发愤之作。

（二）悲剧的分类

根据悲剧所涉及生活范围的不同，一般分为三种类型：

1. 英雄悲剧　这类悲剧往往表现政治斗争、阶级斗争、民族斗争中的重大题材。悲剧双方往往是不同阶级、不同政治力量的代表，正义与邪恶势力营垒分明。悲剧主人公一般禀赋高贵，具有崇高品质，肩负着不寻常的使命，忠实于自己的公民职责，将国家、阶级、民族的利益看得至高无上，为此不惜牺牲爱情、亲人和生命。

2. 家庭悲剧　表现家庭之间、家族内部各种复杂的伦理关系及不同的人生价值观念、道德法则酿成的激烈矛盾冲突。

3. 命运悲剧　最后一种类型的悲剧，其所表现的矛盾冲突贯穿整个人类社会生活，表达了人类对自由的向往和追求以及对理想社会的渴望，并力图认识、掌握、驾驭自然、社会及人自身，展现着人类从必然王国走向自由王国的艰难历程。这种类型的悲剧实际上是必然与自由的悲剧冲突。

（三）悲剧的特征

悲剧美学的特性是壮美与崇高，其审美价值是教化与解脱。悲剧精神有如悲剧的灵魂，悲剧的本质特征就是对主体悲剧精神的张扬，而悲剧精神的精髓是美学悲剧性。作为美的一种形态的悲剧，因悲剧而产生的美感，具有以下特点：

1. 悲惨的结局　悲剧是戏剧的主要体裁之一，主要是以剧中主人公与现实之间不可调和的冲突及其悲惨的结局，来揭示生活中的罪恶，构成基本内容的作品。它的主人公大都是人们理想、愿望的代表者。鲁迅先生说，悲剧即将人生有价值的东西毁灭给人看，从而激起观众的悲愤及崇敬，达到提高思想情操的目的。悲剧必须有悲惨的结局，不能以大团圆收场，换句话说，悲剧主人公必须最终遭到毁灭，然毁灭不等于死亡。《窦娥冤》属于正剧，其结局是大团圆结局，此类剧为苦情剧。《孔雀东南飞》《梁山伯与祝英台》《红楼梦》可谓悲剧。

2. 人物的悲剧性　悲剧人物的苦难或灭亡，必须是社会矛盾冲突、生产斗争或由于人性的某些弱点，引起的结果。悲剧来源于人的有限性和盲目的命运。一般来说，代表社会进步力量的是正面人物，亦即是好人。悲剧主人公在根本上必须是无辜的受害者。如《李尔王》中的小女儿，在胜利前夕死去，人物属于典型的根本上无辜的受害者；亚里士多德把他归纳为"不应遭罪而遭罪"。但是《麦克白》是个例外，坏人成为悲剧的主角，然而西方当时观点是人的恶行源于外在的驱使，莎士比亚认为麦克白受到野心的控制。

悲剧主人公往往是崇高的英雄人物。悲剧人物往往是对人生执着的人,往往具有强烈的生存欲望和非凡的生存意志。悲剧体现出“敢于直面惨淡的人生”的精神。朱光潜说,一个民族必须深刻,才能认识人性悲剧性的一面,又必须坚强,才能忍受。

作为美的一种形态的悲剧,亦即悲剧美——因悲剧而产生的美感,必须具有以下特点:

(1) 悲剧人物一般来说是代表社会进步力量的正面人物,亦即是好人。

(2) 悲剧人物的苦难或灭亡必须是社会矛盾冲突或生产斗争或由于人性的某些弱点引起的。

(3) 悲剧必须能使人奋发向上,提高精神境界,产生美的愉悦,即化悲痛为力量。因此,悲剧,作为美的一种形态,有着极大的审美教育意义。

3. 痛苦的快感　悲剧感是一种以痛感形式出现的快感。悲剧是对人生最大的肯定。悲剧所表现的是人的痛苦和不幸,把美好的事物毁灭,其悲之甚,其惨之烈,都足以引起欣赏者巨大的痛感。悲剧感不是肤浅的悲悯和痛苦,而是在生存实践中对人的性格或命运的最大关怀和深层体验,是一种痛苦的快感。

悲剧精神有如悲剧的灵魂,悲剧的本质特征就是对主体悲剧精神的张扬,而悲剧精神的精髓是美学悲剧性。悲剧体现了实践主体在必然性的苦难与毁灭面前所具有的独立意志与人格,表现出自我决定、自我塑造、自我承担的悲剧精神。从这个意义上说,悲剧精神就是公民精神。一个缺乏悲剧精神的社会是不能建立起真正公民社会的。崇高是悲剧精神的主要体现,是悲剧美学的核心范畴。因此,悲剧促使人意识觉醒和人格解放,同时,呼唤社会文明与进步,要求司法公正与民主政治的建立。故此,悲剧无论对于个体还是社会、对于现实还是未来都具有无法替代的价值与意义。

悲剧的客观基础是人的苦难和死亡,所以,它在日常生活中可以被当作苦难的同义词。然而,不是任何苦难都可以被称作引起悲痛感受的悲剧。对于这一点,亚里士多德认为,坏人罪有应得的死亡多半会引起满意感,而好人意外的、并无高尚意义的死亡会令人感到恐惧。

(四) 悲剧主人公

悲剧主人公:民间与高贵的对立。

悲剧人物是指在全剧中居于主导地位的悲剧主人公,而非剧中的其他人物。他们的事件和行动影响着全局,甚至决定悲剧的属性。英国戏剧家、批评家德莱登说:“怜悯和恐怖之感必须主要地,即使不是全部地建筑在这个人物身上,它们就只能起微小的作用。”他将此作为一个“法则”提出,可见悲剧主人公在全剧中的地位是何等重要!中西悲剧都非常重视悲剧主人公的重要地位,可是,选择悲剧主人公的原则不同。

中国古典悲剧特别擅长表现弱小善良的小人物形象,尤其是处于社会最底层的弱女子形象,强调悲剧人物的正义性和无辜性,更富有人情味。中国悲剧苦情美感的获得,并不因为其主人公地位的超乎寻常,而是由于其力量的弱小,由于善良本性和悲苦结局的反差,这些女子娇小、柔弱、温顺、和善,当她们备受摧残、坠入苦难的深渊时,就越发显得无辜、凄惨、痛苦和可悲,令人生出不尽的怜悯和同情,同时也引导观众对造成主人公悲剧命运的深深思索,从而达到认识社会的效果。如汉代百戏《东海黄公》、唐代歌舞剧《踏摇娘》中的悲剧主人公都是下层社会的普通人;明代的悲剧《琵琶记》中的赵五娘是农妇;《王魁负桂英》中的桂英是歌妓;孔尚任《桃花扇》中的李香君是歌妓，另一位主人公侯朝宗只是"荡子"。

西方古典悲剧中的人物是"高贵"的，悲剧事件是"崇高"的。按西方观众的审美心理，悲剧是对最重要最伟大的人物的一种模仿。传统的西方悲剧人物都以皇家贵族和英雄豪杰为主角。西方悲剧选择伟大、高贵、崇高、英雄的人物做主人公，是因为它将主人公的地位与他们的社会价值、产生的悲剧效果，从审美感的关系看成正比例的。也就是说，高贵人物对历史事件能产生重大影响，他们的价值比那些普通的小人物显得重要得多。亚里士多德认为："悲剧是由上层人物组成而喜剧则由普通人组成。"如古希腊三大悲剧家的六篇代表作中，埃斯库罗斯的《被缚的普罗米修斯》中的悲剧主人公是天神，《阿加门农》是国王；欧里比得斯的《美狄亚》是公主，《特洛伊妇女》是皇后；索福克勒斯的《安提戈涅》是公主和王子，《俄狄浦斯王》是国王。这些悲剧作品所描写的悲剧事件，除《被缚的普罗米修斯》外，其他都是"英雄时代"的史诗。到了莎士比亚时代，悲剧的内容和形式较古希腊有了很大突破，但人物和事件仍循旧章。莎士比亚的《哈姆雷特》《麦克白》《李尔王》《罗密欧与朱丽叶》《奥赛罗》中的悲剧主人公都是国王、王子和贵族，描写的也都是重大历史事件。

（五）悲剧的冲突

悲剧冲突：伦理评判与挣扎冲突。

中国古典悲剧主要描写主人公凄惨的遭遇，而不是剧烈的冲突。比如《窦娥冤》中的窦娥一直缺乏斗争意识，她把自己的不幸看作命运的安排。既然命运决定了她的不幸，她只好安分地把来世修。在整个过程中，窦娥一步步退让，直到刑场上，她没有办法证明自己的无辜，只能靠上天为她作证，"若没些儿灵圣与世人传，也不见得湛湛青天"。她的三桩誓愿只有在上天的公正光芒中才能实现。这使得冲突的程度大为逊色，主人公的抗争显得被动而没有力度。

中国戏曲悲剧的冲突往往带有伦理评判性质。作家总是以奸害忠、恶毁善、邪压正、丑贬美的故事呼吁人们制服奸、恶、邪、丑，伸张忠、善、正、美，表现审美主体对剧中的善恶、忠奸、正邪、美丑进行伦理评判，达到道德教化的目的。清代方成培的《雷峰塔传奇》，以白娘子与法海之间的正邪冲突，展现了一出邪压正的哀怨动人的故事，褒扬了白娘子敢于向邪恶势力决死斗争的浩然正气和坚强意志。由此可以看出，中国戏曲悲剧冲突注重追求情节的曲折和人物的理想色彩。如《赵氏孤儿》通过对孤儿的几搜几救体现了忠奸两大势力的曲折冲突；《雷峰塔传奇》通过法海的步步追逼与白娘子的几经忍辱，表现了正邪冲突的曲折性。

西方悲剧冲突是一种挣扎冲突。古希腊悲剧是命运悲剧，它的题材往往取自于古代神话，表现了人对自然与命运的挣扎，最后因无法挣脱而导致悲剧结局。如索福克勒斯《俄狄浦斯王》中的俄狄浦斯，虽然四处防范躲避，左冲右突，但仍逃不脱"杀父娶母"，以致最后自挖双目，自我流浪，就是因为他的命运是由阿波罗预先注定、德尔斐神谕早已预言而无法抗拒的缘故。性格悲剧出现在莎士比亚时期，它反映的是人对自身性格的挣扎，最后因主人公无法挣脱性格上的缺陷而造成悲剧。如莎士比亚《奥赛罗》中的奥赛罗因嫉妒而丧失理智；《哈姆雷特》中的哈姆雷特因自身性格上的软弱和犹豫，而错失了一次又一次的复仇机会，最后酿成大错，造成了悲剧。19世纪末20世纪初，西方戏剧出现了社会悲剧，代表作家有易卜生、梅特林克、奥尼尔、斯特林堡等，它反映的是个人在社会力量的挣扎中显得无能为力，因而无法挣脱他（她）所处境遇的危机，最终导致悲剧的产生。如易卜生的《玩偶之家》《群鬼》，梅特林克的《青鸟》，奥尼尔的《琼斯王》，斯特林堡的《鬼魂变奏曲》等等。无论是命运悲剧、性格悲剧，还是社会悲剧，都是人对其对立物，即命运、性格、社会的挣扎，悲剧的冲突可称为挣扎中的冲突。因此，西方悲剧在表现冲突过程中，着重塑造人物复杂的性格，尤其是他们在与命运、性格和社会挣扎中所显露出来的致命缺陷。

（六）悲剧的结构

悲剧结构：点线串珠式与板块接进式。

中西戏剧是两种不同体系的戏剧，它们的舞台时空观念，即结构观念，也就存在着较大差异。

中国戏曲以“场”为基本组织单位，采用点线串珠式的结构，将故事段落和情节打碎成无数小颗粒，再用线将它们纵向地串并起来，让事件在线中按顺序排列而向前发展，所以，在悲剧情节的发展上，追求的是悲喜的对比性，在情节的布局上，追求的是悲欢离合的拉伸型，即“喜—悲—喜—悲—大悲—小喜”。高则诚的《琵琶记》就是这种结构的典型。它分两条线索交错发展。西方戏剧以“幕”作为基本组织单位，采用板块接进式的结构，一幕一景，将剧情的发展切割成若干幕（几个板块），让戏剧矛盾在若干个板块中作网状交织，以板块的组织来完成全剧，快速推进剧情发展。因此，在情节布局上，要求做到高度浓缩，将悲剧主人公由幸福到苦难的变化发展过程，高度压缩成有限的几个板块，使得悲剧结局的到来显得大起大落，呈现出从喜到悲的突变性和强烈感，即“喜—悲—大悲”。易卜生的《玩偶之家》共有三幕，围绕娜拉冒名借债的中心事件来展开娜拉与海尔茂之间的矛盾冲突。三幕就是三个板块，每一幕中都有娜拉与海尔茂的一个小冲突，它们组接起来，快速向冲突的高潮突进，而且幕与幕之间，时间产生了跳跃，地点始终在海尔茂家里，刻画了娜拉这样一个由幸福、平静到烦闷、忧郁到最后冲出牢笼的追求个性主义解放的女性形象。然而，娜拉的理想在那样的社会是不可能实现的，她的结局终究是悲剧性的。

（七）悲剧的结局

悲剧结局：大团圆与悲惨毁灭。

中国传统悲剧讲究结尾“大团圆”，所谓先苦后甜，苦尽甘来，是冲突的和解。朱光潜先生曾经指出：“随便翻开一个剧本，不管主要人物处于多么悲惨的境地，你尽管可以放心，结尾一定是皆大欢喜，有趣的只是他们怎样转危为安。”由于悲剧主人公多数为柔弱女子，她们的不幸遭遇引起了人们的极大同情，所以，在她们悲惨结局后，往往给予一线光明，或以团圆结局。如《窦娥冤》的申冤昭雪，《赵氏孤儿》的孤儿报仇，《汉宫秋》的“团圆梦境”，《琵琶记》的玉烛调和，《鸣凤记》的献身祭告，《娇红记》的鸳鸯祥云，《清忠谱》的锄奸慰灵，《雷峰塔》的雷峰佛圆，《长生殿》的蟾宫相见，《梁山伯与祝英台》的双蝶飞舞等等，都是团圆的结局，它已成为中国戏曲中普遍的审美现象。中国悲剧结局中的乐观主义精神深受传统的“乐感文化”影响。儒家学说在中国传统文化思想中长期占据统治地位，它是一种入世哲学，相信人的力量，也肯定愉快的平凡的人生，具有乐观的性质，宣扬“乐天安命”的思想，由此，对戏曲中主人公的死，就不是把它当作可怕与不幸的事，而是看成一种希望、一种新生。

西方悲剧往往在悲剧主人公遭到悲惨遭遇的时候，以大悲结局。英雄用生命去斗争，是冲突的白热化。《哈姆雷特》中的哈姆雷特在悲剧结束时悲壮地死去，他的敌人也化为乌有。他的人文主义思想，通过这场毁灭性的斗争得到了升华，显得更加不可战胜，使人们更加相信，“人是多么了不起的一件作品！理性是多么的高贵！力量是多么的无穷！仪表和举止是多么端正，多么出色！论行动，多么像天使！论了解，多么像天神！宇宙之华！万物之灵！”与哈姆雷特一样，用生命来证明斗争的必要性及其重大意义的人物比比皆是。西方悲剧人物大多如此，如《雅典的泰门》中的泰门、《美狄亚》中的美狄亚、《安提戈涅》中的安提戈涅等等。有的悲剧人物虽然没有死，但也遭受到巨大苦难，俄狄浦斯王就是一例。西方悲剧“以悲到底”的结局的形成与西方文化有密切关系。西方文化认为人类是上帝的背叛者，而被上帝逐出了乐园，因此人类一生都与命运作斗争。人类身上的这种“原罪感”始终存在于自我意识中，并且终身为赎罪而奋斗，目的是为了在死后能够回到上帝的怀抱。

（八）中西悲剧比较

中国戏曲悲剧是善与恶、美与丑的统一，情感重于理智；西方悲剧则是真与假的统一，理智重于情感。这是两种不同的审美品格，具有各自民族的烙印，与本民族的“文化－心理结构”有密切关系。中西戏剧构成当今戏剧世界两大基本系统，二者之间只存在相互学习、借鉴与吸收的关系，而不存在孰优孰劣的关系，只有在保存各自民族特色的基础上，融汇对方的表现技巧、艺术手法等，才能具有更强的生命力。

知识链接

中西方悲剧的差异

中西方悲剧的共性，在于追求历史进步和道德进步的统一，是中西方悲剧的共同境界。

1. 人物性格与命运的差异　中方悲剧是以人物性格为中心的悲剧。在中国，儒家学说在中国传统文化思想中，长期占据统治地位，主张积极入世，肯定人的本质力量，同时也肯定了平凡而愉快的人生。这种“乐天安命”的思想，由此对戏曲中主人公的死，就不是把它当作可怕与不幸的事，而是看成一种希望、一种新生。西方戏剧是以命运本身为主的悲剧。在西方，人们认为人类是被上帝逐出了乐园的背叛者，因此人类一生都与命运作斗争，是彻底悲剧。

2. 悲剧结局的差异　在悲剧结局构成上，中国戏曲悲剧讲究“团圆结局”，这表达了中国人民的善良和团圆之趣。这种审美倾向鼓舞人们向黑暗反动势力不断抗争，但也带有浓厚的因果报应、消极遁世的封建糟粕。所以当悲剧中主人公的不幸遭遇引起人们的极大同情时，人们渴望给予他们一线光明的团圆梦境予以补偿，如《窦娥冤》的申冤昭雪、《赵氏孤儿》的孤儿报仇、《梁山伯与祝英台》的双蝶飞舞等，都是团圆的结局。它已经成为中国戏曲中普遍的审美现象。

西方悲剧以欢乐开始、以悲剧结局，保持悲剧的严肃风格，不允许结局出现悲喜混杂的现象，更不允许出现善有善报、恶有恶报的大团圆结局，即亚里士多德所谓的双重结局。因为在悲剧中有喜剧因素的渗入，就破坏了悲剧的审美效果。

3. 审美品格的差异　中国戏曲悲剧是善与美的统一，情感重于理智；西方悲剧则是真与美的统一，理智重于情感。这是两种不同的审美品格，具有各自民族的烙印，与本民族的“文化－心理结构”有密切关系。中西戏剧构成当今戏剧世界两大基本系统，二者之间只存在相互学习、借鉴与吸收的关系，而不存在孰优孰劣的关系，只有在保存各自民族特色的基础上，借鉴对方的表现技巧、艺术手法等，才能具有更强的生命力。

（九）悲剧的审美意义

1. 悲剧有着极大的审美教育意义　有时一个撼动人心的悲剧作品，比那些歌功颂德粉饰太平的平庸作品更有力量。正因为这样，英国莎士比亚的《哈姆雷特》等四大悲剧、法国雨果的《巴黎圣母院》、俄罗斯托尔斯泰的《安娜·卡列尼娜》等世界名著，以及中国古典长篇叙事诗《孔雀东南飞》、元杂剧《窦娥冤》、民间传说故事《梁山伯与祝英台》等，会产生如此强大的艺术感染力。这就是悲剧美的力量。当然，这里说的悲剧美，不是作为戏剧一个品种的悲剧，而是作为美的一种形态的悲剧。悲剧必须能使人奋发向上，提高精神境界，产生美的愉悦，即化悲痛为力量。悲剧促使人意识觉醒和人格解放，同时呼唤社会文明与进步，要求司法公正与民主政治的建立。悲剧无论对于个体还是社会、对于现实还是未来，都具有无法替代的价值与意义。

2. 悲剧美具有积极的现实意义　在现实生活中，尽管人们不喜欢悲剧的出现，但不同的社会、不同的时代都会出现悲剧，就是社会文明高度发展的今天，由于种种原因，悲剧还是不断产生。反映社会生活的文学艺术作品就必然有悲剧的内容。无论是诗歌、小说还是剧本，在赏析悲剧美时，都要紧紧抓住悲剧人物形象的赏析，即从悲剧人物的性格特点、悲剧冲突的性质以及所产生的审美特点等三个方面去赏析。正确引导青年赏析悲剧美的描写，就有着现实意义。

悲剧和喜剧美学理论的产生改变了一个世纪，尤其是悲剧的诞生，还培养出了一批有代表性的悲、喜剧诗人、作家，随之产生了一大批有深度、有影响力的文学作品。这些艺术作品又反过来影响了一个世纪。

第五节　美学与相关学科的关系

美学在人文学科中具有独特地位。它既是一门思辨的学科，又是一门感性的学科。美学涉及哲学、文艺学、艺术理论、伦理学、心理学、语言学、人类学、神话学等多领域的重大理论问题。

一、美学与哲学

美学与哲学的关系最为密切。美学属于哲学下级学科之一，且该专业从属于哲学。要学好美学，需要扎实的哲学功底与艺术涵养。

（一）哲学对美学具有指导作用

美学本身就是一门哲学性质的学科。哲学是研究自然界、人类社会和思维发展最一般的学科。美学的基本问题就是一个哲学思辨性质的问题。美学产生于柏拉图之问：“美是什么？”这里所问的美，不是具体的美的事物，而是使一切美的事物之所以美的根本原因。哲学为美学研究提供了科学的世界观和方法论，对美学研究起着指导作用。

（二）哲学对美学具有的影响作用

美学学科体系的构建深受当时哲学的影响。美学学科框架、理论范式以及思维方式都带有同时代的哲学印记。历史上的大美学家几乎都是大哲学家，而较少是文学家或艺术家。西方现代美学与哲学的复杂关系，也从另一个方面证明了美学与哲学难以分割的关系。表面看西方现代美学拒斥哲学，但它所拒斥的其实只是西方传统哲学,它所依附的仍是西方现代哲学。

二、美学与伦理学

美学是在社会实践基础上,研究客观现实美和人对现实审美关系的反映,揭示美的普遍规律。伦理学是以社会实践为基础,研究人与人之间的伦理关系,是以社会的、阶级的道德,规范指导人的行为,着重于人的内在本质,帮助人们明辨真假、善恶、美丑,形成正确的社会道德观。

美学与伦理学联系密切。美学与伦理学的关系,是由美与善的关系所决定的。真善美是人生所向往的理想境界,其中缺一不可。从历史上看,凡是美的对象,在伦理学意义上就是善的,尤其表现在社会美的领域里。社会美的内容在一般意义上说,用美的形式来表现,就是善。

美与善,尽管联系密切,但并非可以等同,美并不就是善。美的事物更侧重于人精神的愉悦,具有超功利性。而善的对象与人的功利目的,一般直接相联系。譬如雨果小说《巴黎圣母院》中的敲钟人,外表丑陋,但内心善良。

三、美学与心理学

美学与心理学互相影响作用,关系密切。审美意识的产生是一种特殊的心理活动。美学研究必须借助心理学的科研成果,从而丰富了心理学的内容。心理学能够促进美学的发展。

人们的审美活动,总是伴随着各种心理活动,如喜悦、振奋、忧愁等情感。刘勰说:“登山则情满于山,观海则意溢于海。”英国诗人济慈说:“美是一种永恒的愉快。”美国美学家桑塔耶纳说:“美是在快感的客观化中形成的,美是客观化了的快感。”李白的词句“寒山一带伤心碧”,其中“寒”“伤心”,就是心情的表达。美的发生离不开人心理因素的参与。19 世纪以来,西方美学强调审美体验和心理功能,以及各心理学流派对美学研究的影响,说明了美学研究对心理学的关系。

四、美学与文艺学

美学与文艺学的关系非常密切。一是美学与文艺学有着共同的研究对象,即文学艺术。它们研究的问题常常会有某些交叉重合,如文学艺术作品中表现出来的审美意识、审美理想、美的本质和特征、艺术美与现实美的关系、艺术美的欣赏与创造的一般规律等,既是美学,又是文艺学所要研究的问题。二是美学相对于文艺学而言,更带有一般性,它探讨文学艺术的本源,为文艺学提供理论基础和思维方法。而文艺学则更多关注具体的文学艺术经验和现象,为美学研究提供丰富的实证材料。

美学与社会学、教育学等其他社会科学和自然科学,都有着密切关系,并日益与社会生活的各方面紧密联系。

随着社会的改革与快速发展,人们的思想观念不断更新、生活水平与生活质量不断提高,人们的思想觉悟以及追求美、欣赏美的意识和能力也在不断提高,人们对美的品位和需求更加丰富多彩、多元化、高层次化。人们在未来社会的公共领域、专业服务领域和生活领域中,必将会融入更多美的意识、理念和要素。因此,新时代美学学科必将得到全面科学发展。美学必将受到人们越来越高度的重视。美学必将会展示其更广泛的应用价值和更高的社会价值。

（王建林）

扫一扫
测一测

复习思考题

1. 美学的概念是什么？美的本质是什么？
2. 美的基本形态有哪些？
3. 美学与哲学学科的关系是什么？
4. 简述优美与崇高有哪些联系与区别。
5. 简答喜剧的内涵和特点。
6. 简述学习美学的主要方法。

课件

03章PPT

第三章

美　感

扫一扫知重点

学习要点

1. 了解美感的概念;美感的产生条件与美感的产生过程。
2. 掌握美感的本质、特征。
3. 熟悉美感的体验与精神愉悦;美感在医疗卫生工作中的应用。
4. 学会体验美感,塑造医务工作者职业形象美。
5. 具有美感认知能力和创造美的能力,提高美学修养和美的鉴赏水平。培养医学大学生热爱祖国,热爱人民,为人民服务的优秀品质。

第一节　美感的概念与美感的产生

一、美感的概念

(一) 美感的概念

1. “美感”的词源学意义　“美感”,aesthetic,在希腊语中有两个相关词,一个是aisthetimos,它的意思是用感觉来感知;另一个是philei,它的意思是对事物或对人之“爱”。从这两个相关词语看来,“美学”是关于感性的学说,就是渊源于此。中国人所说的“味”,是一种与身体相联系的特殊感受方式,就是进行审美观照。印度美学中的“韵”表示事物的“律动”和人类的“艳情”。“美感”的词源和流变表明,“美感”既是一种特殊的感受方式,又是一种特殊的感受能力。

2. 西方美学对美感的探讨　在西方美学史上,美感又叫做审美鉴赏、审美判断或趣味判断。唯心主义美学家有的用“迷狂”状态来解释美感,并且认为这是由于神灵依附所致。如柏拉图认为,美感是灵魂在“迷狂”状态中对于美的理念的回忆。古罗马的普洛丁认为,理式美是最高的美,这是感官所不能感受到的,感官所感受到的是事物的美,而最高的美只有心灵才能见出。而唯物主义美学认为美感是美的对象的反映,具有一定的客观内容。费尔巴哈是旧唯物主义哲学家,认为美的对象“是人的显示出来的本质,是人的真正的、客观的‘我’”。正如马克思所说“人在对象世界里直观自身”,因而感到快慰与喜悦,所以是美的。车尔尼雪夫斯基认为,美感是和听觉、视觉不可分离地结合在一起的。美感是一个众说纷纭的问题，思想史上未能提供一个最终答案，只提供了几种可能的探索途径：美感是“神赐的迷狂”；美感是人的“内在感官”对事物的感觉；美感是对美的事物的模仿或反应；美感是人的生命力量的表现或投射。

3. 美感的概念　什么是美感？美感是在接触到的美的事物时所引起的一种感动，是一种赏心悦目的心理状态，是对美的认识、欣赏与评价。美感是指审美感受个体在审美活动中，由于审美对象刺激感觉器官，而引起的感知、想象、理解、情感等多种心理功能协调运动，而产生的愉悦体验，也称为美感经验。它构成审美意识的基础和核心。美感具有广义和狭义两种理解。

(1) 广义的美感：又称审美意识，是指审美主体反映美的各种意识形式，包括审美感受，以及在审美感受基础上形成的审美趣味、审美体验、审美理想、审美观念等共同组成的意识系统。

(2) 狭义的美感：是指审美主体在接触到某一审美对象时，所引起的具体感受。美感是一种赏心悦目和愉悦的心理状态，是对美的认识、欣赏与评价。西方美学史上，美感又叫做审美鉴赏、审美判断或趣味判断。因为美感中带着明显的情感体验，而且既离不开具体的感性形象，又包含着理性认识，所以又叫做审美观照。审美心理学要研究审美意识的整个系统及各种表现形式，但其核心和基础，还是审美感受，即狭义的美感。

4. 美与美感　美与美感都来源于人类的社会实践。它们是人类在社会实践过程中形成的审美关系的两个方面。美是客观事物的审美属性，是客观、普遍存在的；美感是以美的存在为前提条件，是对美的事物的能动反映。其形式是主观的，内容是客观的。它只存在于人类所特有的审美活动中。

知识链接

美感的表现形态

客观事物的美感，是通过其外部的形态特征表现出来的。根据不同的形成方式，客观事物的外部形态分为客观形态和文化形态。客观事物的客观形态，是客观事物客观形成或具有的有形形态。如花朵、瓜果的色香，女人的容貌、腰身、声音，器具的外观和质地等等。比如，一个女人的天然美丽，通常主要从音容、笑貌和身体曲线等客观实在的形态特征中表现出来。客观事物的文化形态，是人们在文化活动中，赋予客观事物的以文化为本质内容的无形形态。

(二) 美感的三个层次

美感具有三个不同层次。

第一层次是物感，即对生活中具体事物的美感。这是最大量的对生活中一个具体事物的美感。

第二层次是人生感、历史感，即对整个人生和世界意义的感受。

第三层次是最高一层，即对宇宙的无限整体和绝对美的感受。我们称之为宇宙感，也就是杨振宁说的庄严感、神圣感、初窥宇宙奥秘的畏惧感。正是在这个层次上，美感与宗教感有共同点。它们都是对个体生命的有限存在和有限意义的超越。通过对照无限的存在、“最终极的美”(在宗教是神,在审美是永恒的和谐和完美,中国人谓之“道”“太和”),个体生命的意义与永恒存在的意义合为一体,从而达到一种绝对升华。这种境界,在美的欣赏者是“澄怀观道”“饮之太和”。这是瞬间即永恒的境界,是灵魂震动和无限喜悦的境界。

(三)美感的启示意义

中国传统美学给了我们重要启示:一是美在意象。审美活动就是要在物理世界之外,构建一个意象世界。二是意象世界照亮真实世界。这个真实世界就是中国美学所说的“自然”。它不是逻辑的“真”,而是存在的“真”,是一个充满生命的有情趣的世界。三是审美活动是人的超理性的精神活动。总之,我们在建设真正具有国际性的现代美学的时候,在进行新的理论创造的时候,不能离开中国传统美学。对于我们来说,中国传统美学仍然是一个没有完全被打开的宝库。

美感伴随我们的一生,我们在这一生之中会有许许多多的变化。诚然,我们也可以推测,我们的美感也同样发生着变化。不同人之间的受教育水平不同,见识宽广不同,对美的体会能力,也有很大差异。比如说,我们每个人都能理解春节联欢晚会上小品的美,但是却不是每一个人都能够欣赏李白、杜甫的诗,不是每个人都怀有他们的胸襟。后者的美感层次显然要更高一些,因为理解他们需要更高的文化素养、更好的教育背景。

由于美感与生俱来和普世的特性,它是能够紧紧联系所有人类的纽带。毫无疑问,每个人都一定能够体会别人的积极情感。这是我们能够达成共识的基础,也是人类美学的终极形式,爱的基础。能够令人体会到美的艺术作品,很多都反映的是这个主题。不论是爱情、亲情甚至是对于普惠大众的爱,它们都能让我们感到愉悦。

(四)美感与快感的联系与区别

1. 美感与快感的密切联系　美感经验的最突出特点是它总是一种快感。美感经验是一种愉悦的、快乐的、心醉神迷的感觉。美感经验的最显著特点,就是它给获得此种经验的人以极大快感。快感是美感经验的普遍特征。美感经验的快感是一种非功利的快感。这里的“功利”主要指人的基本生存所需要的利益,可分为两个方面:一是生理的利益,一是道德的利益。

2. 美感经验的快感与生理快感的区别　美感经验不是纯粹生理的快感,而是生理、心理和精神处于和谐状态所形成的快感。美感经验的快感不是生理需要满足之后的产物,而是人的整个身心处于自由状态的经验。纯粹生理的快感只能维持很短时间,但美感经验的快感却可持续一生,并把人的生命提升到一种新的意义状态。生理快感不具有创造性,但美感经验的快感却是生命活动自由创造的结果。

(1) 层次不同:快感是生理本能平台上的满足;美感是人性精神空间上的愉悦。

(2) 对象不同:快感对象是客体的内容和实际;美感对象是个人的形式和境界。

(3) 取向不同:快感取决于对象的态度和消耗;美感取决于对象的关照和呵护。

(4) 排他与共享性不同:快感具有为我排他性;美感具有社会共享性。

(5) 意义不同:快感有利于维护生存和健康;美感有利于自我实现和能力提升。

(6) 存在不同:快感是单次;美感是弥漫性。

知识链接

好感与美感

好感与美感,都是客观事物给人带来的快乐感觉。但是,这两种快乐感觉,既存在着本质区别,又存在着内在联系。

好感与美感的本质区别在于:当客观事物满足了人的主观需求时,人所产生的快乐感觉才是好感。好感,通常使人在主观上感觉到"舒服""痛快""过瘾""爽"等等。当人感觉到能够满足自己主观需求的客观事物存在时,客观事物的形态特征使人产生的快乐感觉才是美感。美感,通常使人在主观上感觉到"迷人""诱人""动人""令人神往"等等。好感是客观事物对人的功利价值的"真实"的存在和表现;美感是客观事物对人的功利价值的"虚幻"的可能。

好感与美感的内在联系在于:使人产生好感的客观事物就一定会使人产生美感。任何客观事物,只要使人产生了好感,其形态特征就一定会使人产生美感。客观事物给人的好感越是强烈,其形态特征给人的美感通常也会越是强烈。当然,具有美感的客观事物并不是都能够给人带来好感的。客观事物的美感虽然是虚幻的,但它却能够非常有效地激励人们的生活热情,明显地增强人们的生活信心,极大地丰富人们的生活内容。

知识链接

美感与缺憾感

人对一定的客观事物产生美感后,通常都会立即产生追求该客观事物的主观意志。同时,人在主观上对该客观事物就会产生缺憾感。客观事物给人的美感与人对客观事物产生的缺憾感相互依存、相互促进。客观事物给人的美感越强,人对客观事物的缺憾感就会越强。

人对客观事物的缺憾感越强,客观事物给人的美感就会越强。人在主观上认为最需要和最缺少的东西,就会使人产生最美的感觉。使人感觉最美的东西,通常又最能使人感觉到幽怨与缺憾。要想创造出最有美感的事物,就要创造出人对该事物的最大缺憾。情人美好,相隔万里的情人相会时更美好。

二、美感的产生

(一) 美感的产生条件

第一,具有客观存在的美的事物。第二,具有审美能力的人。这是指审美的主体。第三,社会实践活动是联系审美主体与审美客体的纽带。

(二) 美感是社会实践的产物

美感是在人的自然禀赋基础上,由社会历史实践的产物,是形象思想性和社会性的统一,是人们审美需要是否得到满足时而产生的主观体验,是对事物美的体验。人类的美感来源于动物本能,却超越了动物本能。美感的历史起源与人类的社会实践紧密相连。人的美感不是人的自然禀赋,而是在人的自然禀赋基础上,由社会历史实践的产物。它的性质和发展也是由人类实践所决定的(人类社会实践是美感产生的基础)。人类的美感受到生产实践水平的决定性制约。马克思主义认为,美感是建立在社会实践基础上的。客观的美的对象是在生产劳动中产生和发展起来的。生产劳动中,不仅创造了审美对象,还创造了人类本身,同时还发展了人的各种感官和能力,并使人的感官具有了社会性质,成为社会性感官。

(1) 生产实践创造了人化的感觉器官:人类运用工具进行创造性劳动,不仅改变了外在自然,而且这种创造性劳动还创造了人类的感觉器官,为美感的发生准备了社会文化器官。

(2) 生产实践发展了人的感性能力:人类制造和使用工具延长了自然躯体,人类发展技术补足力量的短缺,人类创造了思维标志的语言。这些创造性活动,发展了人类的感性能力。

(3) 生产实践使美感日益丰富:生产实践不断开辟着人类生存活动的疆域;现代科学技术,尤其是现代信息科学与传媒技术的发展,不仅为人的审美活动提供了崭新手段,而且使人类的交往方式发生了深刻转型,从而发展了人的感受能力和表现能力;生产实践也促进了传统艺术形式丰富的变革。

(三) 美感是客观美的对象的能动反映

美感作为一种生命活动包含着结构和动力两种要素。感性力量是活跃在人的存在活动中、以感性方式表现出来的生命力量;心理结构是给予人的心理活动以统一性的一种秩序和规则。人的感觉不仅可以认识事物的自然本性和特征,而且可以在自身所创造的世界中直观自身,感觉到人类自由创造的可贵,从而在精神上体验到一种特殊的快感和舒畅的喜悦。

(四) 美感的心理构成因素

美感是审美感知、想象、情感、理解等多种心理功能,综合交错的矛盾统一体。它们既有自己独特的心理功能,又彼此依赖、相互诱发、相互渗透,形成合规律的自由运动,从而产生一种非概念认识所能表达或穷尽的自由感受。在美感心理活动中,美的认识过程,始终不能脱离具体形象的感性印象,始终伴随着情绪、情感活动和联想活动,是感受、知觉、情感、想象诸多心理活动的有机统一。

人通过感官对审美对象产生感觉,在对个别属性的感觉基础上,产生综合的知觉。由于审美对象的信息刺激及过去生活经验、知识积累的调动,人的头脑中产生了组合新形象的创造性想象活动,并随着具有先前理性认识基础的情感体验,使人在生理心理上产生出快适愉悦感。这就是美感产生的主要心理过程。

(五) 美感的产生过程

美感认识同其他认识一样,是以感性认识为基础的。美感认识总是首先通过一定对象的感性状貌、色彩、线条和声调等的感知或表象来进行的。人的审美感官,主要是视觉和听觉,通过视觉和听觉可以综合为一个完整性或整体性的形象。白居易《画竹歌》:"举头忽看不似画,低耳静听疑有声。"但有时也需要嗅觉的配合,如"鸟语花香"。松涛、竹韵、流水叮咚,就是各种感觉的配合。

人类的美感来源于动物本能,却超越了动物本能。美感的历史起源是与人类的社会实践紧密相连的。①美感适应人类社会实践的需要,美感来自人类的生产实践。②审美的实践活动不同于一般的实践活动,体现为精神上的满足。美感是在主体与对象互动中产生的、由感性力量超越心理结构所带来的精神愉悦。③人类的美感活动不断扩大发展，不断增加新的内容和意义。④美感有起点，但没有终点。当人感觉到能够满足自己主观需求的客观事物存在时，客观事物的形态特征使人产生的快乐感觉才是美感。客观事物给人的美感，通常使人在主观上感觉到“迷人”“诱人”“动人”“牵魂摄魄”“令人神往”等等。

课堂讨论

祖国的山水如画。请同学们联系自己的一次旅游活动，或看到的一幅好的风景图画，谈谈自己对美感的体验过程和对美感的认识。说明：美感是怎样产生的？

第二节 美感的本质与美感的特点

一、美感的本质

美感是一种自由的符合文化的愉悦体验。美感是一种特殊的社会意识。直觉、情感、想象和理解是美感心理的四大基本要素。它带有明显的主观色彩，包含着认知、情感、想象、理解等一系列心理过程，有着区别于一般意识活动的本质特征。

（一）形象直觉性

所谓美感经验的直觉性，就是美感经验的达成既不是在理性分析中进行的，也不是在概念推理中进行的，而是人的整体生命与一个对象之间不假思索地在瞬间直接达成的整体契合。

美感是个体对感性形象的直觉。美感愉快是个人的现实感受。所以，它是一种个体感受性。从感受者方面来说，直觉就是感受者对某一对象的“顿悟”，是无间隔地进入对象内在并瞬间把握到其内在本性的过程。从美感经验的被感受者方面来说，直觉就是感受对象的完整的被给予性。因此，美感的直觉性，就是这种直接进入对象、与对象契合无间地结合以及使对象本性完美地被呈现出来和被给予的统一体。所以，美感经验的直觉，就是一种无遮蔽的敞开呈现。美感直觉蕴含着理性。①美感能力中渗透了理性能力。美感能力是人类符号实践的产物，漫长的历史把理性能力内化在感性之中。②美感活动包含了心理结构。③美感活动指向意义。美感所把握到的是意义，即一种特殊理性，即一种不可等同于概念、不可诉之于语言的“不确定的认识”。

美感经验的直觉特点：①直觉是不假理性概念或逻辑的推断而获得直接的悟知；②直觉是高度专注的经验；③直觉是一种具有洞穿力的经验；④美感经验的直觉是形成性的和造就的。

（二）情感体验性

美感有着情感体验。这是对客观对象的一种特殊反映形式，是对对象是否符合人的需要的一种心理反映。情感反映的对象与认识不同，它不仅反映对象本身，而且反映对象对人的一种关系，即对象是否符合人的社会需要与理想的一种主观态度。当人在对象中直观到人的自由创造，体验到人的智慧、才能和力量，见到了自己的生活目的和理想的实现，从而热爱生活，从精神上感到一种满足和自由的幸福的喜悦。车尔尼雪夫斯基曾说:“美的事物在人心中所唤起的感觉,是类似我们当着亲爱的人面前时洋溢于我们心中的那种愉悦。我们无私地爱美,我们欣赏它,喜欢它,如同喜欢我们亲爱的人一样。”在美感活动中,人的理智、意志和情感是处于和谐的统一中的,正是这种和谐统一,在审美中才会感到舒畅昂扬和自由的喜悦。例如好的演员的表演,主要是情感的表现。美感与一般的生理快感有本质不同。生理快感虽不是美感,但美感无疑包含着生理感官的快感。

美是在情感上具有感染力的形象。人的自由创造赋予形象以美的生命。审美的情感体验性,不是单一的心理快感,而是混融了因求知而获得的理智感,和因符合道德原则而获得的道德感于一体的复合情感。因而,这种情感体验具有整体性特征。同时由于人们进行审美活动时,审美者总是要结合自己的人生阅历,已有的审美经验,和个人的兴趣爱好,从而使审美情感体验表现了一定的个性化特征。

(三)想象创造性

美感中的理性认识和情感体验的和谐统一,是在想象中实现的。想象是一种特殊的心理功能,人在反映事物时,不仅能感知直接作用于主体的事物,而且还能在头脑中创造出新的形象。这种创造新的形象的能力,就称为想象。想象也是一种认识,是一种思维活动。这种思维活动,是把过去神经系统中所形成的暂时联系,加以重新组合,形成一种新的联系,把知觉所供给的表象进行加工改造,成为新的表象,以美感的形式表现出来。高尔基曾说:“想象在其本质上也是对于世界的思维,但它主要是用形象来思维,是‘艺术的’思维。”按照想象的内容,心理学又把它分为再造性想象和创造性想象。所谓再造性想象,是人类在生活经验的基础上再现出客观事物的形象;所谓创造性想象,是在经验的基础上对记忆加工组合,创造出新的形象。在美感活动中,就是把感觉、知觉中所得到的关于对象的完整表象,根据自己的生活经验,通过想象的活动再造出来,或创造出新的形象。宋代张元《咏雪》:“战罢玉龙三百万,败鳞残甲满天飞。”美感的想象活动是与生活经验、学识教养等密不可分的。

(四)精神愉悦性

美感的精神愉悦性,是指在审美活动中,当人们被审美对象深深感染的时候,产生的一种不含物质的功利的、实用的、目的性的、主观的愉悦感情色彩。它是美感区别于其他意识形式的最主要、最突出的特征。

美感活动使人获得一种特殊的精神愉悦。一方面,它是一种无关利害、不涉及欲望、没有直接实用性的快感,这就是美感的无功利性。康德说:“对于美的欣赏的愉快是唯一无利害关系的愉快。”另一方面,美感又是一种合乎人类目的性的愉悦。“人类目的性”是指审美活动是人类自由本质的表现,美感愉悦在根本上符合人类生命活动的目标,在根本上有利于人类生活。在这个意义上说,看似无用的活动却有大用,以无功利的愉悦表现出来的美感,却潜藏着人类普遍的功利性。无功利的愉悦合乎人类的目的性。

(五)社会功利性

美和美感具有社会性。第一,审美主体都是社会的、历史的存在,因而他的审美意识必然受到时代、民族、阶级、社会经济政治制度、文化教养、文化传统、风俗习惯等因素的影响;第二,任何审美活动都是在一定的社会历史环境中进行的,因而必然受到物质生产力水平、社会经济政治状况、社会文化氛围等因素的影响。

美是社会实践的产物，具有潜在功利性。美感作为一种特殊反映形式，是感性和理性、情感和认识和谐的统一，是有社会功利目的的。美感的功利来源于审美对象的功利性和所表现的社会生活内容。美感的社会功利，不是狭隘的实用功利，而是精神上的满足和享受。审美的功利是超越个人狭隘、自私的实用目的的，不为实用目的的所制约和束缚。人们在不断地体会美感带来的怡情心理时（直觉性），充满了对生活的热爱，情操得到陶冶（功利性）。

二、美感的特点

美感是对美的对象的认识，是在对象中直观到人的本质力量，而感到一种快慰与自由的喜悦。这种认识必然带有鲜明的情感体验与情感态度。所以，美感作为一种特殊认识的反映形式，其特点是认识与情感的结合。它不仅使人认识到生活的本质、真理，而且能给人精神上的审美享受。

（一）感性和理性的统一

美感认识中的感性和理性：美感认识是以感性认识为基础和前提。首先要通过对对象的感性状貌、色彩、线条和声调等的感知来进行认识。没有感性的感知，就不能得到情感的体验，不能引起美感。美感认识不同于一般的感性认识，而是感性又包含着理性的内容。在美感认识中，感性与理性是融合统一的，是感性认识和理性认识统一的过程。

美感的个人感受性有两个显著特点：一是个人感觉的至上性。个体是否感受到对象的美、在多大程度上感受到对象的美，完全取决于个体感觉。有道是“趣味无容争辩”。二是个人情感的积极性。在这美感产生的“美妙瞬间”，个人的情感活跃起来并迸射开来，经过个人情感浸染的感性形象，就成为情感饱和的审美意象。

（二）美感认识与情感体验的统一

美感认识中包含着明显的情感体验，这种情感体验是对对象是否符合主体的社会需要与理想的主观态度。在美感体验中，人的理智（认识）、意志（需要）和情感是处于和谐统一之中的。美感中的情感体验与思想认识是相统一的。

1. 情感活动　美感是一种丰富的情感活动。在美的欣赏和创造中的感知、联想和想象总是渗透着人的主观感情色彩的，景无情不发，情无景不生，二者相互交融，彼此促进，从而形成一种意境美。例如“白日依山尽，黄河入海流。欲穷千里目，更上一层楼”。

2. 美感的想象　美感中的理性认识和情感体验的和谐统一，是在想象中实现的。美感中想象起着重要作用。想象是一种特殊的心理功能，人不仅能感知直接作用于主体的事物，而且还能在头脑中创造出新的形象。这种创造新的形象的能力，就称为想象。想象的心理实质是建立在记忆基础上的表象运动，即表象的再现、组合和改造。想象是一种认识活动，也是一种思维活动，在审美过程中，想象表现为创造新形象的能力。

按照想象的内容，心理学又把它分为再造性想象和创造性想象两类：①再造性想象，是人类在生活经验的基础上，再现出记忆中客观事物的形象；②创造性想象，是在经验基础上对记忆加工组合，创造出新的形象。在美感活动中，就是把感觉、知觉中所得到的，关于对象的完整表象，根据自己的生活经验，通过想象的活动，再造出来，或创造出新的形象。

美感的想象活动与生活经验、学识教养密不可分。生活经验愈丰富，学识教养愈多，想象的翅膀也就愈丰满，得到的审美愉悦和审美享受也就愈强烈。美感想象带有浓厚的情感色彩。

3. 美感的心理因素影响　客观的美与主观的情感在美感意识中总是有机地统一起来的。人们的审美活动是一个由感知、想象、理解情感等多种心理因素交错融合而形成的复杂过程。心境与审美感受的关系极为密切，因此在审美活动中保持良好的心境具有极为重要的意义。积极、欢快的心境可以使人精神振奋，乐观地去对待生活，从而激发健康的审美情趣。在这种心境之中，就容易产生肯定的愉快的情绪体验，当欣赏美的事物时定然会感到它更美，由此产生强烈的愉悦感情。与此相反，消极、忧郁的心境会使人精神萎靡，意志消沉，因而抑制审美情趣。在这种心境下，对事物往往容易产生否定的不愉快的情绪体验。当看到美的事物时也不会感到它美，甚至还会蒙上一层消极灰暗的色彩，断然不会产生愉快的感情。

在现实生活中，一个人心境的引起有多方面原因。有的是由于重大意义的事件、活动的成败或环境的巨大变化所致；有的则是由于对往事的回忆、偶然的遐想或对未来的憧憬所引发；还有的是由于个人的身体健康状况、精力的旺盛或疲惫所造成等等。

（三）共同性与个体差异性的统一

1. 美感具有共同性　美感的共同性集中体现在一定时代、民族和阶级的共同审美理想中。事实上，即使是不同时代、不同民族、不同阶级的审美主体，对同一审美对象，往往仍能找到一些相近或相似的审美感受，这便是审美活动中的共同普遍性。

美感的普遍性、可传达性体现在三方面：一是个体与他人分享美感。二是个体的美感指向他人。个人在审美活动中所感受到的愉悦，不仅可以交流，而且必须共享。“举杯邀明月，对影成三人。”（李白《月下独酌》）人特别渴望与他人交流和共享美感的快乐。三是美感通往共同体获得快乐。美感愉悦可以交流、必须共享。这一性质使审美承担着一种心灵建构或教化的使命。总之，美感是与他人共享、指向他人和通往共同体快乐的愉悦，即可以普遍传达的愉悦。

2. 美感具有个体差异性　审美活动中存在着个体的、时代的、民族的、阶级的差异。不同时代、阶级、民族和地域的人，自然有不同的美感；就是个人与个人之间也会因文化修养、个性特征等的不同，而形成美感的差异性。美是客观存在的，但是人们在欣赏美的时候，面对着同一个审美对象，各人所产生的审美感受往往是不完全一样的。即使同一个人对同一个审美对象，时间、空间不同，也会产生出不同的审美感受。这就是审美活动中的个体差异性，或叫做美感的主观性。

美感的个性差异是由审美主体的生理基础、心理素质、文化教养、生活环境和生活经历等不同因素决定的个人审美能力的差别。美感能力的个性差异，取决于主体个性的不同特征。既有先天的差异，也有后天的因素影响（社会影响），而且有决定意义的美感差异还是后天因素的影响。

（四）非功利性与功利性的统一

(1) 美感作为个人直接感受不但是非概念的，也是非功利的。对个人来说，是一种非功利的审美直觉和审美愉悦。

(2) 美感是人类实践的产物。它总是直接或间接,明显或隐晦地打上社会功利的烙印。

第三节 美感的鉴赏与美感教育

一、美感的鉴赏

(一) 欣赏和鉴赏的区别

审美是人对客观事物的美感和好感所进行的细致感受和深入认识行为。在文化层次上,审美分为欣赏和鉴赏。

欣赏是对客观事物的美感与好感进行细致深入的感受。这种感受是以最大限度地感受美感和获得好感为目的,感受过程并不一定要依赖于一定的文化积累,欣赏者并不一定能够对所获得的感受进行清楚描述。

鉴赏是对客观事物的美感与好感的价值进行判别和标定,其目的是为了区别或判定不同个体客观事物所具有的美感与好感的优劣,以利于获得具有最优价值的美感与好感的客观事物。鉴赏必须依赖于一定的文化修养和经验积累,通常都会有较为明确的鉴赏结果:优点是什么,缺点是什么,以及谁优谁劣等。

(二) 美感的鉴赏

人对客观事物的美感和好感的功利价值,进行专门的认识和区别的行为,就称为鉴赏。在鉴赏的方法上,通常有比较鉴赏法和标准鉴赏法。

比较鉴赏法:就是对同种客观事物的不同个体,进行外部形态和真实的功利价值的直接比较,以区别出其外部形态和功用价值孰优孰劣。

标准鉴赏法:就是首先制订出判别挑选的标准,且这个标准既可以是个人的经验积累,也可以是人们共同的文化约定,然后用这个标准来对客观事物的外部形态和功利价值进行评价。

(三) 美感判断的客观标准

审美判断和逻辑判断有着明显不同。如:“这朵花是红的。”“这朵花是美的。”前者是逻辑判断,后者是审美判断,两者有很大不同。

从美的本质来看,美是有客观标准的;审美是对对象的评价和判断,也是有客观标准的。审美认识中美感的客观标准就是社会实践。美感的客观标准,是在长期的美的创造和审美实践中形成的,是人们自觉或不自觉地总结审美经验的结果。所以,审美标准既具有主观性和相对性,又具有客观性和绝对性。

美感判断标准的客观性表现为:

(1) 美是人的本质力量的感性显现,美感则是欣赏者从中实现自我观照所得到的精神愉悦。对象是否体现人对客观规律的把握(真),就成了重要的审美标准。

(2) 美作为人的本质力量的体现,又是人类合目的性社会实践的被肯定。对象是否符合功利目的、有利于社会发展(善),成为一项重要的审美标准。

(3) 美是以感性形式显现的人的本质力量,美感是人们通过感性形式实现自我关照的精神愉悦。对象的内容和形式是否达到和谐统一,也是审美判断的客观标准。

总之,审美判断的标准,都来自社会实践的内容。所以,审美判断的唯一标准就是社会实践。

案例分析

《忆江南》(江南好,风景旧曾谙;日出江花红胜火,春来江水绿如蓝。能不忆江南?)是唐代诗人白居易的组词作品之一。这首词总写对江南的回忆,选择了江花和春水,衬以日出和春天的背景,显得十分鲜艳奇丽,生动地描绘出江南春意盎然的大好景象。诗人以美妙的诗笔,简洁地勾勒出江南的旖旎风情,表达了作者对江南的忆念与深切向往。艺术概括力强,意境奇妙。

问题:请同学们各举一首自己最喜爱的诗词,分析鉴赏其美感。与大家分享,并说明:该首诗词具有哪些美感?

二、美感教育

(一) 美感教育的概念

美感教育,简称美育,即通过培养人们认识美、体验美、感受美、欣赏美和创造美的能力,从而使之具有美的理想、美的情操、美的品格和美的素养。广义的美育,有人认为,真正的美育是将美学原则渗透于各科教学后形成的教育。狭义的美育认为,美育专指“艺术教育”;一般的定义认为,美育指“美感教育”“审美教育”“审美观和美学素养教育”等。美育,应用美学之理论于教育,以陶养感情为目的者也。

(二) 美感教育与素质教育

美育的崛起,与素质教育在我国的全面推进密切相关。教育是一种有目的、有组织、有计划地培养人的社会实践。在现代社会中,教育正是以它的这种本质和功能,获得了十分重要的地位,成为经济、社会、文化发展和人类进步的重要力量。美育与素质教育是相互促进、相辅相成的,两者缺一不可。

(三) 美感教育的本质

美感教育是一个有机体,是一个综合的系统工程;它突出体现为一种感性教育、趣味教育和人格教育的三者结合。

从总体上说,审美是感性与理性相平衡的;美育也是感性与理性、情感与理智相协调的教育过程。不过,相对而言,在各种教育形态中,美育比较偏重于感性和情感。它的性质、功能和规律的特殊性,以及它在现代科学技术和工业化时代的特殊价值都植根于这一点。

美育是一种通过解放和提升人的感性来塑造健康人格、改善人的生存质量、推动社会和文化健康地走向现代化的教育。美育的这种特性,具体体现在感性宣导和感性升华两个方面。

感性宣导是指在美育过程中,引导受教育者在文明、健康的途径中释放感性,使它获得自由。

感性升华指通过美育活动将人的感性从无意识的深处提升到表层,更是指将人的感性从动物性的层面提升到人性的层面,从生物性的水平提升到社会学的水平,使感性真正成为人的感性。只有在这种提升的基础上,人性才能放射出光芒。美育之所以能够升华人的感性，一个首要的原因就是它本身是超功利、非实用的。即美育对于人的感官的触发、对于人的想象的开启、对于人的情感的激发，是通过审美活动，使人对对象的感知获得一定的自由度和深度，具有人性的内涵，成为真正人的感知。

（四）美感教育的意义

美育的目标不仅是培养和提高人对美的感受力、鉴赏力和创造力，而且是要美化人自身，即帮助人们树立美的理想，发展美的品格，培育美的情操，形成美的人格。因而，美育的根本宗旨是培育人格和心灵。真善美相互联系、相互渗透；智育、德育和美育处于对立统一之中。没有美育的教育，是不完善的教育。美育不仅与智育、德育、体育相辅而行，而且还有自己独特的功能和规律，在整个教育中占有重要地位。

美感是人们接触到美的事物时引起的一种怡情的心理状态，是对美的认识、欣赏、评价，又叫审美鉴赏、审美判断。它是直觉性与功利性的统一。美育是培养学生认识美、热爱美和创造美的能力的教育。例如在护理教育中加强美感的培养，使得学生对护理职业给人们带来的美感有更形象、更深刻的认识。①用艺术的心灵创造护理自然环境美；②用良好的饮食调理维护患者人体美；③用周全的护理为患者提供舒适美；④充分展示护士特有的形象美；⑤创造护患关系的和谐美。在目前市场经济的强烈冲击下，加强医学生美育，为将来的临床工作奠定牢固基础。

（五）美感教育的需求

美育是一个人综合素质的反映。随着生活水平的提高，人们的精神需求更为丰富，对美感的需求也更高。大量临床资料表明，患者在住院期间的美感，同患者的康复密切相关。医护人员正是这美感效应产生的源泉，因而也需要掌握更多的美学知识，使医护工作升华为一种艺术。通过自己美的仪表、美的心灵让患者产生更多美感，从而有利于患者疾病康复，更好地适应护理模式转变。

（六）美感教育的任务

1. 美育的主要任务　①培养和提高学生感受美的能力；②培养和提高学生鉴赏美的能力；③培养和提高学生表现美、创造美的能力；④培养和提高学生追求人生趣味和理想境界的能力。重点是艺术美育、社会美育、自然美育和教育美育。艺术与美育各有侧重，艺术以创作与文化的理解为主，美育则以美感的培养为主。

2. 社会主义美育的基本任务　①培养学生充分感受现实美和艺术美的能力。要求在培养他们敏锐感觉能力的同时，发展他们高尚的审美情感；还要求培养学生审美的比较及分析能力，以区别真善美与假丑恶；培养他们审美的想象和联想能力，以掌握艺术形象。②使学生具有正确理解和善于欣赏现实美和艺术美的知识与能力，形成他们对于美和艺术的爱好。为了使学生具有艺术修养，就要使他们掌握各门艺术的基本知识，逐步形成马克思主义的文艺观点和审美标准；还要让学生分析和评价艺术作品和社会上的美好事物，以培养他们审美的能力；更重要的是激发他们对艺术的兴趣，培养他们爱美的情感，抵制各种精神污染。③培养和发展学生创造现实美和艺术美的才能和兴趣。要使学生学会按照美的法则建设生活，养成美化环境以及生活的能力和习惯。要注意组织学生参加各种艺术实践活动，发展他们创造艺术美的兴趣和才能，尤其要注意发展有艺术才能的学生的特长。

（七）美感教育的实施原则

1. 体验原则　美感是人们审美需要是否得到满足时而产生的主观体验，是对事物美的体验。美感具有可感性、体验性。审美教育是运用现实美或艺术美具体、鲜明、生动的形象,使受教育者直接感受到美的和谐,受到美的熏陶,形成高尚的情操。因此,美感教育要重视经验、体验、感受美。

2. 交流原则 审美信息相互交流性原则,是教育者和教育对象借助审美媒介,交流审美信息,彼此沟通情感体验,共欢悦、共忧伤,共鉴赏启发,共同从审美对象中得到深刻感染。

3. 个性化原则 美是有个性的,不同人对不同形式的美有不同理解。由于个人的生活经历、思想情绪、兴趣爱好不同,审美教育也会不一样。个体的生命是独特的,是一种个性化的存在。个性化教育是引导个体生命独特性发展的教育。因此,审美教育的个性化,在实施过程中要遵循适应性、分化性、自主性和特色性原则。

4. 阶段性原则 审美教育应当根据教育对象的年龄特征和审美兴趣爱好的不同阶段,选择不同的内容、采取灵活多样的方式进行,使他们对艺术产生兴趣,对美产生向往。审美教育要根据人的不同年龄段和审美心理层次,因势利导,因材施教。

5. 多样化原则 由于审美内容、审美形式和审美主体的多样性,审美教育应该多样化。这是国际上教育发展的成功经验,也是我国社会、经济发展多样化的人才需要,而终生学习也需要多样化的教育。

6. 创造性原则 美感教育,即通过培养人们认识美、体验美、感受美、欣赏美和创造美的能力,从而使我们具有美的理想、美的情操、美的品格和美的素养。创造性审美教育是美育的本质特点。而在培养学生审美时要张扬学生个性,培养其创新精神,将自然美等美的不同形态赋予人的创造,才能使美更丰富、更有灵魂和现实意义。

(八)美感教育的途径和方法

1. 示范模仿法 教师的劳动是一种示范性劳动。学生不仅从教师那学到知识和技能,教师的模范行为还可以使学生获得美感,培养良好品质,加强他们对所学专业的热爱。因此,我们对教师的要求十分严格,定期将教师送去临床工作一段时间,或分别送去各院校学习心理学、教育学、美学等等。所有教员上讲台前都要经过严格的“试讲”关。这样,在课堂上,学生面对的是一群精神饱满、教学严谨、技术熟练、动作优美、热爱本职的教师。作为学生护理职业的第一模仿对象,教师的模范作用成为学生产生美感的来源,引导她们追求“美”的事业,树立正确的职业观。

2. 诱导培养法 教师的模范诱导作用也是不容忽略的。因美感具有鲜明的形象性、情感性,我们选择一些健康向上、感染力强的形式为审美对象,诱导学生产生深切的情感体验,唤起强烈的学习兴趣。教师作为美感知识传授的主体,对学生来说,也是一个审美对象。尤其是医护教员,与学生接触时间最长,对护理事业的热爱,娴熟的技术,最能诱导学生产生美感,进行不自觉的模仿,从而起到事半功倍的效果。

3. 实践活动法 美育要通过各种艺术以及自然界和社会生活中美好的事物来进行。一是通过在实践中对美感情绪上的体验,来训练学生对美的感受能力;二是通过系统的教育和学习,提高学生认识美、鉴赏美的能力;三是通过学生美感的认识,再回到实践中进行体会,如此循序渐进,螺旋式上升,才能培养出学生健康的美感。

4. 医学训练法 美感的培养应与护理实践密切联系。一方面可以使学生将学到的行体美、语言美的知识,应用于临床,帮助她们逐步形成自觉行为;在操作技能课开课时,进行形体训练,并在今后的每次技能训练课中,要求学生遵循形体美的原则。

由教师指导、帮助她们，直到成为习惯行为。形体训练的主要内容：护士的走、坐、蹲、拾物、推车等，要求做到轻、准、稳、美。同时还组织表演、比赛等活动训练。另一方面，通过亲身体验、感受，从内心深处增加学生的职业美感。这样，她们在美化自身、美化环境的同时，美化自己的心灵，掌握护理职业美感的真谛。在临床积累、实践之下，通过护士精心的护理使患者产生身体、心理的舒适，使学生体会到职业的崇高美感；明白护理职业美感，既要有外在的表现，还要有任劳任怨、踏踏实实的努力和追求。只有两者充分融合，才能达到护理美感的真正境地。

5. 理论修养法　人类发展史上对美的追求是永恒的主题。大学生加强思想道德和美与美感自我修养，是一个逐渐而复杂的学习过程。比如“美”是艺术的主题和灵魂。艺术修养除了必要的艺术理论知识外，还包括这样几种能力——敏锐的感受能力，丰富的想象力，精湛的艺术技巧。所以要加强美育理论修养，必须读万卷书；行万里路，注重社会实践；加强艺术练习。

扫一扫
测一测

（王建林）

复习思考题

1. 美感的概念是什么？
2. 简述美感有哪三个不同层次。
3. 简述美感产生的过程。
4. 美感的本质是什么？
5. 简述美感教育的主要途径和方法。

课件

04章PPT

扫一扫
知重点

第四章

形 式 美

学习要点

1. 了解形式美的产生和发展。
2. 掌握形式美的特征。
3. 熟悉形式美的构成。
4. 学会运用形式美的原则分析生活中具体的美感。
5. 具有运用形式美的基本原则去分析生活中实际美感的能力。

第一节　形式美的概念与特征

一、形式美的产生和发展

形式是指事物内部诸要素的组织结构及外观表现。形式美包含广义与狭义两层概念。广义的形式美是对审美对象外在形式所具有的相对独立的审美特征，是具体的、感性的。狭义的形式美指的是构成事物的物质材料的外在自然属性（色彩、形体、线条、声音等）及组合规律（如整齐一律、节奏与韵律等）中显示出来的审美特征。

形式美的产生具有深刻的社会历史根源。形式美形成的法则是在长期的审美实践中对于现实中美的事物的形式特征的概括和总结。人类最初对形式美的发现与利用是建立在实用基础之上的。

旧石器时代，北京人的石器尚无定形，丁村人则略有规范（其石器有尖状、球状、橄榄状等），山顶洞人的石器已经很均匀、规整。对生产工具形状合规律性的选择和加工，说明原始初民们已经开始了“人的对象化”，将人作为超生物存在的社会生活外化和凝练在物质生产工具上。在山顶洞人那里，不仅有磨制光滑、钻孔、刻纹的骨器和许多用赤铁矿染过的小砾石、石珠等“装饰品”，而且他们还要在死者身上或尸体周围撒上红色赭石粉。到现今，人们仍然认为红色代表鲜血，是生命的源泉。这就是早期将人的观念与想象中的意向与生活中装饰品的物态化过程。而物态化过程正是人类社会意识形态逐渐完善的过程。其成熟的标志便是原始巫术及古代图腾。凝聚在各种图腾中蕴含的社会意识即原始人类的情感、观念、心理等，就是这些情感使图腾获得了超越社会价值的意义。

仔细观察这些图腾等物态化生产的外形式或外部造型，与物化生产的形式和规律息息相关，它比物化生产更为集中和自由，于是所显示出的更加是合乎规律的自然形式。从这个从再现到表现、从写实到象征的过程中，人们不自觉地创造和孕育了比较纯粹的美。人们逐渐不自觉地概括广大世界中的节奏、韵律、对称、均衡、连续、间隔、重叠、单独、粗细、疏密、反复、交叉、错综、一致、变化、统一等形式的规律，并且体现在陶器纹饰、生活布置等各个方面。

但值得注意的是，随着时间流逝、时代变迁，人们对远古时期审美的变化，如红色的崇拜、山顶洞人的石器等等，都由于其重复的仿制而逐渐失去其当初的意义，变成了一种规范化形式美。从而使特定的审美情感也逐渐演变为一般的形式感。于是形式美就这样在人类社会实践中孕育并产生出来。

二、形式美的特征

形式美是美的事物的自然属性与内在规律性的统一表现。生活中人们最易感受到、最直接感受到的美就是具有规律性的美。形式美与人类的感官、生理及心理特征有着密切联系。形式美是美的固有形式规律与人类的知觉和大脑的思维功能相结合的产物。主要有以下三点特征：

（一）形式美具有相对独立性

黑格尔在《美学》中说："美的要素分为两种，一种是内在的，即内容；另一种是外在的，即内容借以现出意蕴和特性的东西。"美分为内在的美和外在的美两种形式。任何事物都是内容和形式的相互辩证统一。美的内容决定美的形式，美的形式表现美的内容，受到美的内容制约。人们对于美的感受来自于美的形式，没有深入到美的内容。对待艺术的感受，也是先感受到对象的外在形式，如结构、线条、色彩等，然后逐渐深入体会，感受其内容美。所以说，相对于内容之外，其形式具有独立的审美意义。

（二）形式美具有抽象性

形式美的抽象性指的是人们舍弃了美的形式的其他特征，从中概括出形式的共同特征，使形式美具有最大普遍性。如人体结构的对称、动植物体的对称等概括出对称的属性。形式美在客观对象中具有相对独立性，使得美的形式已不直接显示具体内容。人们在审美过程中欣赏形式美，不像欣赏具体事物的美产生确定性质的美感。形式美会在人们心中产生一种抽象性美感。这种抽象性美感又会受个人知识水平、经历、环境等因素的影响，而在个人心中产生不同的抽象形式美。这种抽象形式美又反过来促进形式的特性及规律，进而摆脱具体事物的限制而获得更自由的表现，从而使事物的具体形式演变为抽象形式，如图案化、规范化，这些都是具体形式向抽象形式的演变。原来属于具体事物的形式，变成了单纯的色彩和线条等形式的规律组合。这种色彩和线条的规律组合相比于具体事物而言就是抽象性。

（三）形式美具有时代性

形式美在不同时代、不同社会环境、不同民族文化中存在着差异。如中国人对于人体审美也随着时代不同，具有变化，如唐代以丰腴为美，宋代以纤细苗条为美，而现代人以红润健康为美。这种审美趋势的变化，是随着时代的社会文化条件不断变化的。

第二节　形式美的构成

形式美的构成需要一定物质作为基础，于是在审美过程中才能感知到美的存在。人的感官器官中，眼睛接收客观世界的光线刺激，耳朵接收客观世界的声音刺激。人的感官器官会对这些刺激产生审美的愉快，而这些刺激主要包括色彩、形体和声音。

一、色彩构成美

马克思说："色彩的感觉是一般美感中最大众化的形式。"色彩是一种涉及光、物与视觉的综合现象，由不同波长的光波辐射产生。色彩是通过眼、脑和生活经验所产生的一种对光的视觉效应。对于人类来说，只能接收光谱上波长390nm（紫色）到770nm（红色）之间的电磁波，其余大部分光波人眼无法察觉。在390~770nm的可见光波段，形成红、橙、黄、绿、青、蓝、紫七色连续光谱，其中红、黄、蓝是三原色。

色相、明度、纯度是色彩的三属性。色相指的是颜色的名称，如红色、黄色、蓝色等。明度，又称亮度，指的是眼睛感受到的每种色相的明暗程度。其中白色明度最高，黑色明度最低。纯度，又称彩度，指的是色彩的强弱、鲜浊和饱和度。三属性是界定七彩感官识别的基础。灵活运用三属性是色彩设计的基础。

色彩的审美有十分明显的特性，具有表情性，能够传达出感情反应，从而引起人们的情感反应。色彩的审美效果体现在视觉、情感、象征等方面。

（一）色彩具有审美的视觉效果

色彩是辨别事物的重要依据。色彩在传递信息过程中起到重要作用，不同的色彩会带给人不同的温度感、涨缩感、进退感、软硬感、情节感等。如红色、橙色、黄色等称为暖色系，给人以温暖的感觉。蓝色、青色等称为冷色系，给人以寒冷的感觉。

（二）色彩具有审美的感情效果

色彩是一种物理现象，本身没有情感。但是在人们长期的生活实践中，积累了很多视知觉经验。一旦这些视知觉经验与外来色彩刺激发生了一定的呼应，就会在人的心理上引起不同的情绪，即人能够感受到的色彩的情感。无论是彩色或者无彩色，都会有自己的表情特征。如红色代表着热烈而兴奋，黄色代表着明朗而欢快，绿色代表着平静而稳定，紫色代表着高贵而优雅，白色代表着纯洁而明亮。色彩的这种强烈的表情性能，是其审美特性的本质所在。

（三）色彩具有审美的象征效果

对于色彩的反应不仅仅局限于生理上，而是受到人们所处文化的影响。将某种色彩与某种特定内容形成固定联系，就会使色彩获得一定的象征意义。比如黄色，在中国封建社会统治中均是帝王家专属用色，故代表着高贵，而在欧美则把黄色作为最下等的颜色。如对于死亡，各个国家民族文化中对其运用不同的色彩来象征。西方文化中运用黑色象征死亡,哀悼者穿着黑色衣服,逝者的灵柩也用黑色轿车运送。而在中国,白色象征着死亡,穿着未经染制的衣服是谦卑的表现。

二、形体构成美

事物都是在一定的空间内存在,其外形可见,可触摸。形体是视觉审美的重要感性因素之一。构成形体的基本要素就是点、线、面、体。在西方造型艺术体系中,“无点不成线,无线不成面,无面不成体”概括出了点、线、面体相辅相成的关系。点是线的基础,线是面的基础,面是体的基础。

(一) 点

点是构成一切形态的基础,是造型中最基本的元素。点同时也是形体要素中最基本的元素,点在空间中起着标明位置的作用。点有各种各样的形态,如圆点、椭圆点、方点、三角点等等。点也是视觉中心,也是力的中心。假如在平面上画一个点,人们的视线便会集中到这个点上。瓦·康定斯基在《论艺术的精神》中说:“一个点的面积虽小,却有着强大的生命力,它能对人的精神产生巨大的影响。”

(二) 线

线是点的运动轨迹以及面的转折现象,可分为直线、曲线、折线。人体的轮廓就是由线来表示的。其中直线有长度,具有男性的特点,具有阳刚、力量、安静、庄严、安全等美感。“大漠孤烟直,长河落日圆”描绘的就是直线和圆的美感。曲线的凹凸变化包含着丰富的审美信息,给人以柔美、运动的美感。曲线具有女性化的特征,具有柔软、丰满、优雅等特点。J.J. 德卢西奥·迈耶说:“线条是一幅构图中最基本的部分,而构图中的动势、体积、阴影和质感都是以线条来描绘,都产生于线条的。”

(三) 面

面是线移动轨迹形成的结果,主要功能是用来表现物体形状。三原形即圆形、方形、三角形,就是指物体的平面图形。面是指位于同一平面的轮廓线固定不变的物体形状,起着分割空间的作用。圆形,传递出柔软、弹性的感觉,因而具有柔性美。毕达哥拉斯学派认为:“一切立体图形中最美的是球形,一切平面图形中最美的是圆形。”方形,传递出方正、刚强、平实的感觉,是一种刚性美。三角形,根据其不同形态也会对人的心理产生不同影响。如正三角形具有稳定感,倒三角形具有倾危感,斜三角形具有运动感。

(四) 体

体是点、线、面的有机组合。体与面相互关系最为密切,面的推移、堆积、旋转即成为体。体也可分为球体、方体、锥体等。

三、声音构成美

声音是空气振动的机械波,又称音响,是物质材料的自然属性之一。声音是物质的运动形式,是通过介质(气体、固体、液体)传播并能被人或动物的听觉器官感知。一般的声音都包含一定的频率范围。人的耳朵所能听到的声音频率范围是20~20 000Hz。由于声音会对人的感官进行直接刺激,从而引起人的情绪波动和情感反应,也是构成形式美的重要因素之一。在现代医学之中,音乐疗法已成为一种有效的医疗手段。音乐来源于对客观事物的情感抒发，不同的情感又形成了不同的节奏和旋律。如黑格尔说："音乐是心情的艺术，它直接针对着心情。"

音乐艺术中长短音的交替、强弱音的反复，使节奏更加分明。在客观世界中，无论是声音、颜色、形体和动作，以大体相等距离的时空重复出现，都会产生节奏。节奏是客观世界物质运动的一种带规律性的表现方式。昼夜交替、日出日落、月圆月缺、四季更替……这些是时间变化的节奏；潮涨潮落、山脉蜿蜒、峰谷相间，这是空间变化的节奏；人体的生理、心理活动无不充满着节奏和韵律。人的心脏每分钟跳动约72次，约4秒呼吸1次。现代科学实验证明，人的体力、情绪、智力、皮肤、毛发等也有周期性变化，其中体力以23天为一周期，情绪以28天为一周期，智力以33天为一周期，皮肤表皮细胞周期为28天，毛发有生长期、休止期和退行期等周期性改变。每个周期都有高潮和低潮，这些都是人体生理和心理活动的周期。人类在日常生活中，起居有序，日作夜眠，一日三餐，工作中的动静、张弛、徐疾、进退……正是这样一种有节奏的生命过程。

第三节 形式美的原则

构成形式美的感性因素按照一定的规律组合起来，逐渐形成了具有审美特征和独立审美价值的形式美，是人类在创造美的形式、美的过程中对美的形式规律的经验总结和抽象概括。人类在创造美的活动中，不仅熟悉掌握了形式因素的特性，而且会对各种形式因素之间的联系加以研究，逐步总结出各种形式美的原则。形式美的组合原则比较复杂，通常分为两类，一类是事物部分之间的组合法则，如均衡对称、比例和谐、节奏韵律；另一类是整齐多样。

一、均衡对称美

均衡是指左右、上下、前后等双方在布局上的等质，即双方不一定对称，没有等量感。均衡最突出的是杆秤式对称，即平衡点固定不变，但两边平衡的物体的距离会随着秤锤的移动而不同，使重量平衡。格式塔心理学表示，物体之间的组合最终会形成一种"力的图式"。"力的图式"能给人以美感，即均衡是在审美过程中所获得的生理的和心理的力的均衡。在具体实践中均衡也广泛应用，如在中医中就强调身体的阴阳"动态平衡"。

对称是指一个轴线两侧的形状以等量、等形、等距、反向的条件相互对应存在的方式，其特点主要体现在"在差异中保持一致"，是最简单、最直观、最典型的均衡形式，被称为静态均衡。自然界中符合对称法的审美对象有很多，如人体的眼睛、耳朵、手、足等等。普列汉诺夫说："欣赏对称的能力也是自然赋予我们的。"在远古时代，古代先民就发现了自然界中动物体型和植物叶脉的对称现象。人类将对称看作是美，是因为它体现了生命体的一种正常发育状态。这种在长时间中认识到的对称美具有平衡、稳定的特性，使人们产生心理上的愉悦感。

二、比例和谐美

比例是指某事物整体与部分或部分与部分之间量度上的比例关系。和谐指的是多样统一，是形式美原则的高级形式，体现出的是自然界中对立统一的规律。

匀称和谐的比例关系，会使物体的形象具有严整、和谐的美感。《登徒子好色赋》(战国时期宋玉)所云“增之一分则太长，减之一分则太短”，指的就是比例关系。在古代山水画中，“丈山、尺树、寸马、分人”也体现出了各种景物之间的比例在绘画中的合理安排。“天庭饱满、地阁方圆”是评价五官端正的标准，其实质就是指人长相中比例恰当。

古希腊哲学家毕达哥拉斯提出了黄金分割，来说明客观世界中普遍存在的一种恰当的比例关系。所谓黄金分割，指事物各部分之间的一定数学比例关系，即将整体一分为二，较大部分(A)与整体部分(A+B)的比值等于较小部分(B)与较大部分(A)的比值，即 A∶(A+B)=B∶A，所得结果为 1∶1.618(约相当于 5∶8)。如以肚脐为界，把人体分为上下两部分，这上下两部分所包含的比例关系就符合 1∶1.618。然而，任何一种比例关系都不是绝对的，包括黄金分割。因为人们确定事物间的某种比例关系，要受到人的实用目的的制约，它不是凝固不变的，其合理性是由各种复杂的条件、因素决定的。这种比例关系是在长期的审美实践中总结出来的，1∶1.618 也正是人眼高宽视阈的比例，而且在建筑、审美、舞台等各个领域中均得到应用。

知识链接

黄金分割点

黄金分割点是指将整体一分为二，较大部分与整体部分的比值等于较小部分与较大部分的比值的分割点。其比值是一个无理数，用分数表示为$(\sqrt{5}-1)/2$，取其前三位数字的近似值是 0.618。由于按此比例设计的造型十分美丽，因此称为黄金分割，也称为中外比。这个分割点就叫做黄金分割点(golden section ratio，通常用 Φ 表示)。这是一个十分有趣的数字，我们以 0.618 来近似表示，通过简单计算就可发现$(1-0.618)/0.618\approx0.618$，可见一条线段上有两个黄金分割点。

和谐即多样统一，是形式美法则的高级形式。它体现了生活、自然界中对立统一的规律。整个宇宙就是一个多样统一的和谐整体。“多样”体现了各个事物的个性的千差万别，“统一”体现了各种事物的共性或整体联系。因而，多样统一，就是寓多于一，多统于一，在丰富多彩的表现中体现着某种一致性。例如在大合唱中，如果全都是同一个声部，听起来将平淡无奇，如果合唱中分高、中、低音，那种和谐悦耳的效果，会给人带来一种视听享受。又如人体美，也是一种符合多样统一法则的整体美，若人体上多了某些器官和部位，将会破坏整体的和谐美。所以说，多样统一是客观事物本身所具有的特性。事物本身的形有大小、方圆、高低、长短、曲直、正斜等区别；质有刚柔、粗细、强弱、润燥、轻重等不同；势有疾徐、动静、聚散、抑扬、进退、升沉等形式。这些对立因素统一在具体事物上，便形成了丰富多彩的大千世界。多样统一还和人类自由创造内容的日益丰富相联系。人们在创造一种复杂产品时，要求把多种因素有机结合在一起，使之感到既不杂乱又不单调，既丰富又单一，既活泼又有秩序。久而久之，人们便把多样统一，作为形式美的基本法则。

三、节奏韵律美

节奏韵律指的是形式中体现出的运动节奏和规律。节奏是借用音乐的专业术语，指的是客观事物在运动过程中有规律的反复。节奏是韵律形式的纯粹化，韵律是节奏形式的深化，节奏富于理性，韵律富有感性。在事物运动过程中强弱变化的规律组合，加起来并且反复便形成了节奏。节奏存在于各种事物的生长、运动规律之中，如四季的更迭、潮汐的涨落。音乐艺术中长短音的交替、强弱音的反复，使节奏更加分明。客观世界中，无论是声音、颜色、形体和动作，以大体相等距离的时空重复出现，都会产生节奏。节奏是客观世界物质运动的一种带规律性的表现方式。昼夜交替、日出日落、月圆月缺、四季更替……这些是时间变化的节奏；潮涨潮落、山脉蜿蜒、峰谷相间，这是空间变化的节奏；人体的生理、心理活动无不充满着节奏和韵律。人的心脏每分钟跳动约 72 次，约 4 秒呼吸 1 次。现代科学实验证明，人的体力、情绪、智力、皮肤、毛发等也有周期性变化，其中体力以 23 天为一周期，情绪以 28 天为一周期，智力以 33 天为一周期，皮肤表皮细胞周期为 28 天，毛发有生长期、休止期和退行期等周期性改变。每个周期都有高潮和低潮，这些都是人体生理和心理活动的周期。人类在日常生活中，起居有序，日作夜眠，一日三餐，工作中的动静、张弛、徐疾、进退……正是这样一种有节奏的生命过程。

四、整齐多样美

(一) 整齐一律的美

整齐一律或称单纯齐一、整一、秩序，这是一种最简单的形式美，是各种物质材料按相同方式排列而形成的单纯反复。黑格尔指出：“整齐一律一般是外表的一致的重复。这种重复对于对象的形式就成为起赋与定性作用的统一。”无论形体、色彩、声音或动作，在单纯一致中见不到差异和对立的因素，就给人一种秩序感。

就其形式讲，有简单反复和从错杂中见反复两种方式。前者如检阅中的列队，横竖成行，方阵相同，人员服装、步伐、动作、口号都很一致，表现出一种整齐一致的美，这是反复的最简单形式。后者如马路两旁的树木，电线杆间距相等排列成行，建筑物的规格、长短、高矮都一致，所有这些，每一组形成一个层次，各层次形成反复，表现整齐划一美，就是从错杂中见反复。

从色彩看，某种单一色，如蔚蓝色天空、绿水碧波、白雪皑皑、金黄麦浪、一片葱绿丛林等，也是错杂中见反复。单纯能使人产生明净、纯洁的感受。齐一是一种整齐美，同一形式连续出现的反复也属于“整齐”范畴。“反复”就是局部的连续再现，但就各个局部所构成的整体来看，仍属整齐的美，如各种各样连续的花边纹饰。齐一、反复能给人以秩序感。反复中还能体现一定节奏感，但整齐往往有一缺陷，即对人的感受如果持续太久，缺少变化，则易流于钝滞、呆板。

(二) 多样统一的美

多样统一是形式美的最高原则，又称“和谐”。“多样”是指构成整体的各个部分形式因素的差异性；“统一”是指这种差异性的彼此协调，其中包括整体各个部分之间的对称、均衡、比例、匀称、节奏等。所以我们又可以把“多样统一”视为形式美的基本形式。“多样统一”体现了自然界和社会生活中对立统一的规律。整个宇宙就是一个多样统一的和谐整体。“多样统一”就是寓多于一，多统于一，“一”中见“多”，既不能为追求“一”而排斥“多”，也不能为追求“多”而舍弃“一”，而必须把两个相对立的方面有机结合起来，在丰富多彩的表现中保持着某种一致性。“多样统一”是客观事物本身所具有的特性，如形有大小、方圆、高低、长短、曲直、正斜，质有刚柔、粗细、强弱、润燥、轻重等，势有动静、徐疾、聚散、抑扬、进退、升沉等。这些对立的因素统一在具体事物上面，就形成了和谐，因为美表现于各种不同部分的结合中，美就在于整体的多样性。艺术形式中的“多”“不一”，正是以客观事物本身的“多”“不一”为根源的。但是，仅仅有“多”“不一”，并不等于美；杂乱无章，光怪陆离，只能使人头晕目眩，眼花缭乱，根本算不上美。“多”“不一”并不意味着可以冲破和谐，乱作一团，而是要“乱中见整”“异中求同”“寓多样统一”于不一中见出“一”。因此，艺术家总是追求一种“不齐之齐”，在参差中求整齐。在日常生活中，如一条领带，是由形体、色彩、花色和质料构成的。各部分不相同，给人的感受也不尽一致，而该领带美不美，在于各部分的协调一致。不过，作为服饰之一部分来佩戴的时候，领带又连同西装、衬衣、帽子和鞋，变成整体中的一部分。这时，它与穿着者的容貌、体形结合在一起，必然构成与服装相一致的整体美。

“多样统一”包括两种基本类型：一种是各种对立因素之间的统一，谓之对比；一种是各种非对立因素之间相联系的统一，谓之调和。

对比与调和反映了矛盾的两种状态。对比也称对立，或称尖锐的差别，即在差异中倾向于“异”（对立）。对比是美的事物各部分之间具有明显差异的因素相互组合在一起，使人感到鲜明、醒目、振奋、活跃。如色彩的浓与淡、冷与暖，光线的明与暗，线条的粗与细、曲与直，体积的大与小，质量的重与轻，位置的高与低、远与近，声音的长与短、强与弱等，有规律地排列组合，就会相互对照、比较，形成变化，又互相映衬，协调一致。这种对立因素的统一，可收到浓淡适宜，明暗有致，修短合度，大小协调，强弱相济的相辅相成的效果。色彩学上的互补色也是这个协调道理，如黑与白、红与绿、紫与黄、蓝与橙都是对比色，可产生强烈的色对比和色反差，使人感到鲜明、醒目、活跃，富有动感。

调和是在差异中趋向于“同”（一致）。两个相近似的东西并列在一起，红与黄、黄与绿、绿与蓝、蓝与青、青与紫、紫与红都是相似色，在同一色系中又有浓淡、深浅的层次变化。这种由相似或相近的色彩相互配合，在变化中保持大体一致，给人一种融和、协调、宁静的感觉。这些由非对立因素的统一构成的形式美，一般属于阴柔之美。在美学中经常提到的比例、对比、调和，都属于对立而又统一。统一由对立构成，统一中有差异，对立并不消失，而是同时并存。无论是对比或是调和，其本身都要求有变化，在统一中有变化，在变化中求统一，方能显出多样统一的美来。

扫一扫
测一测

课堂讨论

讨论声音构成美在实际生活中的具体应用。如果世界缺失了声音是否会影响我们感受美？

（党文军）

复习思考题

1. 形式美的构成因素是什么？
2. 形式美的原则是什么？
3. 形式美的特征是什么？
4. 点、线、面体的关系如何体现？

第五章

医学审美

课件

05章PPT

扫一扫
知重点

学习要点

1. 了解审美的概念，个性的综述。
2. 掌握医学审美的概念，医学审美主体的特征，医学审美客体的特征。
3. 熟悉医学审美的社会文化，医学审美主客体关系及审美的功能，个性的培养。
4. 学会医学审美的特点。
5. 具有医学审美能力，根据不同患者医学审美需求提供不同的帮助能力。

第一节　医学审美的概念

一、审美的概念

审美是人类的特殊意识活动，具有审美意识的人便成为审美的主体，而一切与审美主体发生联系，即是审美对象，就成为具有审美特征的个体、物质和现象的审美客体。审美主体与审美客体的互动、交错和影响，使审美活动变得丰富多彩，而人们也通过审美活动获得审美的愉悦感。审美是指主体对客观事物的能动反映，是人们在社会实践中逐步形成和累积起来的审美的情感、认识和能力的总和。它是人类区别于其他动物的重要特征之一。

审美除了具有一般实践活动的客观性、能动性、社会性、历史性等特点外，还表现出其他人类实践活动所没有的特征。

（一）直觉性

审美的直觉性是审美主体对审美客体最原始而又最直接表现出来的一种心理意识形式。在审美实践中，审美主体通过对审美客体的声、色、行等形象的感知，形成对审美客体的感性直觉，表现出直接的感性领悟和理解。

（二）流变性

审美的流变性不是说审美是不可捉摸的，而是特别强调审美作为人类的意识活动。在一定条件下，审美主体与审美客体之间呈现交互作用的动态特征。

（三）普遍性

审美的普遍性特征，是指审美使人们走出个人狭小的审美天地，审美活动成为具有人类共同意义的创造性活动。

（四）差异性

审美的差异性是审美活动个性化的体现，这是由审美的本质所决定的。

二、医学审美的概念

医学审美就是医学审美主体比照医学美特征的标准，对一切医学审美对象（即客体）的形象及动态进行一种意向性的即美或丑的认识、领域、评价、判断或构思、创造的活动。当机体处于不平衡状态即匮乏状态时，体内某种物质和能力失去平衡，机体便产生了需要，需要进一步激活人体，促使机体从事具有某种目的在于满足需要的行为，以恢复个体平衡。医学的审美需要是在医学审美实践过程中形成的审美不平衡状态，以及个体对恢复、维护和创造人体健美要求的心理反应。马斯洛也在《动机与人格》一书中阐述，人的需求分为三大互相重叠的类别——意动需要、认知需要、审美需要。

三、医学审美的特点

医学审美的发生环境与其他审美的环境相比具有特殊性，这就决定了医学审美具有其他审美的特殊特点。

（一）特殊的医学实践活动

医学实践活动的主要目的在于保障和促进人的身心健康以及提高人的生命质量。医学的实践活动，如医学理论的研究、药物和医疗器材及技术的研究和应用、医疗建筑和环境的研究、医学相关法律法规等与医学相关的实践活动，均促进人的身心健康和提高人的生命质量。这一类活动均是医疗相关的活动，这就决定了其活动的严谨性、科学性。参考医学活动所涉及的目的，可将其划分为三类。以求真为目的的医学实践活动，以达善为目的的医学实践活动，臻美的医学实践活动。医学审美主要属于臻美的医学实践活动，主要涉及如何更好地发现美，并通过美达到“真”“善”的层次。

（二）特殊的审美过程

审美过程具有特殊性，主要表现在三个方面。其一，医学审美具有高度的神圣感和责任感。因为医学实践是维护和促进人体身心健康的实践活动，医学审美的主要客体是人，需要人在审美过程中保持对生命的敬畏神圣感，并且在从事审美过程中必须保持责任感，保持对于人的责任。其二，医学审美须遵循医学规律的特殊要求。审美须考虑审美的具体环境，在医学领域的审美则遵循医学基本规律的限制。医学的主要客体是人，需在真实的医学环境中考虑人的基本属性，所有审美必须在人体基础之上。其三，医学审美具有功利性。医学审美须考虑健康的最终目的，所以在审美过程中则会有功利性倾向。

（三）特殊的复杂性

特殊的复杂性主要表现在针对审美的主要客体是人。其一，生命有机体的复杂性。生命本身就是复杂多变的动态系统。人的生命处于不断的新陈代谢过程中，且人处于复杂的社会、自然环境之中，变更增加了生命复杂性的成分。其二，医学审美需求的复杂性。医学审美不同于无生命体的审美。人的审美需求具有复杂性，易受到其他因素影响，特别是现今各种媒体传播，如电视、电影等均会对审美趋势造成影响，也就注定了医学审美需求有复杂性的特点。其三，医学审美主体的多元化和非对等性。医学审美过程中的主体，不仅仅是指医学审美的创造者，更包括医学审美的创造对象即患者本身，以及相关人员即患者的亲朋好友。这种多元化的特性，使得医学审美在主体三个群体之间的审美科学性、审美标准、审美期望值、审美满意度等方面均存在不对等性。

四、医学审美的社会文化

医学审美的一切活动都是在一定的医学审美意识支配下展开的。一定的医学审美意识，则是一定的社会文化在医学审美环境中的人（医学审美主体）的意识中的特殊反映。不同时代、不同民族的人们的医学审美意识，受着各自特定社会实践和社会文化思想的影响和制约，形成不同的审美心理和审美行为。例如，中国唐代的封建文化，认定女性以“胖”和“丰硕”即“健壮”为美。近代以来，普遍认为女性以“纤细苗条”为美。辛亥革命以来，由于社会政治、经济、文化的发展，则以保持人体各部分的自然形态为美。当今要是偶尔见一百岁老妇的“小脚”，会被普遍视为一种“奇形怪状”，或被当成笑柄。随着社会文化思想的演变和发展，当代的男女老幼，无不极力追求自身的自然形态之美，并希望在其原有自然形态美的基础上锦上添花，如进行重睑术、隆鼻术、隆乳术、正颌术等美容手术，即使要付出昂贵的手术费用，人人也甘愿通过这类手术而求得心安理得的“美容”，因为它具有“人体自然美的再现和升华”的特殊价值（确切地说，这是无价值的）。社会文化对医学审美的影响是直接的，但其影响又不仅是“单相”的。事实上，受一定社会文化影响而形成的一定医学审美意识、审美心理和审美行为，又可通过其社会效果反映为一定形态的社会文化和丰富一定社会文化形态的宝库，促进一定社会文化的发展。正如“三寸金莲”反映和丰富封建社会文化一样，受现代社会文化影响发展起来的现代医学美容技艺，也是现代社会文化形态的反映及其重要组成部分，同时又不断丰富和促进着现代文明的发展。

五、医学审美的需求和价值

（一）医学审美的需求

1. 生理性医学审美需求　是指建立在人体生理基本需要的基础上，满足人的五官感觉的美感需要，是医学审美需要系统中最基本的层次。医学审美实施中的五官感觉与普通人群的五官感觉是不同的。普通人群的五官感觉是以生理满足为中心，而医学审美的五官感觉是以审美愉悦为核心，同时还要兼顾生理满足。生理性医学审美需要借助舒适的环境、悦耳的声音、洁净的美食等客观条件去恢复、改善和调节人体的生理功能，从而达到人体美的目的。

2. 心理性医学审美需求　心理性医学审美是建立于秩序、安全、交友、婚恋、自尊、权利、归属、理解等需求之上的审美需要，是生理性医学审美需要的升华。可以通过个体本身的文化修养、审美情感及和谐有序的环境，并借助人体感觉器官作用于审美客体产生轻松、愉快的愉悦感,且可以在更高层次上获得医学美的体验。

3. 社会性医学审美需求 社会性医学审美需求是最高层次的医学审美需求,是自我实现的根本标志之一。社会性医学审美需求以服务社会为目标,是在求知、道德、奉献、成功、创造等需求之上的最高级审美体验,是以身心健康、道德完善、良好的社会适应力等为特征的“优质生命”形式而存在。而“优质生命”是人类精华最完美的体现,具有众多美好的特征,是生命价值体现追求的目标。

(二)医学审美的价值

1. 促进个体和谐发展 完美的人格发展指的是人的全面自由发展,或是人的本质力量的完满和充实,人的智力、品格、情操和体魄得到全面而和谐的发展。医学审美的基本功能是塑造完美人格,而塑造完美人格的关键或中心环节在于建构完善的审美心理结构。通过运用人类长期实践活动所创造的美的产品和揭示出美的规律,去影响个体的感官和心理,增强审美感受的创造力,形成平衡和协调的心理结构,并间接影响智力和品德的发展,最终实现完美人格塑造。医学审美教育有助于认知结构和伦理结构的建立,有助于智力和品德的发展。

2. 促进智育发展 现代研究已经表明美育能发展人的智力,美育着重于情感、意志方面的熏陶。美不仅可以丰富人的知识,而且还可以促进创造力和想象力的发展。而医学审美可以更好地根据人类身体、结构的合理性发展,更好地规范对自然美、社会美、艺术美的欣赏,可以在愉悦精神的同时,洞察历史,认识自然,了解社会,获得各种自然科学和社会科学知识。医学审美可以发展人的想象力,培养人的创造性思维能力。爱因斯坦说:“想象力比知识更重要,因为知识是有限的,而想象力概况着世界上的一切,推动者进步,并且是知识净化的源泉。”

3. 完善和巩固道德教育 医学审美教育的目的在于用生命科学的基本知识更好地培养人全面发展的自我意识,使人认识自身的价值、情感、地位,是对人的自由天性的培育。医学审美可以促使个体在理性知识的指导下更好地抑制感性欲求,宁静致远,保持自身尊严和高尚的人格,也正是这种超越道德束缚的审美境界蕴含着不计利害得失、救死扶伤的精神。

第二节 医学审美关系

医学审美就是发生在医学实践活动中的美的欣赏、美的体验与美的创造的过程。其中医务人员、患者以及社会其他人员都可以是审美的主体,而发生于整个医学实践过程中的人、物、事件、言行等则均可成为审美对象,即医学审美客体。而医学审美的主体、客体又有不同特征。

一、医学审美的主体

医学审美的主体,主要是指具有一定的社会文化和医学审美知识的人,也就是能按照医学美的尺度有意识、有目的地对人的体态与相貌,以及一切医学现象进行认识、评价、判断和创造的人。在医学审美活动中,医务工作者、就医者、健康的社会人群都可是医学审美的主体。

医学审美主体的特征:

（一）具有完善的感官和健全的思维

所谓完善的感官，一是指生理功能正常，二是要有人化的而非动物的感官。所谓健全的思维，是指有健全的大脑，能够进行理性活动的思维，这是主体具有医学审美能力的最基本物质条件。

（二）具有相应的医学审美能力

医学审美主体在医疗实践过程中善于综合考虑患者、健康社会人群的审美需求和美学、医学的原则，善于根据自身的审美经验，选择全程的材料构建优化方案，创造出新的医学审美对象。

（三）具有亲身参加医学审美实践的经历

实践证明，医学审美实践经验丰富的人，其医学审美认识力和医学审美评价能力就比医学审美资历浅的人要强。参与医学审美实践对医学审美主体形成医学审美观和医学审美理想、医学审美能力有直接的、决定性的作用。

二、医学审美的客体

医学审美的客体，主要是指在医学审美活动过程中，具有医学美所指的一切人、事和物，如医生、护士、患者、医技人员、医疗设施、医疗环境、医疗技术、医学理论等。医学审美客体都是激起医学审美主体审美意识的客观存在，是被审美主体认识、欣赏、评价、改造的具有审美物质的客观事物，也是医学美感的源泉，同时它又制约着医学审美主体的审美态度和审美创造。

医学审美客体的特征：

（一）客观自然性

客观存在是医学审美客体最根本的特征。在医学审美关系中，医学审美主体的审美意识是主观的，医学审美客体的存在是客观的，主体的医学审美意识是对客体存在的医学美的反映，同时，又反作用于医学审美客体。医学审美客体的存在是第一性的，它并不以主体的审美意识为转移。在医学审美关系中，虽然医学审美主体起主导作用，但是医学审美客体的决定作用也是不可轻视的。医学审美客体制约着医学审美主体的主体性发挥。

（二）医学联系性

成为医学审美客体必然是与医学及其活动相联系的，尤其是当人成为医学审美客体时，就和医学形成了紧密联系。否则就不可称其为医学审美客体。审美主体充当着客体和医学、美学知识联系的纽带。

（三）内容形式多样性

随着医学模式和健康理念的转变，以及医学审美实践的不断发展，医学审美客体的形式越来越多，日益复杂，呈现出了内容多样性的特征。主要表现为：第一，随着医学审美实践的不断发展，能够为人们认识和改造的医学审美对象越来越多，所有的医学事物和现象，都称为医学审美客体。第二，由于参与医学审美活动的不同主体，在性格、修养、民族、社会文化条件等方面具有独特的个性特征，表现出了不同的审美标准、审美理想和审美需求等，不同的医学审美评价拓展了医学审美客体的内容和形式。

三、医学审美主客体关系及审美的功能

医学审美主客体关系是辩证统一的，是人们在医学审美活动和医学审美交往中所发生的一种涉及美丑、具有情感与认知倾向的关系。没有被医学审美主体所肯定的医学审美客体是没有审美价值的，而没有被医学审美客体确认的医学审美主体的美也是虚幻的。在医学审美活动中，审美主客体关系是互相依存又互相转化的。审美主体的本质力量、审美理想、社会价值依赖审美客体的存在和需求来体现，审美主体的物质需求也依赖审美客体来满足，审美客体又依赖审美主体的力量来完善自身、满足自身的审美要求，这是医学审美主客体之间具有相互转化能力的特点。在医疗实践中，医护人员进行审美创造时，必须有主体意识，把自己看成审美创造的主导，在审美消费者眼中亦然。当医护人员创造了良好的医患关系，表现出自身的内在美、外在美和技术美时，在患者眼中，医护人员又变成了审美客体，可以给患者带去极大的审美感受。

第三节　医学美学的个性和主要表现

一、个性的综述

简单地说，个性就是一个人的整体精神面貌。

个性一词最初来源于拉丁语 personal，开始是指演员所戴的面具，后来指演员——一个具有特殊性格的人。一般来说，个性就是个性心理的简称，在西方又称人格。个性，在心理学中的解释是：一个区别于他人的，在不同环境中显现出来的，相对稳定的，影响人的外显和内隐性行为模式的心理特征的总和。

由于个性结构较为复杂，因此，许多心理学者从自己研究的角度提出个性的定义。美国心理学家奥尔波特（G.W.Allport）曾综述过 50 多个不同的定义。如美国心理学家吴伟士（R.S.Woodworth）认为："人格是个体行为的全部品质。"美国人格心理学家卡特尔认为："人格是一种倾向，可借以预测一个人在给定的环境中的所作所为，它是与个体的外显与内隐行为联系在一起的。"苏联心理学家彼得罗夫斯基认为："在心理学中个性就是指个体在对象活动和交往活动中获得的，并表明在个体中表现社会关系水平和性质的系统的社会品质。"

知识链接

奥尔波特

奥尔波特（Gordon W.Allport，1897—1967），美国人格心理学家，现代个性心理学创始人之一，美国人本主义心理学家代表人物之一。1939 年当选为美国心理学会主席。1964 年获美国心理学会颁发的杰出科学贡献奖。其兄 F.H. 奥尔波特是美国著名社会心理学家，"社会促进"（socialfacilitation）概念的提出者，出版《社会心理学》（1924）。

就目前西方心理学界研究的情况，从其内容和形式分类方面来看，主要有下面五

种定义：

(1) 列举个人特征的定义，认为个性是个人品格的各个方面，如智慧、气质、技能和德行。

(2) 强调个性总体性的定义，认为个性可以解释为"一个特殊个体对其所作所为的总和"。

(3) 强调对社会适应、保持平衡的定义，认为个性是"个体与环境发生关系时身心属性的紧急综合"。

(4) 强调个人独特性的定义，认为个性是"个人所有有别于他人的行为"。

(5) 对个人行为系列的整个功能的定义，由美国著名个性心理学家奥尔波特提出，认为"个性是决定人的独特的行为和思想的个人内部的身心系统的动力组织"。

目前，西方心理学界一般认为阿尔波特的个性定义比较全面地概括了个性研究的各个方面。首先，他把个性作为身心倾向、特性和反应的统一；其次，提出了个性不是固定不变的，而是不断变化和发展的；最后，强调了个性不单纯是行为和理想，而且是制约着各种活动倾向的动力系统。阿尔波特关于个性的上述定义至今仍被西方许多心理学教科书采用。

苏联心理学家一般是从人的精神面貌方面给个性下定义的。从这方面理解个性的心理学家又有两种情况：一部分心理学家把个性理解为具有一定倾向性的各种心理品质的总和。目前，我国的一些心理学教材也持这种观点。另一部分心理学家只从心理的差异性方面把个别心理特征理解为个性。应该说，前一种看法是比较恰当的。他们认为人的能力、气质和性格等个性特征并不孤立存在，而是在需要、动机、兴趣、信念和世界观等个性倾向的制约下构成的整体。而后一种看法过于狭窄，没有看到个性倾向在个性中的作用，缺乏对个性各个特征作为有机的整体看待，显然没有揭示出个性实质。

现代心理学一般认为，个性就是个体在物质活动和交往活动中形成的具有社会意义的稳定的心理特征系统。

从结构上讲，个性由三个部分组成：

1. 个性倾向性　是指人对社会环境的态度和行为的积极特征，是推动人进行活动的动力系统，是个性结构中最活跃的因素。它决定着人对周围世界认识和态度的选择和趋向，决定人追求什么，包括需要、动机、兴趣、理想、信念、世界观等。个性倾向性是人的个性结构中最活跃的因素，是一个人进行活动的基本动力，决定着人对现实的态度，决定着人对认识活动对象的趋向和选择。个性倾向性是个性系统的动力结构，较少受生理、遗传等先天因素影响，主要是在后天培养和社会化过程中形成的。个性倾向性中的各个成分并非孤立存在的，而是互相联系、互相影响和互相制约的。其中，需要又是个性倾向性乃至整个个性积极性的源泉，只有在需要的推动下，个性才能形成和发展。动机、兴趣和信念等都是需要的表现形式。而世界观属于最高指导地位，指引和制约着人的思想倾向和整个心理面貌，是人的言行的总动力和总动机。由此可见，个性倾向性是以人的需要为基础、以世界观为指导的动力系统。

2. 个性心理特征　是指人的多种心理特点的一种独特结合。所谓个性心理特征，就是个体在其心理活动中经常地、稳定地表现出来的特征，主要是指人的能力、气质和性格。其中,能力指人顺利完成某种活动的一种心理特征。能力总是和人完成一定的活动相联系在一起的。离开了具体活动,既不能表现人的能力,也不能发展人的能力。气质是指个人生来就有的心理活动的动力特征,表现在心理活动的强度、灵活性与指向性等方面的一种稳定心理特征,具有明显的天赋性,基本上取决于个体遗传因素;性格指一个人对人对己对事物(客观现实)的基本态度及相适应的习惯化的行为方式中比较稳定的独特的心理特征的综合。气质无好坏、对错之分,而性格有。

3. 自我意识　指自己对所有属于自己身心状况的意识,包括自我认识、自我体验、自我调控等方面,如自尊心、自信心等。自我意识是个性系统的自动调节结构。有的学者还把自我意识称为自我调控系统。

个性结构的这些成分或要素,又因人、时间、地点、环境的不同而互相排列组合,结果就产生了在个性特征上千差万别的人和一个人在不同的时间、地点环境中的个性特征的变化,而心理过程是个性产生的基础。

二、个性的培养

个性贯穿着人的一生,影响着人的一生。正是人的个性倾向性中所包含的需要、动机和理想、信念、世界观,指引着人生的方向、人生的目标和人生的道路;正是人的个性特征中所包含的气质、性格、兴趣和能力,影响和决定着人生的风貌、人生的事业和人生的命运。

个性其实是一个结构或者说是一个系统。探讨个性的结构,目的在于找出个性的各种特征和表现,揭示出个性的本质特点。个性的结构概念分为狭义的和广义的两种。

狭义结构的成分有:个性倾向性,指人对社会环境的态度和行为的积极特征,包括需要、动机、理想、信念和世界观等;个性心理特征,指人的多种心理特点的一种独特结合。其中包括完成某种活动的潜在可能性的特征,即兴趣和能力;心理活动的动力特征,即气质;对现实环境和完成活动的态度上的特征,即性格。

从广义方面来讲,除了上述两种比较稳定的带有一贯性的狭义结构成分外,还应包括心理过程(如认知、情感、意志等过程)和心理状态。心理状态包括表现在情感方面的激情和心境,注意力方面的集中和分散,意志中的信心和缺乏信心等。广义的个性结构实际是指人的整个心理结构,把个性和人作为同一语言理解。

个性结构的这些成分或要素,又因人、时间、地点、环境的不同而互相排列组合,结果就产生了在个性特征上千差万别的人和一个人在不同的时间、地点环境中的个性特征的变化。

上面我们仅从人的日常表现上初步探讨了个性的一般定义,下面我们还有必要从理论上进一步深入研究个性这个概念,并看一看目前心理学界是如何解释和定义个性这个概念的。

人的心理活动是丰富而复杂的,主要包括心理过程和个性两个方面。研究人的个性问题,必须以马克思主义关于人的本质的学说为基础和出发点。马克思曾经指出:“人的本质并不是单个人所固有的抽象物,实际上,它是一切社会关系的总和。”

因此，只有在实践中，在人与人之间的交往中，考察社会因素对人的个性形成的决定作用，才能科学地理解个性，才能在我们了解个性的过程中更好地培养个性。“个性”的内涵非常丰富，是人们的心理倾向、心理过程、心理特征及心理状态等综合的心理结构。作为一名教师，在培养过程中需要充分考虑到学生的心理倾向、心理过程、心理特征以及心理状态等综合的心理结构。

三、医学美学在医学中的表现

医学美学在医学中覆盖了临床医学在诊断、治疗、预防、保健、康复等环节上的医学审美；表现在针对不同患者群体在生理、心理、精神需求上的不同特点，在诊治过程中从技术水平到态度、从方式到行为等方面给予审美观照与审美实施技术。如医疗流程的简洁流畅、医疗标识系统的审美清晰、医患语言行为的亲切合理，运用医学美学的相关观念、行为和技术解决临床诊疗环节中的非技术性情感需要，发挥医学美学的独特功能。

四、医学美学在预防保健中的表现

预防保健措施是为预防居民产生疾病，改善居民健康状况所采取的各种技术方法、组织措施的总称。一般在居民中实行三级预防制。一级预防又称病因预防，是针对病因和致病因素的预防措施，包括增进健康和特殊防护两方面任务。二级预防又称临床前期预防，即在疾病前期做到早期发现、早期诊断及早期治疗的“三早”预防措施。三级预防又称临床预防。对已患某种疾病者及时治疗，预防并发症，防止恶化及伤残；对已丧失劳动力或残疾者，通过康复医疗，使其身心早日康复，最大限度地参加社会活动并延长寿命。在具体预防保健过程中，医学美学的理论贯穿始终。在三级预防过程中，医学美学的理念体现在预防的全体过程之中。从宏观概念分析，应用医学美学有助于将医疗体系美化，以更好的医疗面貌面对患者，帮助患者获得最大化的健康以及医疗体验。从微观理念分析，医学美学贯穿于医疗过程始终，医疗环境的美化、医务人员行为的美感、医疗过程的简洁等都体现其中。将医学美学理念深入到预防保健过程中，既是美化医疗过程又是促进医学美学的进一步发展。

五、医学美学在临床和医院管理中的表现

医学美学在临床和医院管理中主要包括医患关系、卫生环境、经济利益、社会影响、医院制度与人文环境的关系、医院资源配置与就医流程规划、病历医疗信息监控等环节，这些环节关系中逐渐体现出现代医院管理中的医学美学理论。医院的管理不仅要科学化、人文化更要注重美化，使管理过程中管理者及被管理者都充分感受到医学美学。

扫一扫
测一测

课堂讨论

请具体思考医学美学在医学其他方面还有何种表现？

（党文军）

复习思考题

1. 审美的特征是什么？
2. 特殊的复杂性是什么？
3. 医学审美主体的特征是什么？
4. 医学审美客体的特征是什么？
5. 个性由哪些部分组成？

第六章

医学人体美

课件

06章PPT

扫一扫
知重点

学习要点

1. 了解人体美概念、古今人体审美观。
2. 掌握医学人体美的概念、人体美的构成要素。
3. 熟悉医学人体美的构成、医学人体美的特征、医学人体美的必备条件。
4. 学会医学人体美的状态和审美价值意义。
5. 具有分辨性别人体美的能力。

第一节 人体美与医学人体学的概论

法国著名雕塑家罗丹说过："最大的美在人体，这是用语言所无法形容的。"

一、人体美概念

人体美，是一种独特的审美对象。人体美是对自身的深层次认知，是人对美的自我欣赏和追求。人体美是自然界的最高创造物，兼有自然美和社会美两方面属性。美学家称人体美是最深刻、最均衡的一种美。它有和谐的色彩、精妙的比例、流畅的线条和美丽的轮廓。人体美，从广义上说，包括人的身材、相貌、五官、体态、装饰的美，也包括人的风度、举止、言谈所表现出来的一种精神风貌和内在气质的美。狭义的人体美，仅指人的形体和容貌的形态美。古希腊人流传："我们所以用人的形象来代表神，因为世界上没有比人更美的形式。"人是自然的产物，同时也是社会的基础。人体作为参照对象，在人类社会生活中普遍存在。人体美是众多领域研究的重点，而且在相关方面的探讨逐步加深。从整体上看，人体美是自然与社会协同作用的结果，表现在身材、相貌比例协调、均匀，状态、动作的自然、和谐等。人体的自然因素是人体美的基础，如人体的骨骼构成具有造型艺术美，自然而均衡附着的肌肉、匀称的肤色将人体美烘托出自然美的最高形态。人体除了美妙的外在形式，还需与人的内在气质、仪态风度、心灵智慧等方面都处于协调、匀称，才能构成完整的人体美。

什么是人体美？

1. 人体是和谐统一的整体　古希腊医学家曾说："身体美确实在于各部分之间的

比例对称。”中国古代的宋玉在《登徒子好色赋》中写道：“东家之子，增之一分则太长，减之一分则太短；著粉则太白，施朱则太赤。”这都说明人体美中人体各部分比例协调匀称的重要性。在人体上，我们可以理解整体与局部的协调统一，可以认识到上下、左右、前后的整体关系，可以感受到曲与直、方与圆的对比与和谐产生的对应关系。人体，尤其是人体的曲线之美，使人类对人体形成了以S曲线变化为核心的共同审美取向。由此，可以理解为什么古希腊人认为万物之中唯有人体最优美、最和谐、最匀称。

2. 姿态美是人体美的重要表现　人体美总是通过姿态动作表现出来的。姿态和动作一般可分为静态和动态。静态是人体在一定时间内的相对静止状态；动态是人体在各种活动中变换的不同姿态。美的人体在体形变化与动作协调中能产生节奏、韵律、力量、幅度、速度等，使人体有灵巧性、稳定性、协调性、准确性、柔韧性等和谐优美的动作姿态。“坐如钟、站如松、行如风”是古人对人体姿态的审美要求。培根曾说：“在美的方面，容貌的美高于色泽的美，而优雅的动作又高于容貌的美。”

3. 人体具有生命活力美　生命本身就蕴含着无可比拟的美，只有生命才能赐予人体活力之美。

二、医学人体美的概念

医学人体美是指健康状态下的形式结构、生理功能、心理过程和社会适应等层面上的全方位合乎目的的协调、匀称、和谐和统一的人的有机整体。医学人体美是研究在健全体格、健康体质基础之上的人体美，是伴随着医学模式的转变，由生物医学模式向生物-心理-社会医学模式转变过程中产生的。医学人体美采用科学手段研究处于正常状态下人体形态、结构中符合形式美的因素，以及正常形态结构与生理功能和心理过程之间的协调、匀称、和谐统一，其目的在于促进人体健康和生命活力。

随着现代医学美学的不断发展，医学人体美学逐渐成为一门基础性的研究性学科。它借助各种科学方法，以探索人体美的奥秘及其与提高人的生存素质的关系为目标，在医学和美学两门学科的结合点上，从医学目标出发，将人体作为审美对象，研究医学人体美。医学人体美研究的人体首先是作为医学实践活动的客观对象，是现实的人体美，是一种处于动态中的生机勃勃的人体之美；其次，医学人体美是在此基础上实施的一种医学审美创造，在更高层次上维护、修复和再造“现实的人体美”，以激发人的生命活力美感，满足人的生物、心理和社会的全方位需要，从而增强人的健美素质和提高人的生命质量。

三、医学人体美的构成与医学人体美的特征

（一）医学人体美的构成要素

医学人体美是一个多层次整体概念系统，包含着一系列内涵，包括现实人体美与标准人体美、体型美与结构美、功能美与生命美、体魄美与思维美、动姿美与气质美、外在美与内在美等。

1. 现实人体美与标准人体美　现实人体美指的是人类社会以来一直存在于现实生活中有血、有肉、有情感、有思维的人体之美。标准人体美是艺术家和医学家从不停的渠道和方式，对现实人体美加以探索、研究和追求的产品，是可供人们欣赏的关于人体美的艺术作品。

2. 体型美与结构美　体型美指的是人体的形态之美，是形式美法则在人体美中的集中表现，又称“人体的形式美”。人的体型美以人特有的结构为框架，这些有机结构包括对称、均衡、和谐统一，是一种自然美的形态。体型美也是生理结构美，简称结构美。人体的线条美是医学人体美的重要组成部分，是构成人体视觉形象的基本要素，能比较直观地表现人体形态。人体的线条美可以分为直线、曲线和折线三种。每一种线条都具有自身的审美特征，如人们常用“体格魁梧、棱角分明”和“身材苗条、丰胸细腰、玉腿修长”等分别形容男性和女性的体型美，而这正是通过身体各部分的线条来反映的。人体的线条除了可以反映人的形体之外，还可以表达人的丰富多彩的情感。人体的轮廓线以直线和曲线为主，直线给人以力量、刚强和稳定感，在理性上较为冷静，而曲线上则表现出柔美、富于韵律，在理性上较为热情。两种线条的协调搭配，刚柔相济、微妙变化，形成了人体丰富的线条美。

3. 功能美与生命美　人体生理结构之美是为了承担天赋的生理功能而存在的。不同的结构承担着不同的功能任务，而且不同的功能任务也决定着不同的生理结构。这些生理功能的常态也是一种自然美，一种自然的有机状态之美，即人体的生理功能美，简称功能美。人体的生理功能美，使人的体型美和结构美呈现出一种生命活力之美，即生命美。

4. 体魄美与思维美　体魄是人的体格和精力的总和。体魄美即体魄强壮之美，是体型美、结构美、功能美和生命美在同一个体重的高度统一。思维即思想或思考的方式和过程，是人脑对客观事物的概括和反映。思维美的根基在于其创造性。

5. 动姿美与气质美　动姿指的是人的动作和姿势。动姿美是躯体各部分配合协调的表现。气质美指的是人的各种姿态长期形成的较为稳定的气质特征。每个人的气质美都可以通过个人的生活习惯、言行举止、兴趣爱好、情绪性格等行为方式等反映出来。

6. 外在美与内在美　体型美、结构美、体魄美、动姿美等属于人体外在美；性格美、心灵美、生命美、气质美等属于人体内在美。

（二）医学人体美的特征

1. 人的内在活力美与外在形式美的统一　任何美的事物之所以称之为美，关键在于特定美的内容和形式的统一。医学人体美也是如此。从医学人体美的表现形式而言，医学人体美离不开形式美的法则。医学人体美的内在活力美是通过其外在体型美表现出来。人体形态之美，是形式美法则在人体美中的集中表现，又称为人体形式美。人的生命活力美简称“生命美”。人的生命美是人的全面本质的显像，是自然进化与社会劳动相结合的产物。人的生命美使人的血肉等有机物质与情感、思维、伦理等社会性要素紧密结合起来，组合成为一种无与伦比的医学人体美。主要表现在三个方面。

(1) 通过人体的生理结构美表现：人体作为生命的载体具有生理结构美。生理结构美分为客观结构美与微观结构美。客观结构美即人体的整体美及其各部分之间的均衡美。微观结构美指的是体内细胞染色体和 DNA 双螺旋等微细结构的美。将客观结构与微观结构相互和谐统一，构成了人体的整体美，即人体的体型美。

(2) 人体的生理结构集形式美法则于一体：所有的美学规律，如对称、匀称、均衡、和谐、对照、多样统一性等形式美的法则，都全方位地反映在人体，从而使人体美成为自然中最和谐的美。

(3) 人体形式美表现在运动中的和谐、韵律和节奏上：人体作为生命的载体，在历史演变中逐步进化成为具有对称、匀称、均衡、协调等形式美元素的复杂和谐的统一体，这也是人体形式美的基本特征之一。集中表现为局部与整体、局部与局部、机体与环境、躯体与心理等对应关系的协调上。

2. 人的心理与躯体的和谐统一　人体在漫长的进化过程中演变为现在的结构和形状，是人类文明进步在自身打下的重要标记。如发达的大脑表现为高高隆起的额头，这种进化的标志逐渐影响着人类审美，最终这一类的暗示成为心理需求，变成心理与躯体和谐统一的人体美感。

3. 人的自然美和社会美的统一　人体美是介于自然美和社会美之间的特殊形态美。考虑到其产生的生理形态，人体美属于自然美的范畴，但就其外在形体和面相而言，人体美则是作为人的生存状态的一种感性体现，必然反映出某个个体的经历、性格，反映出深刻的社会内容，在这时人体美又属于社会美的范畴。

出于社会关系中的医学人体美的两重性主要表现在以下几个方面：其一，进入人类社会之后，远古时期的人类先辈只有以有益于族类生存与发展的特征为美，如比例、对称、均衡等，才可以在种族繁衍过程中通过物竞天择，使这项特征逐步得到巩固完善；其二，从身体作为劳动的物质前提而言，医学人体美是自然美和社会美的结合；其三，从人体作为审美对象而言，不同时代、不同阶级的人对人体美的标准不同，具有社会性。

4. 普遍性与差异性的统一　达·芬奇认为："人体是自然中最美的东西。"人体美具有普遍性，一般人体都表现为左右对称、比例均衡、线条柔和、体形匀称等美态。其中头部相当于身高的 1/8，肩宽为身高的 1/4，平伸两臂的宽度等于身长，乳房在肩胛骨的同一水平，大腿的正宽度等于脸的宽度等。但由于各人种、民族、年龄、性别的人及同一个体在不同情绪状态下表现出来的不同特征，又体现出人体美的差异性。人体美既是统一的，又是多样的，这便是普遍性与差异性的统一。

四、古今人体审美观

在远古时代，人体便成为审美对象，如奥瑞纳文化阶段的雕像，列斯比尤格的维纳斯裸体女雕像，捷克多尔尼·威斯托尼茨的裸体女雕像，奥地利的距今 2 万年前的《维林多夫的维纳斯》女神像等，以及我国红山文化积石冢基地和女神庙遗址的两尊泥质红陶女裸立像等。这些雕像体现了当时的审美观念，即对母性生命的追求和人类繁衍的生殖崇拜。

而现代医学人体审美观是现当代社会文化的重要组成部分，主要包含以下几方面内容："健康活力美""整体和谐美""自然个性美"。

"健康活力美"是现当代医学人体审美观的核心内容，以健为美、以力为美。

"整体和谐美"是现代医学人体审美观的理想追求，以形体和谐为美、以心理和谐为美。形体和谐美体现出现代人的追求。现代医学侧重于人体美的升华，即美化人体，使人的形体整体趋于和谐。

"自然个性美"是现当代医学人体审美观的时尚境界，以自然为美、以个性为美。

第二节　医学人体美的要素及必备条件

一、人体美的构成要素

人体美从狭义分析而言，主要表现为三个特点：

1. 身材、相貌、比例协调、匀称　古希腊医学家说：“身体美确实在于各部分之间的比例对称。”意大利学者也说过：“美是自然的一种作品，因为美在于四肢五官具有一定比例，加上适当身材和美好悦目的色泽。”战国宋玉的《登徒子好色赋》中论述：“东家之子，增之一分则太长，减之一分则太短；著粉则太白，施朱则太赤。”这些都说明了人体美的重要因素是人体各部分之部的比例协调。人体，尤其是人体的曲线之美，使人类对人体形成了以S形曲线变化为核心的共同审美情节。古希腊也认为万物之中唯有人体的美感最匀称、最和谐、最庄重、最优美。

2. 姿态动作自然、和谐　人体美多是通过姿态动作表现出来。姿态和动作，可分为静态和动态两部分：静态是人体在一定时间内相对静止的状态；动态是人体在各种活动中交换不同的姿态。在中国古代便有对姿态动作美的具体要求，如“坐如钟、站如松、行如风”。

3. 气质风度雅而不俗　气质风度指的是人的各种姿态长期形成的较为稳定的气质特征。每个人的气质都可以通过个人的生活习惯、言行举止、兴趣爱好、情绪性格等行为方式反映出来。这即是说明人的气质蕴含于个人形体之中，同时又通过形体、动姿、神态等方面表现出来。气质是人体生理素质与社会实践相互紧密结合、相互影响的产物。

人体美是介于自然美和社会美之间的一种美的形式。英国学者莫里斯说：“人体既是生物体也是文化现象。”根据人体美产生的生理形体而言，属于自然美的范畴；但人体美的形体和面相作为人的生存状态的感性体验，反映出个人的经历、品质、性格，这都是在社会范畴内，受到社会的影响，所以又属于社会美的范畴。

二、医学人体美的必备条件

健康是人体美的首要条件。常言道：“爱美之心，人皆有之。”世界卫生组织(WHO)提出的健康新概念指出：健康不仅是人体的生理健康，而且必须使该人体当时的心理状态和社会环境都处在一个极完美的状态。当健康的人体作为审美客体被参照时，它具有如下特征：

1. 从整体审美感而言　健康的人体是一种复杂又和谐统一的有机体，即“人体的和谐统一整体美”。它集中表现在局部与整体、局部与局部、机体与环境、躯体与心理等对应关系的和谐统一上。这一特征只有健康的人才存在，伤病者并不具备或不完全具备。

2. 从形式美的角度而言　健美的人体具有均衡匀称的形态，即所谓“体态美”。它主要表现为左右对称、比例均衡、线条柔和、体形匀称、动作协调等方面。

3. 从人体健美的本质而言　健美的人体是人的本质力量在人的生命活动中能动的升华和展现，是最本质的特征。其主要表现在以下四个方面：①生命是人体美的载体。生命是形态结构及功能活动相互协调的统一体。在一般生命过程中，都要经历生长、发育、生殖、衰老和死亡等阶段。人体的形态结构和功能都是在生命过程中逐步完善发展的，即生命美才会产生人体美。②健康使人体美增色。健康的机体首先必须具有健全的身体结构，各个器官系统均具有健全的功能。健康会给人体增添美，更加表现好人体美。③疾病和衰老使人体美减色。疾病是机体与外界环境间的适应性被破坏所造成的特殊状态。疾病的产生往往会带来生理功能的改变，使某些器官或系统不能正常工作，从而妨碍正常人体美的表达。④死亡使人体美消失。死亡是人体生命活动的终结，死亡的到来预示着身体功能的停止，人体便失去了美丽。

三、医学人体美必须整体和谐比例匀称

随着现代社会教育文化水平的不断提高，人们具有了更高水平的审美主体。从一度追求丰腴美或纤细美逐渐过渡到了整体和谐美，现代医学更侧重帮助美化人体，使人们在整体上趋向于比例匀称。著名学者刘晓燕认为："现代医学美学为整形外科打开了通往完美境界的大门，整形外科已不仅以娴熟的解剖功底而自傲，事实上，它已接受了现代美学。医学美学原则、美学标准已融入美容整形外科，成为医学美容学的基本原则。'和谐美'标准成为美容整形外科医师手术设计、手术技巧的最高追求目标。"

关于容貌美的比例研究在我国由来已久，古代就有"三庭五眼"，这便体现出古人对于比例和谐的追求。日本学者发现，容貌美学体现出了$\sqrt{2}$规律。Nakajima 报告了对 7 名日本公认的女性面部进行测量，结果发现，以虹膜为基数从水平和垂直方向测量鼻部、唇部、眼部、面部位置都存在$\sqrt{2}$规律，即面部各部分的比例接近 1.414 及其幂数列。

面部水平测量，虹膜宽度为 1，则中线至鼻翼点距为$\sqrt{2}$；鼻孔外点间距为$\sqrt{2}$；鼻宽度为$\sqrt{2}$；内外眦间距为$\sqrt{2}$；外眦间距为$\sqrt{2}$；面宽为$\sqrt{2}$。面部垂直测量，虹膜宽度为 1，上下唇缘距为$\sqrt{2}$；鼻尖至口角为$\sqrt{2}$；鼻尖至下唇缘距为$\sqrt{2}$；上唇缘至颏点距为$\sqrt{2}$；鼻尖至颏下点间距为$\sqrt{2}$；眉至下唇缘距为$\sqrt{2}$；发际线至口角距为$\sqrt{2}$。我国学者殷新民发现，上前牙宽度与各面部器官间距之间存在$1:\sqrt{2}$比例。近代西方学者迈克·康宁提出了"容貌美方程式"，指的是如果差异 >5% 即可影响面部的魅力；如果差异超过 10%，则其吸引力就大大降低。

容貌和谐蕴含着丰富内容，容貌动静之态体现出双重美感。容貌美本身是整体协调，如眉、眼、鼻、唇、齿、耳等都是组成容貌的重要器官，缺一不可。从美学角度分析，它们之间的任何一个器官缺少都可以导致容貌的不美。而且容貌的整体并不是各局部之间的机械相加，而是按照其各生理功能需要，依从一定的规律，通过多样统一的关系组成构成的和谐整体。

第三节　性别人体美的特征

在人类的审美实践活动之中，人体作为最标准的对象，男性与女性便成为性别不同的对象，反映出两种不同形态的审美。对于男性而言，以面部轮廓清晰分明、体形匀称、肌肉结实、胸廓厚实宽阔、体格健壮的形体和雄伟矫健的"阳刚之美"为特征；而

女性则以肌肤圆润、富有弹性、灵活曲线的形体和温柔典雅的"阴柔之美"为特征。

一、男性健壮阳刚之美

男性的美感是以男性作为审美对象所呈现出的美，是男性形体和气质的综合表现。其突出的审美特征为强悍、健壮的力量之美。中国传统审美进程中便称为"阳刚之美"，西方称之为壮美，成为超越民族差异的人类审美的共同特征。

从人类发展历史分析，男性审美源于原始社会。那时人类过着狩猎生活，男子通常都用野兽的脚爪、牙齿、皮、骨来装饰自己，以此作为勇敢和力量的象征。早在公元前776年，奥林匹克运动就突出了男性强健的体魄。一般公认的男性美的容貌、体形标准是：面部轮廓粗犷，浓眉大眼；肩膀宽阔，身躯坚挺，胸脯厚实，肌肉饱满，虎背熊腰，壮实而不臃肿，稳健而不迟钝；身体轮廓线显得刚毅，躯体呈现出上宽下窄的倒三角形；毛发多，皮肤黝黑。

二、女性温柔和顺之美

女性美是医学人体美学研究的重要内容，也是人体美的核心内容。其审美特征是优美的曲线和流畅的节奏所显示出的韵律美，是女性美的象征。从生理角度分析，一般女子体态轻盈，脂肪丰腴，线条柔和，举止灵活，声音甜美；性情温顺，感情细腻，反应敏捷，显露出温柔的特点，中国传统称之为阴柔之美。

妩媚的女性，在身材、容貌等方面均与男性有着显著差异，且与男性身体的重心集中在上身不同，女性集中在中间偏下；传播妩媚信息的部位集中在五官容貌和皮肤上，特别是胸部和臀部的曲线，使女性更加具有魅力。女性的温柔之美还能从语言、动作、眼神中表现出来。从生物学角度分析，女性的面部、胸腰部、臀部有一种多层次、多线条交叉又极其和谐的曲线，这种曲线既复杂多变又柔和流畅。同时对于女性的审美还涉及内心深层的品质和理想，充满亲和力，可以净化人的心灵、温暖人心，使社会充满祥和、友爱和亲情。女性温柔和顺美是女性容貌美和形体美的有机融合，是女性气质风度的外在表现，是集阴柔之美与感情之美于一体的结合。

第四节　医学人体美的状态和审美价值意义

一、心理状态与体态美

培根说："在美方面，相貌美高于色泽的美，而优雅合适的动作之美又高于相貌之美。"人的形体、相貌固然是形成人体美的重要因素，但是它们毕竟多属于自然属性的东西，而人作为一种社会性的高级动物，还有区别于一般动物的高级外观形式，这就是人的姿态、行动和语言，是介于人的外在美和内在美之间的美，是了解人内在精神的中介物，是人的心灵的窗户和镜子，因此它是构成人体美的重要内容。心理状态美直接关系到人的体态美，两者的平衡和谐是人体美的重要方面。

体态美是人体美不可分割的组成部分。它是持续的动态和姿势，既能展示体形的优美，又可折射出一个人的学识、修养等内涵美。一个人的发型、服饰、化妆是外在美中的静态美，而一个人的体态美是人外在美中的动态美。体态美集中表现为动态美。人体的动作需要身体各部分协调配合。体态美是一种动态美和造型美，展示人体动作的节奏和旋律。体育竞技和舞蹈是人类社会最高层次的动态美。

从医学角度来看，心理状态直接影响着人的体态美。一个人情绪稳定乐观、胸怀坦荡对体态美非常有利，它使人表现出积极的工作和生活态度，如精力充沛、步态轻盈、脸色红润、皮肤光滑等。“笑一笑、十年少”指的就是人的心态乐观、积极向上会使人延缓衰老而能更长时间保持体态美。现代社会生活节奏明显加快，人们常会产生诸如心慌、焦虑、缺乏安全感等心态失衡的负面情绪，如果不及时调整，久而久之这种情绪将影响到体态美，如早衰、过早出现白发、脱发、皱纹、肥胖等，使体态美受到很大影响。有些人甚至还由于工作压力过大、过度疲劳或悲愤持续时，会出现皮肤晦暗、产生黄褐斑等。这些都是由于人的心理状态不佳对人的体态的负面影响，损害了人的精神风貌和体态美。

现代社会，人们已经逐步认识到，有生命活力的体态美才是真正的体态美，心理健康状况引起了社会重视。心理健康可以带给人以神态美、气质美和风度美，体现了个体高质量的生命活力，是一个人的心理活动的质量与个性特征的综合表现。心理健康的人，能使审美对象产生愉悦、认同、感化的心理反应，因而容易被社会接受，具有良好的个人发展空间。心理健康既提高了个人的生活质量，同时也增强了社会的文明程度。因此，心理状态是实现自我完善的需要，也是社会文明发展的需要，是一种有利于个人与社会发展的社会时尚。

对于个人来说，加强性格修养，使自己成为乐观豁达、心理健康的人，有益于维护体态美，要做到以下四个方面：

(1) 保持良好的社会适应能力，不论受到何种冲击或遭受什么样的挫折，都要泰然处之，保持良好的情绪和恬静的心态。

(2) 保持稳定的情绪，正确认识和对待个人需求，以“知足常乐”的心态来维护体态美。

(3) 要以健康向上的心理战胜消极低沉的心理，力求使个人人格不断完善。

(4) 学会调控、终止、转移不良情绪，缓解精神压力，开阔胸怀，保持心境稳定，使人体保持一种体态美与心理美兼备的状态。

二、健康水平与身体美

身体美是以人的身体健康为前提的。人体的健康是一切美的基础，而身体的美又是健康的体现。健康的身体彰显出生命的活力、生命的美感。生命的美感是集情感、思想、伦理道德、健康、系统功能为一体的高层次美感，即完全体现出人体生理、心理、社会适应能力的相互协调统一的美。人体美不同于一般美，不具有功利性。彭庆星认为，健美的人体是指在艰苦状态下的形式结构、生理功能、心理过程和社会适应等层面上全方位、合目的的协调、匀称、和谐及统一的有机整体。

彭庆星从四个方面总结了健康与美的关系：第一，健康使人体美增艳。健康的机体必须具有健全的身体结构及各器官系统的完整功能，拥有这一切才能使机体正常调节、代偿和适应人体内外环境的变化。健康为人体增添色彩，增加了人体的魅力。第二，疾病和衰老使人体减色。“疾病是机体与外界环境间的适应性被破坏所造成的特殊状态。”疾病的产生可以直接导致人体结构破坏及功能异常，而机体的紊乱就会导致生活节奏的紊乱，机体的和谐统一性被破坏。第三，衰老也会使人失去健美的风姿。人体衰老是难免的过程，进入衰老期后生理代谢水平减慢，肌肉松弛，使原本健美的身体失去美感。第四，死亡使人体美消失。死亡是人体生命活动的终结，一切器官及系统均失去功能，则所有美均失去了存在的基础。

健康的人体具有什么特征？具体有以下几点：

(1) 从整体审美的观点来看，健康的人体是一种复杂的、和谐统一的有机整体，即通常所说的“人体的和谐统一整体美”。它集中表现在局部与整体、局部与局部、机体与环境、躯体与心理等对应关系的协调和谐上。这一特征，只有健康的人才存在，伤病者并不具备或不完全具备。

(2) 从形式美的角度来看，健美的人体具有均衡匀称的形态，即“体态美”。它主要表现在左右对称、比例均衡、线条柔和、体形匀称、动作协调等。

(3) 从人体健美的本质来说，健康的人体美是人的本质力量在人的生命活动中的能动的升华和展现。这也是人体美最本质的特征之一。

在漫长的人类历史进程中，美并不都是以健康为基础的，它常常建立在一种特定的社会文化基础上，有的甚至是病态的审美观。如在我国就曾以“三寸金莲”为美，那就是对年轻女性进行缠足，这主要是由于男女不平等的文化导致的；在性禁忌的年代，年轻的女性还被迫穿上紧身胸衣，使胸部平坦，如17世纪的西班牙甚至用铅板紧紧地压住女性的胸部，以阻碍乳房发育。

人体的八大系统，支撑着人体美的运行。运动系统具有运动、支持和保护的功能，只有发育良好、各部形态和比例均衡，才能构成体态美。循环系统、呼吸系统、消化系统、神经系统及内分泌系统、生殖系统及泌尿系统发育良好，才能承担起人体各器官正常的工作责任，人的肤色、发质以及第二性征才能按照正常状态发育，从而形成健美体形。世界卫生组织为人的健康制定了10条标准，其中6条属于身体健康方面的内容，有4条是心理健康与社会适应能力的内容，而且无论在谈到哪一项健康时都直接或间接地包含了审美标准。

三、美的启蒙、感受与创造

墨子说：“食必常饱，然后求美；衣必常暖，然后求丽；居必常安，然后求乐……先质而后文，此圣人之务。”马克思说：“人类第一个历史活动就是生产满足衣、食、住、行等所需要的资料，即生产物质生活本身。”从中国古今先贤的言语中，我们可以感受到人类首先要得到基本物质生活的满足即温饱后，才具有追求美进而创造美的意识。

人类的物质生产劳动，是人的本质力量对象化的过程。正是由于这种对象化的劳动，自然界才得到了改造，才成为人化的自然。当然对象化不限于物质生产劳动，人的其他社会实践也是对象化的活动。

所谓对象化，就是通过实践活动，使主观意识（目的、愿望、理想等）借助于物质媒介转化为客观存在的东西。例如，我想种一盆花，这仅是存在于我内心的愿望。当我置备了花盆、栽上花株、把它种植成活后，这时，我的愿望就变成了现实。这就是愿望得到了“对象化”。生产是通过劳动改变自然的性质或形式，使自然物成为符合人的目的的东西，这就是人的目的的对象化。这就是人类劳动的本质特点，也就是马克思所谓的“人的本质力量”。劳动是将人的本质力量作用于劳动对象，即人的本质力量的对象化。

对象化会“使劳动对象发生预定的变化”,使之成为“适合人的需要的自然物质”(马克思语),即创造了一个符合人类需要的有用产品,而且在被改造的自然物上会打上自己劳动的印记,体现了“人的本质力量”。人在劳动对象中观照了自己的本质力量,从而引起感情上的愉悦。美是人的本质力量对象化的结果,是合目的性和合规律性的物的一种属性。换句话说,人们在劳动时创造了物,也就创造了物的属性——美。

而美的创造包括启蒙均是蕴含于早期生活经历中的。美的创造是人类自觉、有意识地按照审美理想去创造具有审美价值的获得。美的创造与人类一般创造获得的区别在于人类一般的创造活动源于实用,而美的创造活动是人类创造活动中的高级活动,是人类在美的创造活动时,为实现自身审美理想的创造性实践活动。

自然界在人类诞生以前就存在着,但美最先不是产生在自然界,而是产生在人类创造的物质产品上。自然界开始是一个可畏可敬的形象,不可能进入人们的审美领域,而成为人们的审美对象。那时,生存是第一需要。能够使人们生存下去的,必定会引起人们的兴趣,牵动人们感情的波澜。人类创造了物,使自己生存下去。同时,在这些物上又看到自己的本质力量,因而会引起人们感情上的愉悦,于是美产生了,并从实用发展到审美。

人类的物质生产劳动是掌握、运用客观规律以实现主观目的的活动,因而是一种自由创造,而作为劳动创造成果的产品则是自由的实现。比如原始人制作陶器就要先认识陶土的性质,并使自己的主观目的(如制盆)与陶土的性质相统一,这才能制成陶坯,烧成陶器。这个制作陶器的过程就是规律与目的的统一,是自由的体现。一旦陶器烧制成功了,人的自由便凝结在陶器上,也就是对象化于客观存在物之中了。

艺术生产中的自由创造是从物质生产中的自由创造发展而来的,而且艺术生产中的自由创造又具有比物质生产更丰富、更深刻的内涵。在艺术创造中,艺术家不仅体验到普通人的自由,而且体验到了艺术创造的自由,所以艺术家体验到了双重自由。比如一位作家描写治蝗斗争,首先体验到人对自然的自由(人战胜了蝗害),还体验到自己运用某种艺术形式去表现人民斗争的创作自由,从中他享受到了双重自由。既然物质生产是自由创造,那么艺术生产应当是更高层次上的自由创造。

人们创造了物质产品的美,又创造了精神产品的美。精神产品的美是直接和心灵相通的,具有潜在功利性,如诗歌、绘画、音乐、舞蹈等的美。精神产品的美的创造,要求主体有发达的大脑和丰富的审美意识。当脑力劳动和体力劳动分开后,精神产品获得很大发展。精神产品的美也就更加色彩纷呈,千姿百态。劳动创造了美,因而美的创造就离不开劳动,并反过来促进劳动的健康发展,引导劳动去创造更多的美,从而使人类变得更加文明,世界变得更加进步。

以服装为例。最初的人类以树叶、兽皮等遮蔽身体,其中最初的目的可能是出于功利,也就是实用——御寒,但接着就有了装饰的意义。从专家们对“美”字的研究上可以看出一二。汉代许慎在《说文解字》中这样说:“美,甘也。从羊从大。”意思是羊大为美,可能是由于当时人们以羊为重要的生活资料,同时羊本身性格温驯,惹人喜爱。另一种意见认为“美”是一个人头戴装饰物正在跳舞,上面的“羊”是羽毛之类的装饰物,正面的“大”则是正在手舞足蹈的人。从后一种解释看“美”字,可以体现人体、装饰、艺术的结合。无论对“美”字如何解释,人类服装史足以证明服装是实用和装饰结合的产物。特别是当今社会，随着物质生活的日益提高，人们已越来越重视服装的外在美，包括款式、色彩、布料等。我国自改革开放以来，人们从崇尚清一色的绿军装到今天各种花色、各种款式的百花齐放就是明证。服装设计师和服装制作工用自己的辛勤劳动满足了人们的穿着需要，而人们对服装美的追求又刺激着服装业的迅猛发展。二者的结合，从一个侧面反映了美的创造的意义。

自然美的创造，社会美的创造，科技美的创造，艺术美的创造，对于人类来说，都如布帛菽粟一样，不可须臾离弃。人类之所以需要美的创造，就在于美的创造旨在美化自然、美化社会、美化人自身，并且由此达到人与自然的和谐、人与社会的和谐。

扫一扫 测一测

课堂讨论

性别人体美形成的原因有哪些？

（党文军）

复习思考题

1. 医学人体美有哪些构成要素？
2. 医学人体美的特征是什么？
3. 人体美的概念是什么？
4. 医学人体美的概念是什么？
5. 人体美的主要表现特点是什么？

课件

07章PPT

扫一扫
知重点

第七章

人体美的评价标准

学习要点

1. 了解人体美的概念。
2. 掌握人体内在美和外在美的概念及其主要表现。
3. 熟悉人体美的基本理论及基本技能。
4. 学会人体美在医学中的地位和作用。
5. 具有运用人体美的方法、技能使人体更美的能力。

人体美是指人体作为审美对象所具有的美，有狭义和广义之分。狭义的人体美多侧重于人的自然属性，主要指形体、容貌上的外在美，如常说的英俊、靓丽等词。广义的人体美，既包括身材、面容、肤色、发式、举止、服饰等外在美，也包括气质、心灵、性格、情智等内在美，是外在美和内在美的有机统一。

人体美是人的重要审美对象，不同时代、不同民族对人体美的评价标准不尽相同。就广义的人体美来说，人体美的评价标准主要体现在其内在美和外在美两个方面。掌握人体美的评价标准，便能运用人体美的基本理论及基本技能，通过修身养性及医学手段，不断提升人的内在美及外在美，增强人的自信心。

第一节　人体的内在美

人体的内在美是指人的心灵美、语言美、行为美、风度美等方面，主要表现在理想情操、气质性格、情趣修为三个方面。

一、理想情操美

理想情操美展现的是人的心灵美，主要表现为远大的理想、坚定的信念和高尚的情操。

1. 理想美　理想美是对未来美好蓝图的构想，其内容以真、善、美为支撑，杜绝假、丑、恶，能体现出一个人正确的人生观、价值观，是内在美的集中表现。只有树立美好远大的理想和坚定为理想献身的精神，生命才会焕发出绚丽的光彩，才会显示出人的本质美。周恩来总理立下“为中华之崛起而读书”的远大理想，把毕生的心血奉献给中国革命事业，鞠躬尽瘁死而后已。

理想信念最坚定，终身奋斗无怨悔。
病魔缠身仍工作，日理万机您最累。
改造到老学到老，自我批评身先垂。
无私奉献不表功，人格形象更完美。

知识链接

理想美的光辉典范

真正伟大的理想是合乎社会进步、合乎人民利益要求、合乎社会发展规律的，所以千百年来人们一直尊重、怀念、纪念着一些具有远大理想并为远大理想而奋斗的人。夏禹治水，九年在外，三过家门而不入；李冰父子为解决当时成都平原的水利问题，两代人把它作为终生事业，不畏艰难，修成了泽被后世的都江堰；扁鹊深入民间，"周游列国""随俗为变"，为各地人民解除疾病的痛苦；黄道婆流落海南黎族地区，刻苦钻研纺织技术，制造改良纺织工具，并毫无保留地把自己的丰富经验传授给他人，解决了当地人的穿衣问题。

2. 情操美　指人的感情品行之美，即人应该有与社会情感相适应的行为方式。自古以来，从不乏情操高尚之人，有人献身于祖国，有人奉献于事业，有人临危不惧，有人见义勇为，如孟子"富贵不能淫，贫贱不能移，威武不能屈"，范仲淹"先天下之忧而忧，后天下之乐而乐"，鲁迅"横眉冷对千夫指，俯首甘为孺子牛"，文天祥"人生自古谁无死，留取丹心照汗青"等等，都是情操美的具体表现。

二、气质性格美

气质性格美是风度美的表现形式。气质是一种个性，是一种灵性，还是一种修养。气质一旦形成，就深入骨髓，很难改变。气质性格是每个人经过长期的学习和修养所获得的，能自然而然地展现在人们的学习上、工作上和待人接物的各个方面上，是不可模仿的。

1. 气质美　气质是在社会实践和教育的影响下形成的，是在人的情感活动、认知活动和语言行动中表现出的动力特征，具有稳定性和可塑性。每个人的气质各有所长，要注意在气质上扬长避短，向别人展示自己独特的气质美。

医务人员的气质美主要还表现在职业道德和职业行为规范中。比如主动关爱患者，对待患者热情、友善、和蔼，爱岗敬业，高度的责任感，仪表端庄等都属于医务人员的气质美。

2. 性格美　性格是个体对客观现实的一种稳固的态度和习惯化了的行为方式，是对人、对事的态度和行为方式所表现出来的比较稳定的心理特征。性格美是指人的个性发展健全并具有吸引人的气质。如"君子坦荡荡，小人长戚戚""知耻近乎勇""非淡泊无以明志，非宁静无以致远""虚心使人进步，骄傲使人落后""自觉心是进步之母，自贱心是堕落之源，故自觉心不可无，自贱心不可有"等等，都是性格美的具体表现。

医务工作者的性格美则主要体现为性格温柔、情绪稳定、谦虚好学、开朗活泼、乐观奋进、善于与人沟通等。

三、情趣修为美

情趣修为美是人修身养性的内在要求，表现为人的审美修养和审美境界。

1. 情趣美　指人们高雅的审美情趣，具备欣赏美的能力，如欣赏千姿百态的自然美、丰富多彩的社会美、形式多样的艺术美、丰富细腻的情感美、健康和谐的人体美的能力。只有具备了高雅的审美情趣，人们才能志向高远、抵御物欲、超凡脱俗，进入悠然自得的境界。

2. 修为美　是人修身养性的结果，是人对自身的严格自律。它表现为自觉遵守法律法规，恪守职业道德和伦理道德规范，注重自身礼仪教养等自律行为。如古人说的不徇私、不苟取、日三省吾身、慎独等都是修为美的具体表现。

知识链接

《大医精诚》中的修为美

唐代孙思邈所著《大医精诚》，是中医学典籍中，论述医德的一篇极重要文献，为习医者所必读。《大医精诚》论述了有关医德的两个问题：第一是精，要求医者要有精湛的医术，认为医道是"至精至微之事"，习医之人必须"博极医源，精勤不倦"；第二是诚，要求医者要有高尚的品德修养，以"见彼苦恼，若己有之"感同身受的心，策发"大慈恻隐之心"，进而发愿立誓"普救含灵之苦"，且不得"自逞俊快，邀射名誉""恃己所长，经略财物"。

第二节　人体的外在美

人的外在美不但指体现在容貌形体上的人的静态物质的形象外观，也指体现在言谈举止上的人的动态物质活动的感性现实。人的外在美的形成，既有自然的因素，也有人自身的因素。一般来说，人的外在美是通过人的容貌形体、体态风度和言谈举止表现出来的，给人以直观的印象，为别人提供一种审美选择。

一、容貌形体美

容貌形体美是人的静态物质的形象外观，大多由自然因素决定。随着整形外科理念和技术的进步，人的形体容貌也能进行人工改善，但人们仍然较为崇尚自然的容貌形体美。

1. 容貌美　指人的五官、气色、表情的美。其中五官美是人们判断容貌美的第一印象和标准，一般五官比例和谐、位置恰当，就可以称之为五官美；气色是指人的面部肤色和精神面貌，人只有身体健康、心情愉悦，气色才会美；表情是指人的面部神态，如《诗经·卫风·硕人》中对卫庄公夫人"巧笑倩兮，美目盼兮"的描写，就是表现其表情美的，可见人的容貌有了表情，才会生动，才会光彩照人。

2. 形体美　指人的形体在结构形式方面的协调匀称、和谐统一。形体美的人线条生动柔和，结构符合比例（女性以S形为美，男性以Z形为美），皮肤光滑细腻，色泽健康，动作协调敏捷、富于活力。要维护形体美，就要保持身心健康，注意适当运动、合理搭配膳食，才能使形体美保持较长的时间。

二、体态风度美

体态风度美是人的内在美与外在美的结合。它既是良好身体姿态的体现，也是人的精神境界、道德情操、文化修养、个性特征和生活习惯等方面的外在表现。

1. 体态美　指人优美的体态，即良好的身体姿态，是形体美的重要因素之一。一个人良好的身体姿态表现在站、行、坐、卧四个方面，可以通过后天的培养教育，尤其是采用科学的锻炼方法，形成优美的体态。

知识链接

维纳斯雕像

维纳斯雕像是古希腊女人人体造型中美的典型。维纳斯雕像以其优美、崇高、典雅、完美的形象，成为希腊的雕塑代表作品，现陈列在巴黎卢浮宫。雕像的人体比例匀称，造型生动，形体结构严谨，肌肉富有弹性又具有柔和的质感，完美地展现出维纳斯的体态美。

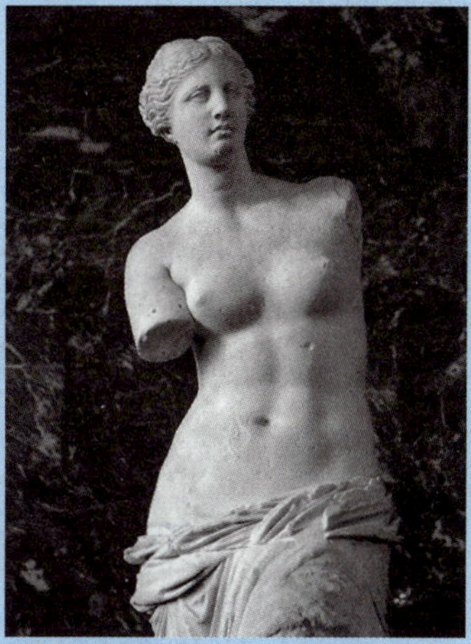

维纳斯雕像

2. 风度美　人的内在美与外在美的高度统一，指人的容貌、形体、动作、言谈举止、修饰打扮、表情神态等所体现出的一种美。风度美表现在自然显露与外在装饰的浑然一体，给人以强烈的美感，淋漓尽致地体现出一个人的内美外秀。风度美主要取决于人的内在气质、性格、道德情操和精神世界，偏重于修养和内涵，是内在美的自然流露，而故作姿态是难以形成风度美的。

知识链接

王昭君

王昭君，一位众所周知的传奇女子，从长安古道，到大漠草原，走到哪里，她的美就照亮哪里，以致于她的美丽、歌声以及琵琶，让高飞的大雁入迷地忘记了飞行而坠落地面……

汉王殿上，昭君发髻斜压，轻摇碎步，艳惊未央；远嫁大漠，她的美丽、善良、智慧、才华让野兽变得温顺退缩，让歹徒放下手中的长剑，让好战的民族爱好和平，整个草原因她而绽放异彩。王昭君以她内外兼修的美成为了流芳百世的宁胡阏氏。

在浩瀚的历史长河中，王昭君能脱颖而出，成为中国古代四大美女之一，正是因为她内在美与外在美的高度统一。她的内美外秀成就了动人的昭君出塞的故事。

三、言谈举止美

言谈举止美是人的内在美的一种外在表现形式,包括人的语言、行为、动作和仪表仪态,能体现人的文明程度,反映人的学识修养水平。

1. 言谈美　即语言美,指人说话时内容有条理、准确生动、风趣幽默、纯洁文明,语音甜美悦耳,语气亲切柔和,语调快慢适中、抑扬顿挫,能引发人的美感。高尔基说过:"作为一种感人的力量,语言真正的美,产生于言辞的正确、明晰和动听。"语言可以表达一个人的心灵,美的语言能表达美的心灵。我们的思想、品德、情操、志趣、文化素养以及人生观、世界观等,都可以通过语言得到一定的体现。言谈是一门艺术,是我们的第二张名片。

2. 举止美　人际交往过程中除了口语礼仪外的礼仪表现形式,主要指人体动作与表情的礼仪。举止是通过人的肢体、器官的动作和面部表情的变化,来表达思想感情的语言符号,也叫人体语言或肢体语言。举止美具体表现在人的行为、仪表、动作、仪态等方面。行为动作要稳重敏捷、大方得体,站有站相,坐有坐相;仪表仪态是接人待物的态度和方式,既指人的穿着打扮整洁、合适得体,也指待人接物有礼貌,热情、谦虚、和蔼。医务人员在工作中严格遵守职业行为规范,也是举止美的表现。

第三节　人的内在美和外在美的关系

内在美与外在美的关系问题一直是长期以来人们争论不休的问题,我们应该从更深层次理解内在美与外在美的关系。人是无比精美的自然创造物,也是自然进化的最优结果。人深受人类文明进步文化的熏陶,能自觉追求内心的美好,这也是人展现出来的与其他动物不同的特质。人只有将外在美和内在美集于一身,才是一个完美的人。

一、内在美——人的本质特性的感性显现

人的内在美是社会政治、经济、文化作用于人的综合反映,也是人类用意志行为自律的结果,还是人的本质特性的表现。人要求自己内在美的目的,就是为了在政治、经济、文化等活动中更好地表现自己作为人的本质特性。

我们接受的教育是要注重人的内心品质,不要以貌取人。中外都有许多谚语强调人的内在美,如"鸟美在羽毛,人美在勤劳""马的好坏不在鞍,人的美丑不在穿",以及"人美不在貌,而在心"(朝鲜),"样儿好,不如心眼好"(老挝),等等。德谟克里特说过:"那些偶像的穿戴和装饰看起来很华丽,但是,可惜!他们是没有心的。"这就是注重内在美的审美观点。这种审美观点在文学艺术作品中也有形象的体现,如莎士比亚的剧作《威尼斯商人》中向鲍西亚求婚的情节,三位求婚者要从金的、银的、铅的三个匣子中找出一个匣子,其中一个藏着鲍西亚的画像,谁选中了,这位姑娘就嫁给谁。第一个求婚的是摩洛哥亲王,选中了外表闪光的金匣子,里面却装了一个骷髅头骨。第二个求婚的是阿拉贡亲王,选了耀眼的银匣子,里面装的是一张傻瓜画像。第三个求婚的是巴塞尼奥,他选中了那质朴的铅匣子,

他说："外观往往和事物本身完全不符，世人都容易为表面的装饰所欺骗……再看那些世间所谓的美貌吧，那些完全靠脂粉装点出的，愈是轻浮的女人，所涂的脂粉愈重……你炫目的黄金，米达斯王坚硬的食物，我都不要你；你惨白的银子，在人们手中来来去去的下贱的奴才，我也不要你；可是你，寒酸的铅，你的形状只能使人退走，一点没有吸引人的力量，然而拟定质朴比巧妙的言辞更能打动我的心，我就选中了你吧，但愿结果美满。"打开盒子一看，里面装的正是鲍西亚的画像，他的求婚如愿以偿了。这体现了莎士比亚的审美观点——鄙夷那些华而不实的东西，歌颂的是人物的内在美。

在人类发展史上，不论古今中外，随着人类对自然规律和社会规律越来越全面的认识，人们逐渐学会把实现长远目标和当前具体行为结合起来。美好理想的实践过程也要求人们具备美好的内心世界，于是人类开始用政治理想、道德规范约束自己；为了与人合作实现长远目标，人们开始用良好的品格与人相处；为了创造和享受美好生活，人们开始在社会实践中培养自己高雅的情趣。

二、外在美——人被自然和社会优化的最终结果

人是万物之灵。人的外在美是人类同自然界长期斗争的结果，因而也是人类被自然优化的最佳结果。人的许多生物学特性都是在社会因素的参与下进化完成的。从早期的穴居人进化为直立人、智人，在自然的斗争中和改造自然的过程中，经过优胜劣汰，人体进化得体态匀称、皮肤光洁，使人的形体精美得无与伦比。这是人被自然进化的过程。

人的外在美也受社会经济、文化水平的制约。人类早期，由于自然环境和生活状况的改善等因素，人的颅骨变大、脑容量增加，使人的外形逐渐接近现代人。现代社会，物质生活丰富，文化发达，人们更注重自己的外在美，追求匀称的体形、青春永驻的容颜、富于个性的服饰，这一切之所以成为可能，其原因在于经济发展和科技水平的提高。所以说，人的外在美是人被自然和社会优化的结果。

三、内在美和外在美的有机统一

人的美，包括外在美和内在美两个方面。外在美指人的相貌、体态、语言、仪表等方面的美；内在美指人的心灵、性格、情操、智慧、情感等方面的美。内在美是外在美的内化，并通过外在美呈现出来，而外在美则是内在美的外化，并受内在美的制约和规范。外在美需要内在美作底蕴，内在美需要外在美来展现，只有当外在美和内在美达到和谐统一时，一个人的美才能真正显现出来，这种内外和谐一致的美才能让人感受到。内在美是人的立人之基，做人之本；人的外在美是美的表现形式，二者有机统一，相辅相成，缺一不可。

内在美与外在美的统一本质上是内容与形式的统一。柏拉图认为："最美的境界是心灵的优美与身体的优美和谐一致，融成一个整体。"许多美学家、哲学家从不同方面进行探讨，最终把美的内容和形式统一起来。黑格尔是这样定义美的："美是观念的感性显现。"这就是内容美和形式美有机统一的精辟论断。美如果不通过一定形式表现出来，就只是潜在的美，不可能让人感受到。反之，如果形式与内容脱离，形式美就不可能得到很好展现，虚有其表而无其实，何以谈美？

人们在生活中往往比较容易注意到长相的美，却总是忽略了心灵、性格、情操的美，这就割裂了内容与形式的统一。所谓“征神见貌，则情发于目”（三国魏刘劭《人物志》），就是指人的思想感情常常自然流露于外，而心灵中最细微的变化，都可以从眼睛中流露出来，比如高兴时“眉开眼笑”，得意时“眉飞色舞”，愉快时“眉舒目展”。《诗经·卫风·硕人》有这样一段描写：“手如柔荑，肤如凝脂，领如蝤蛴，齿如瓠犀，螓首蛾眉，巧笑倩兮，美目盼兮。”前五句描写外貌体态的美丽，属于形式美；后两句描写表情、神态，属于内容美。有了后两句的描写才更能引起人们对人物整体形象的想象和美感。

人的美不只是外貌美丽，外貌的美丽虽然可以使我们从形式上获得美感，却不能使我们品德高尚。人的外貌是易逝的，而内在美却持久常在。莎士比亚在剧本《一报还一报》中写道：“没有德性的美貌，是转瞬即逝的；可是因为在你的美貌之中，有一颗美好的灵魂，所以你的美貌是永存的。”人的内在品质总是通过一定的外在形式得到表现，主要通过人物的表情、动作、语言等形式表现出来。

知识链接

周恩来总理内在美与外在美的统一

有一件摄影作品，其内容是表现周恩来总理1961年视察河北邯郸第一棉纺厂工人食堂时的动人情景。作品中反映出的周总理的人物形象并不是抽象的，它将周总理所具有的关心人民、热爱人民的内在品质都通过外在形象显现出来。摄影家敏锐地抓住了这一瞬间——总理正要从女工手中掰下一块窝窝头尝尝。总理的表情是那么的和蔼可亲，态度是那么的平易近人，从周围人物的笑脸上，我们仿佛听到了周总理亲切风趣的语言。这件作品就把握住了形式和内容的统一，将周总理的内在美和外在美形象地展示在我们眼前。

内在美与外在美是有机统一的，但必须认识到，在社会实践中，人的内在美比外在美更为重要，它直接决定着人的价值意义。外在美可以给人带来很多机会，如交友机会、就业机会、学习机会，但外在美也受制于人的内心美。一个人内心不美好，即使争取到很多机会，最终也会失去，因为没有人愿意和一个“金玉其外，败絮其内”的人共事相处。人类要建立理想社会，必须塑造美好心灵，在注重外在美的同时更加注重内在美，因为对人类而言，心灵美好始终有决定性意义，内心美好最终会压倒体貌的美好，处于支配地位。

课堂讨论

讨论人体美的标准，人体内在美和外在美的基本理论、基本知识及基本技能。如何认识人体美在现实社会中的意义，在医学中的地位和作用，人体内在美和外在美的关系。怎样运用人体美的方法、技能使人体更美更漂亮。

扫一扫
测一测

（熊文艳）

复习思考题

1. 人的内在美是什么？体现在哪几个方面？

2. 人的外在美是什么？体现在哪几个方面？

3. 言谈举止美是什么？举例说明。

4. 人的内在美与外在美高度统一在哪种美中？

5. “金玉其外，败絮其中”是明代刘基《卖柑者言》中的一句话，如何从人的内在美与外在美的角度理解这句话？

6. “秀外慧中”是中国传统文化中对人的美的审美评价标准，如何理解这一标准？

课件

08章PPT

第八章

人的美

扫一扫知重点

学习要点

1. 了解肩颈部的美学特征；人的四肢美；面部表情美；头部姿态美；动作和手势的美。

2. 掌握容貌美的基本特征；五官的美学观察；女性乳房的美学特征；腰部的美学特征；现代女子体型健美的标准；体态美的基本特征。

3. 熟悉容貌的审美功能；额、颧、颊、颏与容貌美的关系；臀部的美学特征；影响体型的因素。

4. 学会对人的美的观察与欣赏。

5. 具备对人体各部位进行医学审美的能力。

人作为一个整体，由各个部分组成。树立科学的人体审美观，学习人的整体形态美知识的同时，了解和把握人体各部位美，对于人体美的塑造具有重要作用。本章主要介绍人的容貌美、躯干美、四肢美、体型美及体态美。

第一节　容 貌 美

一、人的容貌美

容貌居于人体之首，是人体最袒露，也是最引人注目的部位。容貌中的五官是展示人的心灵、情感及个性的窗口。人的容貌之美，是人体美中最重要的组成部分，是人体审美的核心和主要对象。

(一) 容貌的审美功能

1. 容貌是接受外界美感信息的“主渠道”　人的容貌，集中了视觉、听觉、嗅觉、味觉、触觉等主要感觉器官，是人脑接受外部世界美感信息最重要的通道，是美感产生的基础生理部位。

2. 容貌是人的内在情感流露的窗口　人的容貌五官是人类内在美感信息输出的重要部位和窗口。人类的容貌蕴含着极其丰富而深刻的美感信息。人与人的交往和接触，主要是通过容貌及五官来实现的。作为具有高级思维的感情动物，人类表现情感的外部器官主要依赖和集中于容貌。

3. 容貌是人类个体识别的主要依据　人的容貌由于结构比例、五官分布、肤色、质感、表情、风度和气质等方面都有所不同，由此形成了具有个体特征的千差万别的容貌，且暴露在外的容貌成为人们相互识别的标志。

4. 容貌是人的心理和社会适应状态的集中反映　容貌对人的生理、心理及社会适应等方面产生不可忽视的影响。在人际交往中，容貌给予人第一印象，容貌之美容易给人以愉快的视觉形象，因此赢得更多的好感、信赖和倾慕，从而有利于人际间进一步交谈和情感领域的开拓。亚里士多德说过："美是比任何介绍信都有用的推荐。"

5. 容貌是人体审美的核心部分　容貌美是人体美中最吸引人的部分。容貌集中、突出地反映了人体美的所有形式和内容，诸如比例、对称、均衡、节奏、多样统一、动静之美，以及生命活力美感等。因此，容貌美是人体美最重要的组成部分。

（二）容貌美的静态特征

1. 容貌的对称美　对称是整体各部分之间布局相称和相适应，是容貌美的重要形态标志之一。人类的容貌以鼻梁中线为轴，处处体现了对称美的原则。诸如，眼、颊、鼻翼、口角、耳等部都是对称的。容貌的对称，是相对的。实际上，人的面部只是基本对称。

2. 容貌的比例美　比例美是容貌美的基本特征之一，是面部的局部与局部、局部与整体之间具有一定的比例关系，符合比例美的原则，从而达到容貌形象的特殊和谐性、严整性和完善性。容貌美中的比例研究由来已久，如我国古代提出的"三停五眼"，日本学者发现的$\sqrt{2}$规律，近代西方学者迈克·康宁提出的"容貌美方程式"等，都体现了容貌的比例美。

3. 容貌的曲线美　人的容貌虽非完全由曲线构成，却处处蕴藏着曲线美的魅力，如弯曲的双眉，形似飞燕展翅的唇弓，微翘的口角，突出醒目的鼻、面部轮廓结构的高低起伏，再辅以美的质感、量感、色彩、立体感等构成了容貌特有的曲线之美感。

4. 容貌的和谐美　和谐即多样统一，是形式美的最高形态。"多样"体现了美在总体中所包含的各部分在形式上的变化和差别。"统一"则体现了各部分在总体美组合关系中的一致性和整体联系的统一性。

（三）美容的动态美特征

容貌美不仅存在于相对静止状态下，更表现在动态状态下，表现在富于运动的眉毛、口唇和眼睛上，具有静态和动态双相效应。往往在动、静态变化中显现出更高层次的美的魅力。因此，我国许多学者认为，容貌美是一种具有生命活力美感的无限魅力之美。

知识链接

《洛神赋》中的容貌美

三国时期著名诗人曹植在《洛神赋》中，形容洛神惊世的美貌时曾言："云髻峨峨，修眉联娟，丹唇外朗，皓齿内鲜。明眸善睐，靥辅承权，瑰姿艳逸，仪静体闲。"可见，五官的形态和其动态表情的和谐组合，就构成了容貌的美感。

（四）容貌美感的个性特征

由于容貌形态结构、五官分布、肤色、质感、表情、风度和气质等的不同，而形成了具有个体特征的面容，使得世界上没有任何两个人在容貌上绝对一样。这正是彼此间互相认识的重要依据，具有独特的社会学价值和美学意义。容貌美的个性特征主要体现在种族、性别、年龄、遗传、环境等方面的差异。

二、额、颧、颊、颏与容貌美

面部位于头部前下方，由额部、颧部、颊部、颏部和五官共同组成。面部的形态轮廓与额部、颧部、颊部和颏部的形态密切相关。面部轮廓的形态即面型是容貌美的基础。一个比例协调、线条柔和、轮廓清晰的面型，再配上符合标准的五官，就构成了一个自然的美的容貌。

（一）额与容貌美

额部位于眉以上，占容貌上 1/3 的位置，是面部“三停”中的第一停，是较为开阔的容貌结构，这是人类在长期进化中大脑发育的结果。根据额部高低和丰满程度，可分为长额、扁平额和圆润额；根据额部倾斜度可分明显倾斜、中等倾斜、直立或微斜。

额部代表着智慧与精神的力量。古往今来，智者形象无一例外有着舒展宽广的额部。但额部过于宽阔会给人以木讷感；反之，前额太窄小则又显得面容拘谨、小气，缺少大度智慧感。

（二）颧与容貌美

颧骨位于容貌中间 1/3 处，即所谓“三停”中第二停的位置，对面型的影响极大。它的和谐与否影响到鼻部、面颊的和谐。颧部的形态取决于颧骨。如果颧骨过于肥大则容貌中部突出，形成菱形脸，可以通过颧骨整形来修改脸型。

（三）颊与容貌美

颊部位于面部两侧，上起至颧弓，下至下颌下缘，前界在鼻唇沟，后界在咀嚼肌前缘。颊部占据面部大部分，因而也是容貌美的焦点。颊部丰满圆润使面容富有朝气，特别在微笑时牵动嘴角则出现鼻唇沟给人亲切柔和的动态美。此外，面颊还有两个特殊表现——女性的“粉面桃腮”和“笑靥”，是女性容貌美的要素。

（四）颏与容貌美

颏部位于面下 1/3 处，上部与唇毗邻，下部为颜面之最下端，左右与颊部相延续。颏与鼻、唇一起决定着面部的侧貌突度及轮廓。颏的高度、突度及大小对面下 1/3 的高度及宽度乃至整个面型都有着至关重要的影响，对于面庞成凸面型、凹面型还是直面型起着举足轻重的作用。在一定程度上，颏部的外形轮廓还可反映出人的性格特征和气质。一些公认漂亮的面庞，就是以微微突出的颏为其鲜明特征之一，有人称之为“现代人类的美容特征”。

理想的颏部形态应是颏前点位于 Ricketts 面上，上唇高与下唇颏高度比为 1∶2(女性可稍小)，颏唇沟较深，颏轮廓清晰，微微上翘，鼻唇颏关系协调。鼻根点与颏前点的连线垂直于眶耳平面，是颏部突出的理想程度。

三、五官与容貌美

（一）眉与容貌美

1. 眉的美学功能　眉，在眼上方，是容貌的重要结构之一。在人的面部，除了灵动的双眸外，最能传神，表现人的内心和性格特征的就数双眉了。左右对称、浓淡相宜、粗细适中的双眉，对协调、平衡面部各结构之间的关系，显示情感个性、烘托容貌美均具有重要作用和意义，故有“面之有眉，犹屋之有宇”的说法。

2. 眉的美学位置　眉头在鼻翼边缘与内眦角连线的延长线上，两眉头间距约等于一个眼裂长度；眉尾稍倾斜向下，与眉头大致在同一水平线上，眉尾的尾端在同侧鼻翼与外眦角连线的延长线上；眉峰在整个眉长中外 1/3 交界处，或在两眼平视前方时鼻翼外侧与瞳孔外侧缘连线的延长线上。

3. 常见眉型分类　眉型的分类，依眉的位置、形态变化，可有多种分类。国人常见眉型大致有以下 8 种（图 8-1）：标准型、下斜型（八字型）、向心型、粗短型、连心型、散乱型、离心型、残缺型。

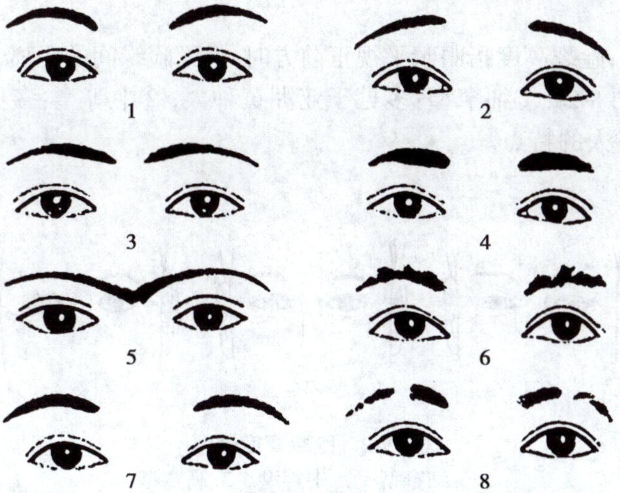

图 8-1　常见眉型

1. 标准型　2. 下斜型　3. 向心型　4. 粗短型
5. 连心型　6. 散乱型　7. 离心型　8. 残缺型

一般来说，在具有理想标准眉型基础上，双侧对称并与睑型、眼型协调，眉峰高度适中、眉梢略向外上的柳叶眉，是东方女性眉型美的特征，给人以漂亮、秀气、温柔、自然天成的美感。

（二）眼与容貌美

1. 眼的美学功能　眼是表情器官，是人内心世界的显示器，是“心灵的窗口”。眼睛还是容貌的中心，是容貌美的重点和主要标志，因此美学家称人的双眼是“美之窗”。

眼睛美有两层含义：一是眼部形态结构之美；二是指“眼神”所表达传递的情感信息之美。“眼神美”是一种动态之美。只有“形”与“神”和谐统一才能真正表现出眼睛美的全部内涵。黑格尔甚至说:“灵魂集中在眼睛里。”

2. 眼的美学观察　人的双眼包括眼球及其附属器官。眼的美学观察包括内眦间距、眼睑、睑裂形态,以及睫毛、眼球、瞳孔、眼型等。

(1) 内眦间距:内眦间距指两眼内眦角之间的距离,平均宽度为 30~32mm,与睑裂、鼻翼间宽度大致相等。其在面横比例中符合“五眼”,内眦间距宽窄对眼形及容貌有一定影响,过宽则使两眼过于分开,显得面部横径加宽,失去比例协调美;过窄则使两眼接近,显得面部收拢变窄。

(2) 眼睑:眼睑上睑宽大,形态及活动幅度变化明显,在相当程度上决定眼睑外形的整个特点,对眼型与容貌美影响很大。上睑形态根据有否皱襞和皱襞形态特点可分单睑型、重睑型、内双型和多皱襞形 4 类。单睑又可根据上睑皮肤的紧张松弛程度及皮下脂肪多少分为正力型、无力型(皮肤松弛型)和超力型(俗称肿眼泡)。一般来说,具有重睑的上睑外形使人眼神明媚动人,面容显得爽朗优美。

下睑形态及活动幅度变化小。若下睑缘处轮匝肌肥厚增生,则形成“肌性睑袋”;若皮肤、眼轮匝肌、眶隔膜变性松弛,眶脂肪前膨出脱垂,则形成下睑眼袋而影响美观。

(3) 睑裂

1) 睑裂高度:睑裂高度指眼睛平视正前方时,上下睑缘间的距离,平均为 7~12mm。一般分为 3 型(图 8-2):①细窄型:多见于亚洲黄种人;②中等型:多见于欧洲白种人;③高宽型:是黑种人的特点。

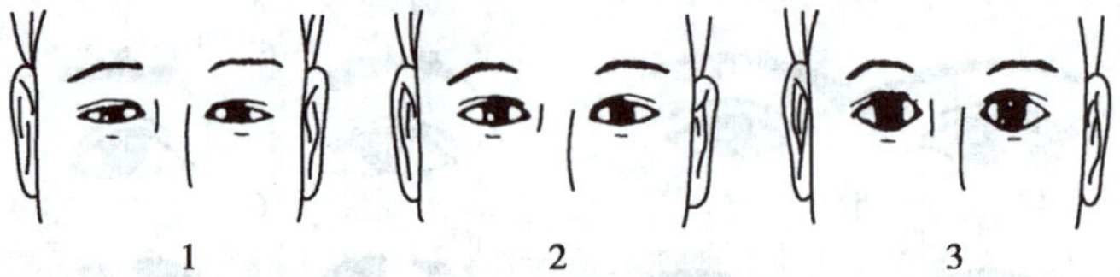

图 8-2　睑裂高度分型

1. 细窄型　2. 中等型　3. 高宽型

2) 睑裂宽度:指睑裂内外眦水平间的距离,平均为 25~30mm,其宽度与面宽比例符合“五眼”者为美。

3) 睑裂倾斜度:指内外眦角位置的高低程度,一般分为 3 种类型(图 8-3):①水平型:内外眦角在同一水平线上;②外倾型:内眦角高于外眦角(也称内高外低型);③内倾型:内眦角低于外眦角(也称内低外高型)。

睑裂的高度、宽度、倾斜度直接影响眼型和容貌美。一般以睑裂中等高度、睑裂宽度与面宽比例符合“五眼”、外眦角水平于或略高于内眦角、内眦角稍钝圆形、外眦角呈锐角之睑裂形态显美。

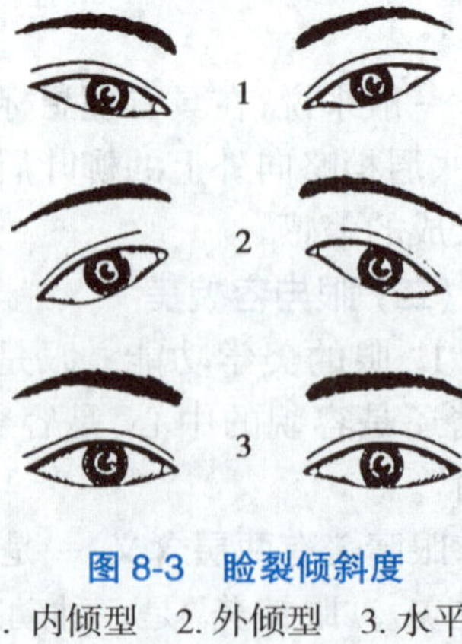

图 8-3　睑裂倾斜度

1. 内倾型　2. 外倾型　3. 水平型

(4) 睫毛:上睑的睫毛多而长,通常约有 100~

150根，长度平均为8~12mm，稍向前上方弯曲生长。下睑的睫毛短而少，约50~80根，长度约为6~8mm，稍向前下方弯曲。细长、弯曲、乌黑、灵动而富有活力的睫毛对眼型美以至整个容貌美具有重要辅助作用。睫毛的倾斜度因人而异，与眼型美有密切关系。

(5) 虹膜：虹膜的颜色主要与虹膜实质中所含黑色素多少及分布情况有关。虹膜颜色有明显种族差异。白种人，虹膜色素少，由于光线的衍射作用，则多呈蓝色或碧绿色。黑种人和棕色人种由于虹膜致密，含有较多黑色素，则呈棕黑色。黄种人则介于上述两者之间，多表现为棕色虹膜。在同一人种中，虹膜颜色也存在差异，一般女性虹膜色泽略深于男性。虹膜的结构、颜色、纹理、隐窝形态、瞳孔形态大小、位置、收缩情况以及瞳孔区状态，都与眼型美，尤其与“眼神”、情感的传递有密切关系。

3. 眼型的分类　眼睛之美是眼的形态与眼神的和谐、健全的统一，其美贵在“神”，而基础在“形”（图8-4）。

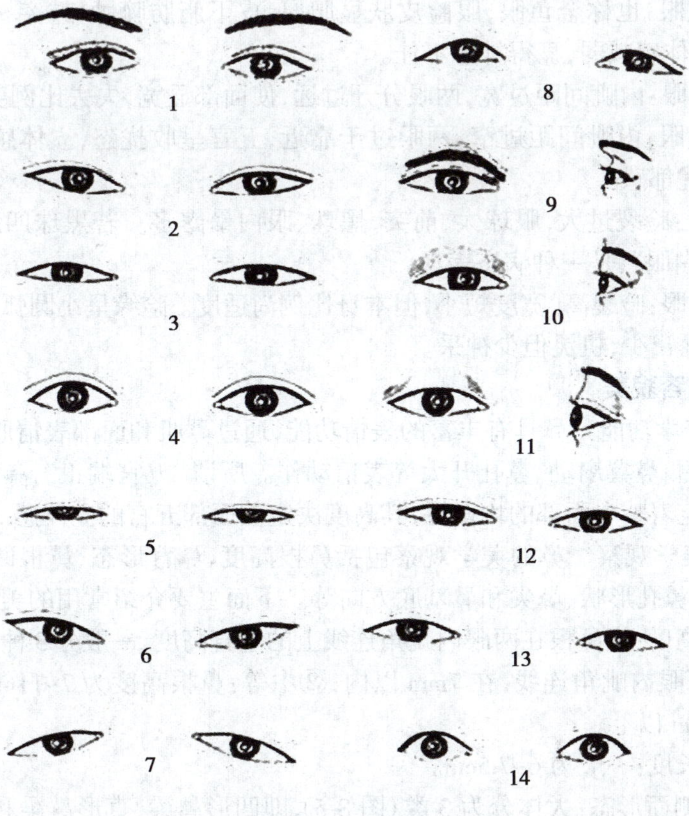

图8-4　各种眼型

1. 标准眼　2. 丹凤眼　3. 细长眼　4. 圆眼　5. 眯缝眼
6. 吊眼　7. 垂眼　8. 三角眼　9. 深窝眼　10. 肿泡眼
11. 突眼　12. 远心眼　13. 近心眼　14. 小圆眼

(1) 标准眼：又称杏眼，眼睛位于标准位置上，男性多见，特点是睑裂宽度比例适当，较丹凤眼宽，眦角软钝圆，黑眼珠及眼白露出较多，显英俊俏丽。

(2) 丹凤眼：属美眼一种，外眦角大于内眦角，外眦略高于内眦，睑裂细长呈内窄外宽，呈弧形展开。黑眼珠与眼白露出适中，眼睑皮肤较薄，无论男女均为美形眼标准之一。

(3) 细长眼：睑裂细小，睑缘弧度小，黑眼珠及眼白露出相对较少。

(4) 圆眼：也称荔枝眼、大眼。睑裂较高宽，睑缘呈圆弧形，黑眼珠、眼白露出多，使眼睛显示圆大。目光明亮但相对缺乏秀气。

(5) 眯缝眼：睑裂小而狭短，内外眦角均小，黑眼珠、眼白大部分被遮挡，眼球显小。

(6) 吊眼：也称上斜眼。外眦角高于内眦角，呈上挑状，显得机敏但严厉。

(7) 垂眼：也称下斜眼。外形与吊眼相反，双眼呈"八字"形。

(8) 三角眼：主要因上睑皮肤中外侧松弛下垂，外眦角被遮盖，使眼裂近似三角形。

(9) 深窝眼：主要特征是上睑凹陷不丰满，西方人多见。

(10) 肿泡眼：也称金鱼眼，眼睑皮肤显肥厚，皮下脂肪臃肿，鼓突，使眉弓、鼻梁、眼窝之间的立体感减弱，显得神态不佳。

(11) 远心眼：内眦间距过宽，两眼分开过远，使面部显宽，失去比例美，显得呆板。

(12) 近心眼：内眦间距过窄，两眼过于靠近，五官呈收拢态，立体感增强，显严肃紧张，过度有忧郁感。

(13) 突眼：睑裂过大，眼球大、前突，黑珠、眼白暴露多。若黑珠四周均有眼白暴露则俗称"四白眼"，是一种病态表现。

(14) 小圆眼：睑裂高，宽度短小，但本身比例尚适度。睑缘呈小圆弧形、眼角稍钝、黑眼珠、眼白露出少，机灵但少神采。

(三) 鼻与容貌美

1. 鼻的美学功能　鼻具有丰富的表情功能，通过鼻肌和面部表情肌的作用，可以做出耸鼻、皱眉、鼻翼扇动、鼻孔开大等表情动作。所谓"五官端正"，鼻子起着主要作用，其位置决定着整个面部的均衡性，其高度决定着面部五官的立体感。

2. 鼻的美学观察　鼻的美学观察包括鼻根高度、鼻背形态、鼻根凹度、鼻翼突出度、鼻翼宽度、鼻孔形状、鼻尖和鼻基底方向等。下面主要介绍常用的美学指标。

(1) 鼻根高度：指鼻根在两眼内眦角连线上的垂直高度，一般分 3 种类型：①低平：鼻根稍高于两眼内眦角连线，在 7mm 以内；②中等：鼻根高度为 7~11mm；③较高：鼻根高度为 11mm 以上。

(2) 鼻的长度：一般为 6~7.5cm。

(3) 鼻梁侧面形态：大体分为 3 类(图 8-5)，即凹形鼻梁、直形鼻梁和凸形鼻梁，每一类又分许多型。

(4) 鼻尖：根据形状分为 3 种类型(图 8-6)：①尖小型(鼻尖尖而小)；②中间型(鼻尖大小中等，圆尖适度)；③钝圆型(鼻尖肥大钝圆)。

3. 鼻的分型　鼻的分型方法有多种，对东方人而言，结合其常见外鼻特点，常将其鼻型分为 9 类(图 8-7)。

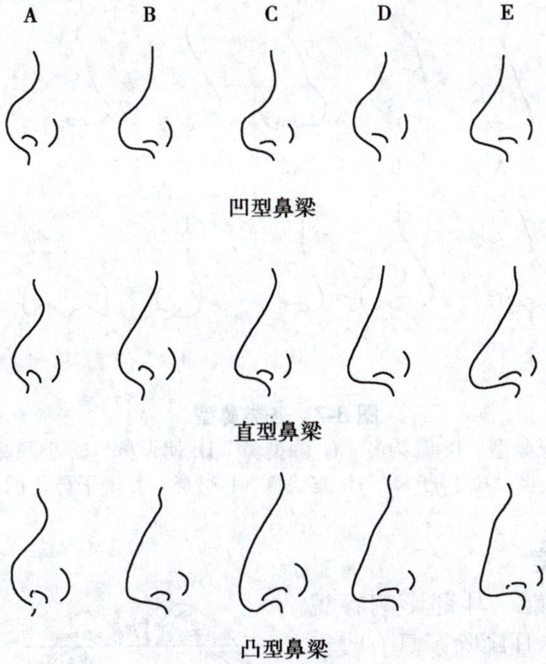

图 8-5 鼻梁的侧面观

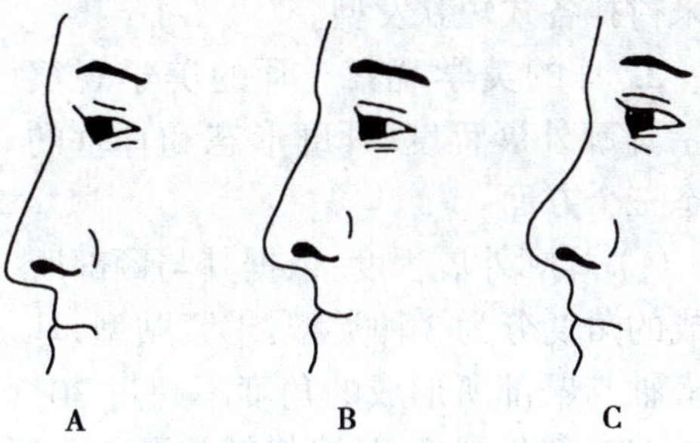

图 8-6 鼻尖形状

A. 尖小型 B. 中间型 C. 钝圆型

(1) 理想鼻型：鼻梁挺立、鼻尖圆阔、鼻翼大小适度，鼻型与脸型、眼型、口型等比例协调和谐。

(2) 鹰钩鼻：鼻根高，鼻梁上端窄而突起，鼻尖部向前下方弯曲成钩状，鼻中柱后缩。

(3) 蒜型鼻：鼻尖和鼻翼圆大，鼻翼与鼻尖的形态不明显。

(4) 朝天鼻：鼻尖位于鼻翼之后，鼻孔可见度大。

(5) 小翘鼻：鼻根、鼻梁与鼻尖相比略显低，鼻尖向上翘起。

(6) 小尖鼻：鼻型瘦长、鼻尖单薄、鼻翼紧附鼻尖，展开度不大。

(7) 狮子鼻：鼻梁过宽、鼻翼及鼻尖大而开阔。

(8) 鞍鼻：鼻梁塌陷，缺乏立体感，给人以愚笨、木讷之感。

(9)波状鼻：鼻梁凹凸不平，缺乏线条美。

什么样的鼻型好看，具有美感？主要看鼻型与整个面型是否相称与协调，而且还要看是否符合本民族的特点和审美标准。一般来说，理想的外鼻长度，为面部长度的1/3；理想的外鼻宽度(两个鼻孔外侧缘的距离)，为一眼的宽度(图 8-8)。这也就是我国古代画家所谓的“横三”“竖五”。

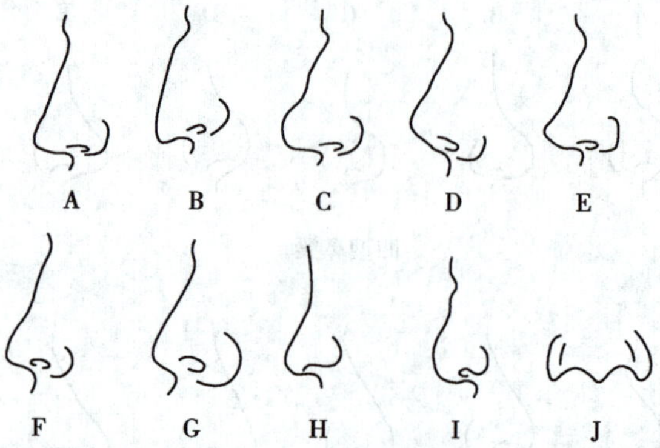

图 8-7 各类鼻型

A. 理想鼻型 B. 鹰钩鼻 C. 蒜型鼻 D. 朝天鼻 E. 小翘鼻
F. 小尖鼻 G. 狮子鼻 H. 波状鼻 I. 鞍鼻 J. 狮子鼻正面观

(四) 耳与容貌美

1. 耳的美学功能 耳部影响容貌的主要结构是耳廓。耳廓除了具有收集声波的功能外,外耳还有美化容貌的重要功能。人们用佩戴耳饰、装饰性眼镜等方法来衬托外耳及容貌之美,并用耳廓来衬托各式短款发型。

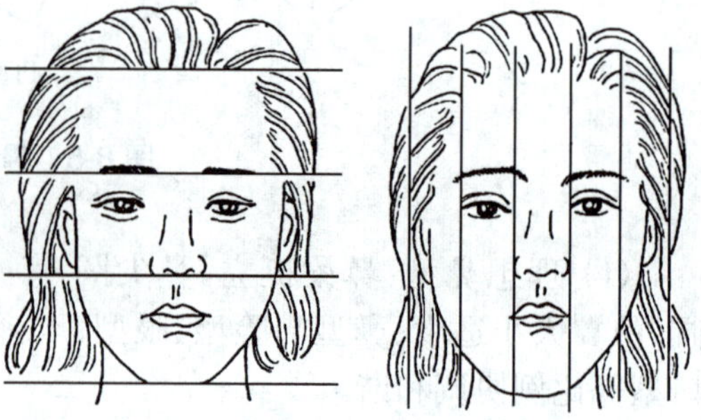

"横三" "竖五"

图 8-8 理想外鼻

2. 耳的美学观察 耳的美学观察包括耳廓外展程度、耳廓形态和耳垂的形态三个方面。

(1) 耳廓外展程度:依据其与颞部所形成的角度分为 3 种类型:①紧贴型,耳廓横轴与颞部所形成的角度不超过 30°;②中等型,耳廓横轴与颞部所形成的角度在 30° ~60°;③外展型,耳廓横轴与颞部所形成的角度在 60°以上。

(2) 耳廓的形态:根据耳轮、对耳轮及耳轮结节的形态,耳廓可分为 6 个类型,如图 8-9 所示。

(3) 耳垂的形态:耳垂的形态变异很大,其大小位置也不尽相同,基本形态为圆形、方形和三角形和附连三角形。

什么样的耳型最美?这似乎并无一特别定论。所以,理想的耳型可以理解为耳廓在头颅侧面的位置、倾斜角度合适,耳的宽度、长度与头面部的宽度、长度比例相协调,耳廓外形圆滑、无耳尖,耳部轮廓及解剖结构清晰,耳廓本身各组成部分之间比例关系协调,耳垂长度占全耳长度的 1/5 左右。中国人认为海螺耳最美。

(五) 唇与容貌美

1. 唇的美学功能 唇是面部器官中活动能力最大的软组织结构。由于唇与面部表情肌密切相连的特点,使唇不仅具有说话、进食、吐出、吸气、吹气、亲吻和辅助吞咽等功能,而且具有高度特化的表情功能。唇在容貌美学中的优势首先是色彩美,娇艳柔美的朱唇尤其是女性风采的特征之一。

唇在容貌美学中的重要性仅次于眼睛，有时胜于眼睛。达·芬奇的著名肖像画《蒙娜丽莎》，其重点就在唇。由于唇是人感情冲突的焦点，因此有人称它为“面容魅力点”和“爱情之门”。

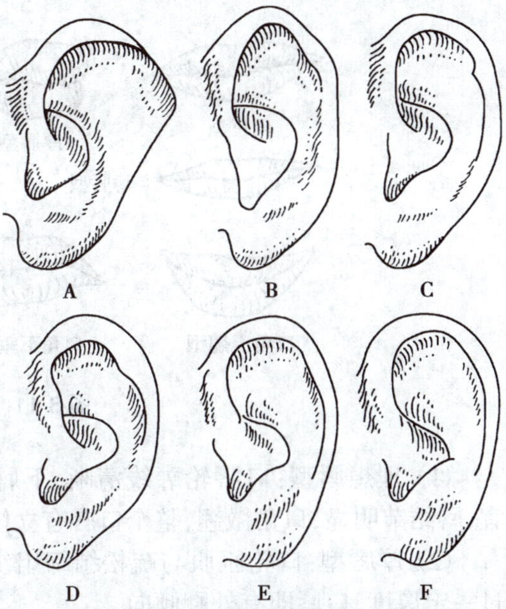

图 8-9　耳廓的类型

A. 猕猴型　B. 长尾猴型　C. 尖耳尖型　D. 圆耳尖型　E. 耳尖微显型　F. 缺耳尖型

2. 唇的美学观察　唇部位于面下1/3。唇的美学观察包括唇高度、唇突度、唇厚度、口裂宽度及唇型等。

(1) 唇的正面观：当上下唇轻轻闭拢，正面观看唇形轮廓时可分为3型（图8-10），即方唇、扁平唇、圆唇。

(2) 上唇高度：指上唇皮肤的高度（即鼻小柱根部至唇峰的距离），不包括红唇部。我国成年人上唇平均高度为13~20mm，分为低唇、中唇、高唇3类，高度分别是12mm以下、12~19mm、19mm以上。

(3) 唇厚度：指口唇轻闭时，上下红唇中央部的厚度。中国人上唇厚度平均5~8mm，分4型：①薄唇，厚度在4mm以下；②中厚唇，5~8mm；③厚唇，9~12mm；④厚凸唇，12mm以上。

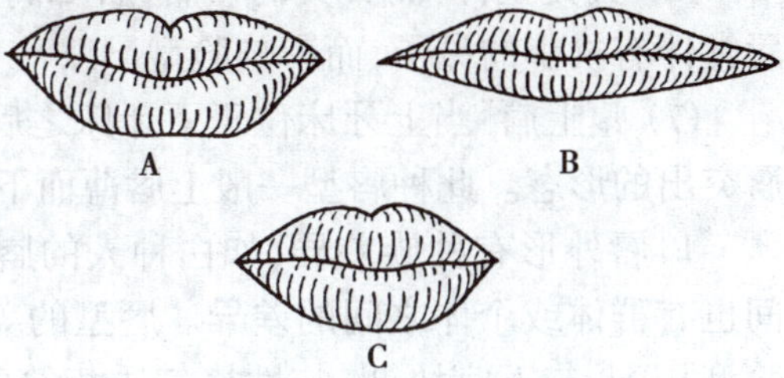

图 8-10　唇的正面观形态

A. 方唇　B. 扁平唇　C. 圆唇

黑种人厚唇多，白种人薄唇多，而黄种人居中。中国人上唇厚度平均为5~8mm，下唇厚度平均为10~13mm。下唇一般比上唇厚，男性比女性厚约2~3mm。

(4) 唇部侧面观：上唇侧面观，可分为3种类型——突唇型、笔直型、后缩型；下唇侧面观，也分3种类型——凹型、直型、凸型。

唇的侧面形态并不完全取决于面部骨骼的结构和牙齿的生长状态，而且还有明显的种族差别。白种人多为直型唇，而黑种人多为凸型唇，黄种人则多为轻度凸型唇。某些黄种人唇凸很明显，但却无突颌和门齿前突征象。凸唇的比例随年龄增长而减少。

(5) 口裂宽度：指上下唇轻度闭时，两侧口角间距离，可分为3型：窄小型、中等型、宽大型，宽度分别在30~35mm、36~45mm、46~55mm。

理想的口裂宽度约相当于两眼平视时两瞳孔中央线之间的距离。

3. 唇的分型　唇的形态可依据其高度、厚度、前突度、口裂宽度等有不同分类方法。一般常见唇型大致有以下7种（图8-11）。

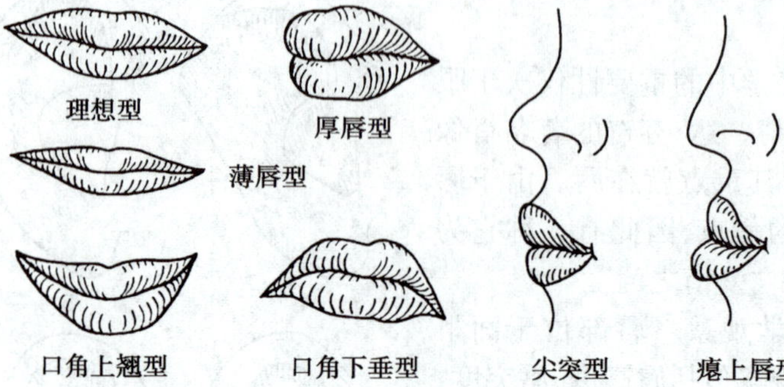

图 8-11　常见唇型

(1) 理想唇型：口唇轮廓线清晰，下唇略厚于上唇，大小与鼻型、眼型、脸型相适宜，唇结节明显，口角微翘，整个口唇有立体感。

(2) 厚唇型：口轮匝肌与疏松结缔组织发达，使上下唇肥厚，上唇的唇峰高，如超过一定厚度，口唇即有外翻倾向。

(3) 薄唇型：口唇的唇红部单薄。

(4) 口角上翘型：两侧口角向上翘，可以产生微笑的感觉。

(5) 口角下垂型：口裂两端呈弧线向下垂，给人以愁苦的感觉。

(6) 尖突型：薄而尖突的口唇，唇峰高，唇珠小而前突，唇轮廓线不圆滑，尖突的口唇常伴有狭小的鼻子，而影响脸型。

(7) 瘪上唇：当上牙床位于下牙床之后时（俗称“地包天”），就会形成上唇后退、下唇突出的形态。此种唇型一般上唇薄而下唇厚。

口唇外形有种族差异，如白种人的唇较薄，黄种人稍厚，黑种人最厚。同种族之间也有群体或个体之间的差异。唇型的美与丑，不能脱离每个人的具体特征，只有与脸型相配，与五官协调，与性格气质相符的唇型，才能产生动人的美感。而且随着时代变迁，人们的审美观念也在改变。例如，我国古代女性以“樱桃小嘴”为美，而现代女性则认为嘴大一些才漂亮而具有时尚美感。

（六）牙齿与容貌美

1. 牙齿的美学功能　我国最早的文学作品《诗经》中，就以“齿若瓠犀”来赞美女子的牙齿洁白整齐。

(1) 咀嚼：牙齿的咀嚼功能可刺激颌骨的正常发育，增进牙周组织健康。

(2) 保持面部的协调美观：由于牙及牙槽骨对面部组织的支持，并有正常的牙弓及咬合关系的配合，而使唇颊部丰满，肌肉张力协调，面部表情自然，形态正常。

(3) 发音和语言：牙、唇和舌参与发音和言语，三者关系密切。特别是前牙的位置异常，直接影响发音的准确程度；若前牙缺失，则对牙齿音、唇齿音和舌齿音影响很大。

2. 牙齿的美学意义　牙齿的美学意义在于其形态美、色泽美及由此产生的对容貌美的增色和烘托效应。

(1) 牙列的完整：牙列对维护面部外形起主要作用，如果前牙缺失，特别是上前牙缺失，面部外形就受到影响。如果牙列缺损较多，周围软组织凹陷，使上下颌间距变低，面下部随之变短，唇颊部也因失去硬组织的支持而向内凹陷，面部皱褶增多，使面容显得苍老。

(2) 牙齿的排列：整齐的牙列维持了良好的牙弓形态和面颊唇部的对称和丰满。牙列拥挤可导致错颌畸形的发生，形成诸如“虎牙”“开唇露齿”“地包天”等面容，破坏了颜面部正常的比例关系及和谐对称的美学规律，给容貌带来缺憾。

(3) 牙齿的形态：从美学角度讲，牙齿的形态可以表现出一个人的个性。另外，牙体组织的缺损如牙折、前牙切缘“V”缺损、切角缺损、牙齿过度磨损等破坏了牙齿形态的完整性，同样也影响容貌美。

(4) 牙齿的颜色：牙的颜色以白而有光泽为美。人们常用“明眸皓齿”“牙似排玉”等来赞美牙齿的美。

3. 理想的牙齿

(1) 牙列完整，无先天性或后天性的缺牙，无多生牙。

(2) 牙齿排列整齐，不拥挤，不稀疏，牙齿无扭转、移位、异位等，牙量与骨量相符。

(3) 咬合关系良好，上下前牙覆合关系正常，无任何咬合畸形。

(4) 牙齿形态完美，结构清晰，牙齿形态与面型协调，无畸形牙(如过小牙、锥形牙、融合牙等)，牙体组织完整无缺损，无牙折、龋齿及牙体组织过度磨损等。

(5) 牙齿颜色晶莹洁白或微黄，富有光泽，无变色牙、着色牙及牙结石等，牙周组织健康无炎症，牙龈及嘴唇色泽红润。

课堂讨论

怎样在现实社会中让容貌变得更美，充分体现人体容貌健康美？

第二节 人的躯干美

人体躯干的美是健康的美，充满生命活力的美。躯体所能提供的美感是和它们的正常形态及生理功能分不开的。男性骨骼粗大，骨架暴露，肌肉发达，富有弹性，显示出男性刚健有力的阳刚之美；女性皮肤细腻，脂肪丰富，形体丰满而圆润，曲线玲珑而富有变化，和男性线条粗犷的体形相反，呈现出一种浑然的状态。男性和女性的躯体展现的美都是生机勃勃的生命活力美。

一、肩颈部美

(一) 颈部美

颈部是人体的外露部分，其形态美通常与容貌美相联系，在人体美中占有比较重要的地位。男子颈部比较粗短，喉结大而且较低，可见到气管上段隐形。两侧胸锁乳突肌粗圆，锁骨上窝和胸骨上窝明显。颈部从侧面看有上粗下细感。女子颈稍细长，平滑细腻，喉结小而且位置高，颈下部甲状腺较男子发达，所以颈部从侧面看上细下粗。女子胸锁乳突肌外显不如男性，锁骨上窝浅。颈部有两三条横纹，称为维纳斯的项圈，是女性颈部特有的美学表征。根据其形态特征，可分为正常颈、细长颈、粗短颈、探颈、仰颈、斜颈和缩颈等(图 8-12)。

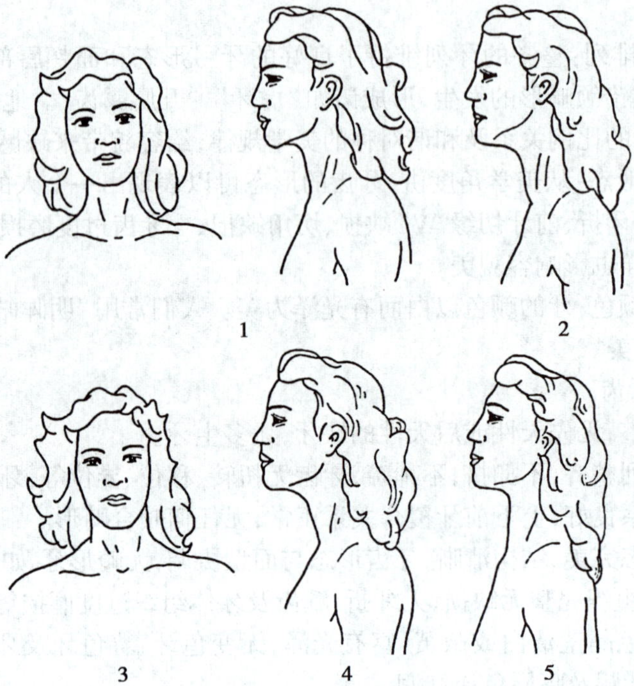

图 8-12 颈部形态

1. 正常颈 2. 细长颈 3. 粗短颈 4. 探颈 5. 仰颈

(二) 肩部美

肩部三角肌的穹窿形结构决定了肩部轮廓，无论从哪个角度看它都是肩部圆形的重要特征。男子三角肌发达厚大，三角肌起点宽厚，锁骨长而弯曲度大，故男子肩平宽，肩峰高，厚壮结实，给人以阳刚壮美之感。女子肩部肌肉不发达，三角肌起点处薄弱，而中部厚而宽，且锁骨略短而直，故女子肩平薄窄，肩峰低，有娇小柔弱感。肩部的形态可分为正常肩、溜肩、平肩、耸肩和不对称肩等(图 8-13)。

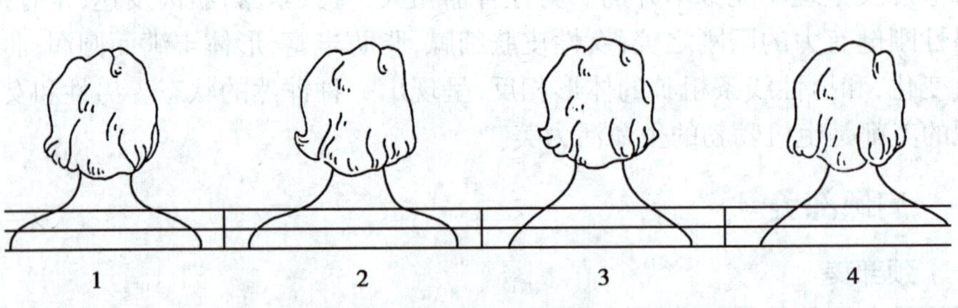

图 8-13 肩部形态

1. 正常肩 2. 平肩 3. 溜肩 4. 不对称肩

二、胸部美

(一) 胸部的美学意义

胸部的形态学基础是骨性胸廓，由肋骨、胸骨和胸椎构成的胸廓支撑。男子胸肌发达形成四方形隆起，胸廓大，厚而宽，与腹部相比，胸长小于腹长。女子胸肌扁平，乳腺发达形成乳房，胸廓窄而圆，下部内收明显，与腹部相比，胸长与腹长相等，故显得下腹长、腰际位置高。常见的胸部形态可分为正常胸、扁平胸、桶状胸、鸡胸、漏斗胸和不对称胸等。

（二）乳房美

乳房美是胸部整体形态美的重要组成部分，是区别男女胸部的整体形态美的主要部位。

男子乳头小，乳晕直径约 3.0cm。男性乳房无生理功能，但它是男性胸部一个重要的体表学标志。男子出现乳腺发育则属病理现象，并影响胸部整体美观。

女子的胸大肌薄弱，乳腺发达，形成乳房。乳房是女性胸部曲线美的重要组成部分。丰满而健美的乳房是成熟女性的标志。发育良好的女性乳房，乳头大，表面略呈桑葚状外观。乳头位置在锁骨中线第 5 肋骨至第 5 肋间范围。乳头连线是锁骨平面至双腹肌沟中点平面的黄金分割线。乳头距胸骨切迹 20~40cm。距胸骨中线 10~12cm，距乳房下皱襞 5.0~7.5cm，直立时与上臂中齐平，乳头间距 20~40cm。乳晕直径 4~5cm，呈棕红色，少数为艳丽的玫瑰红色或粉红色，生育后呈棕褐色。性刺激可致乳头乳晕平滑肌收缩，乳晕变小，乳头硬挺。乳房基部直径约为 12cm，位于第 2~6 肋间，内界为胸骨旁线，外界为腋前线。

女性乳房的大小、形态与前突程度因人而异，根据生理发育情况，成年未育女性乳房可分为幼稚型、圆盘型、半球型、丰满型、悬垂型、肥大型 6 型（图 8-14）。

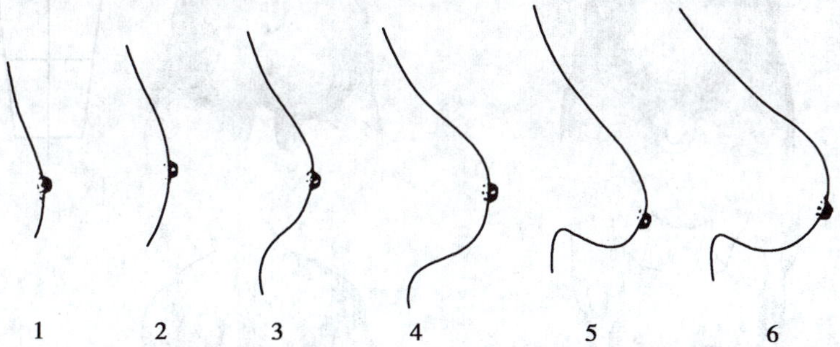

图 8-14　乳房的形态

1. 幼稚型　2. 圆盘型　3. 半球型　4. 丰满型　5. 悬垂型　6. 肥大型

一般而言，圆盘型、丰满型都是美的乳房形态，其中丰满型最美，其次为半球型。已婚已育妇女乳房常见形态有松垂型、萎缩型、肥大型、混合型。

拓展阅读

乳房的发育和健美

乳房的发育受垂体前叶、肾上腺皮质和卵巢内分泌激素影响。垂体前叶可产生促乳房激素而直接影响乳房发育。卵巢可产生雌激素、孕激素，从而可促进乳房发育。此外，生长激素、胰岛素等也是乳房发育不可缺少的成分。所以，女性内分泌的稳定健康是乳房健美的前提。

此外，乳房的健美还与遗传、饮食、运动、疾病等相关。所以为了维护乳房的健美还应做到营养均衡、合理运动、心情舒畅、佩戴适合的胸衣以及关注乳房健康，避免各类乳房疾病的发生。

三、躯干美

（一）腰部美

形体美学上的腰指肋弓最低点至髂后上棘之间。男子腰部肌肉发达，表现为腰部粗圆，以“熊腰”著称，表现出强大的腰部力量。女子腰椎前突明显，与骶椎的后突共同构成S型曲线。由于腰际长而高，且肌肉不发达，所以腰两侧内收形成腰线，腰线也称腰身，左右腰线呈对应的弧形。该对曲线的弧度在男女之间有较明显差异，并决定腰部的美学特征。调查证明，以美学角度而论，男性腰围是胸围的75%，女性腰围是胸围的2/3，女性理想腰围约60cm（图8-15）。

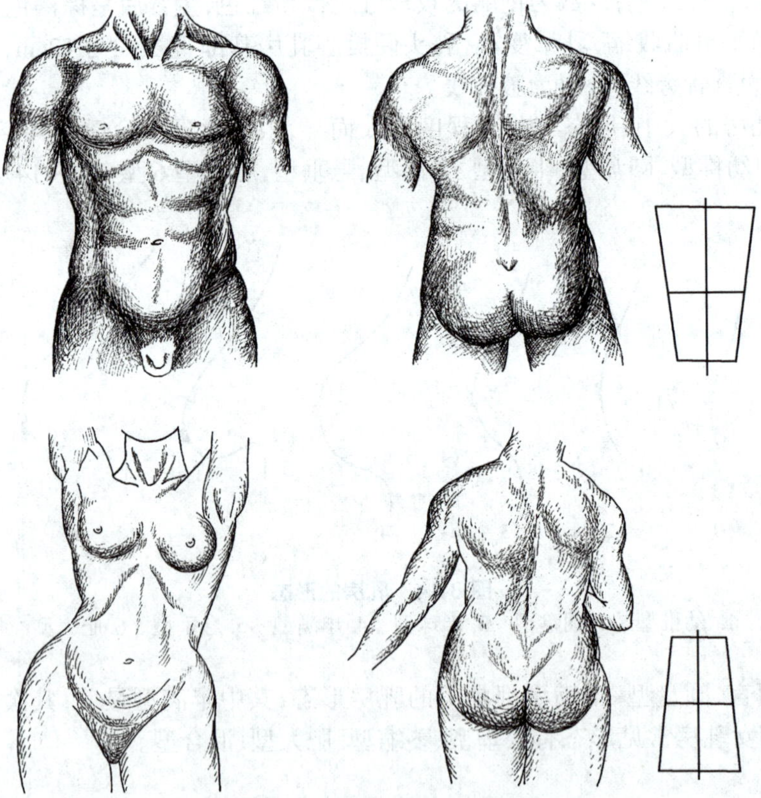

图8-15　男性与女性躯干外形的比较

（二）腹部与脐部美

腹部的范围在肋弓与腹股沟之间，两侧为腋中线，是一个无骨骼支撑的区域，基本形为上小下大的卵圆形。腹部表面特征受腹肌和皮下脂肪的影响。

一般男子腹部可见到两排6块由腱划分割形成的腹肌突起，健美运动员腹部两侧可见到8块肌肉突起。女子腹部皮下脂肪厚、肌肉不发达，一般见不到腹直肌肌型。上腹部窄小平滑，下腹与骨盆相协调、外形圆隆。肥胖体型者，下腹部外突最明显。

脐又称脐孔，位于腹部正中线，是人体从上至下的第三个头高分界线，是分割人体全长（头顶—脐—足跟）的黄金点。在人体造型艺术上，脐在人体轴线上的位置是相对不动的。脐有多种形态，女性皮下脂肪厚，脐部呈深陷的喇叭形，圆浑富有魅力。肥胖的女性和男性，脐多为水平舟状，而消瘦体型的脐呈垂直舟状。

四、臀部美

髂骨、坐骨、耻骨和骶骨构成骨盆。臀大肌、臀中肌与骨盆构成了臀部的外形特征。女性臀部皮下脂肪丰富，外表光洁、丰满、圆润，呈球型后突，从造型上看，完整、优美，与乳房共同赋予人体最佳曲线；胸部和臀部往往交错倾斜运动，形成了既矛盾又统一和谐的整体韵律。男性臀部由于骨盆高、皮下脂肪少以及臀肌的肌腹厚壮，外形较窄，基本外形为肾形，髂骨外侧平坦，髂嵴和股骨大转子骨性标志清晰可见，具备阳刚的特征。臀部浑圆后凸，上接躯干下部、下连大腿，是形成人体曲线美的重要部分。臀部形态常见的有正常臀、扁臀、窄臀和小圆臀、肥大臀等（图8-16）。

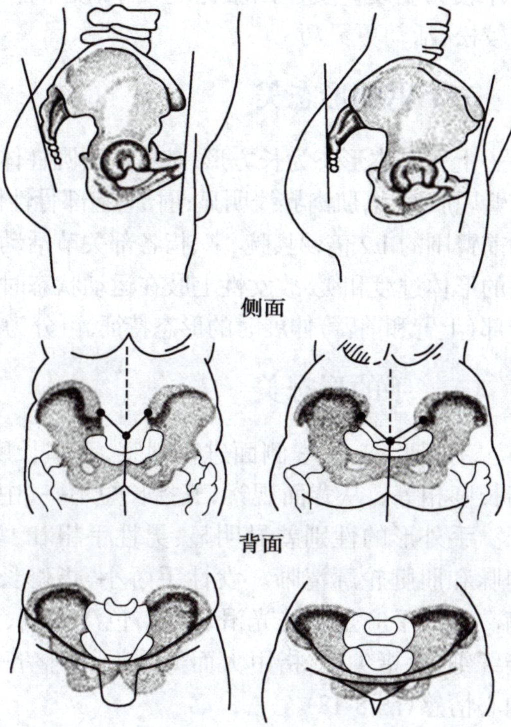

图8-16　男性与女性臀部的比较

拓展阅读

腰臀比

腰臀比（简称WHR）是腰围和臀围的比值，是人体体型美的重要指标，也是判定健康的重要指标。腰围是取被测者髂前上棘和第12肋下缘连线中点，水平位绕腹一周，皮尺应紧贴软组织，但不压迫，测量值精确到0.1cm。臀围为经臀部最隆起部位测得身体水平周径。

当男性WHR大于0.9，女性WHR大于0.8，可诊断为中心性肥胖。这不但会导致体型失去健美的曲线，同时还意味着健康风险的加大。现代研究表明，中心性肥胖者更容易罹患高血压、心脏病、糖尿病和高脂血症等疾病。

理想腰臀比的最小值应该是多少，目前还没有定论。但是，理想腰臀比的最大值是多少，已经得到众多专家的确认。如果是女性，理想的腰臀比大约在0.67~0.80。玛丽莲·梦露、奥黛丽·赫本等拥有完美体型的女性大都保持着0.7的完美腰臀比值。如果是男性，完美的腰臀比值应为0.9。

第三节　人的四肢美

四肢是人体中最活跃的部分，其在形态美学上的性别差异，主要表现在皮肤的质和形体结构上。男性四肢的骨骼和肌肉在外形上较为显露，关节周围的韧带较紧，故动作较为生硬。女性四肢比例细小，皮下脂肪较丰满，外表圆浑，关节运动范围大，韧带较松，活动更灵巧。

一、臂的形态美

上臂基本形态为长方形，基本体为圆柱体。男性上肢粗长，肩部三角肌、肱二头肌和前臂屈肌发达，肌肉界线明显；肘部、腕部骨性标志和肌腱明显。女性上肢细短，上臂围约为前臂围的1.2倍，肘、腕、掌、指各部关节活动范围大，肘外展角（提携角）大，上肢从肩至手的形体过渡和缓，故女性上肢在运动状态时具有柔软的漂动感。上臂部伸展类型根据臂部（上臂和前臂）伸展时的形态特征，可分为欠伸、直伸和过伸3种类型（图8-17）。

二、手的形态美

手部形态，从掌侧面进行观察，手掌长度与中指长度之比为4∶3，手掌阔度与中指长度相等。从背面观察，五指长短不一，中指最长，手掌呈六边形结构。

手外形的性别差异明显：男性手粗壮，掌宽厚，指圆而方；由于皮下脂肪少，手背静脉和肌腱轮廓清晰。女性手娇小，指修长，指头尖，关节灵活，皮下脂肪厚，外形丰满。美的手应是皮肤光滑、细腻，色泽红润、无斑点，富有弹性，手的大小中等偏上，手指纤细，手指尖削，指甲大而薄圆、干净整齐，并且线条圆滑，动作灵巧，能传达丰富的内心情感（图8-18）。

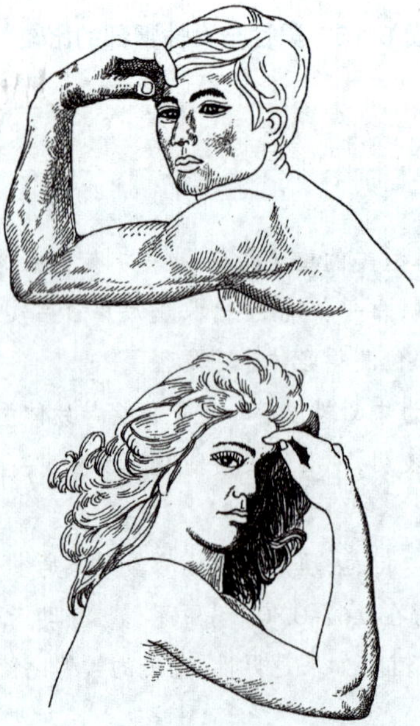

图8-17　男性与女性上肢外形的比较

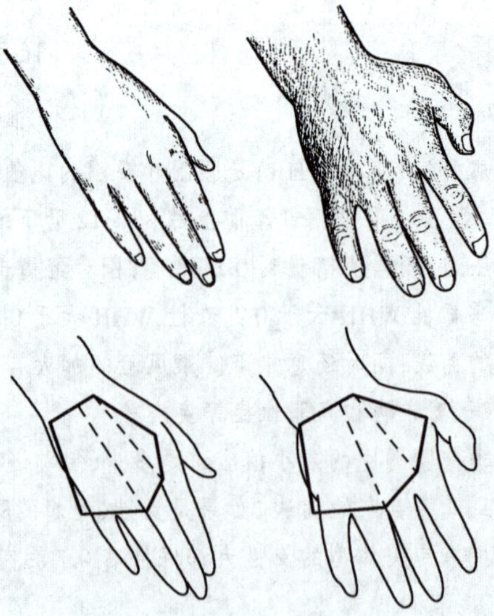

图8-18　男性与女性手外形的比较

知识链接

手是女人的第二张脸

手是女性的“第二张脸”。美丽的手指具有表现力。得体漂亮的手势，是语言的有力补充。一位法国专家曾说：“手是身份的证明。”我看这种证明大多只能证明脑力和体力工作者之分，恐怕很难证明更多的身份。其实，这种说法之所以能够流行，还在于手对他人的暗示作用。

手是人与人交往最为醒目和受到关注的肢体部位，否则人们不会形容“手是女人的第二张脸”，比如握手、拿东西、打字、书写、用餐等，当人体状态静止的时候，手的形态也会给他人较强的视觉感应。也许白净的脸被糟糕的手搅和了，并不动人的五官却让修长文雅的一双手弥补了几分风韵。手之于女性美的作用，如同容貌对女性美的重要。所以，对手的护养和美化不能忽略。

三、指与指甲的形态美

1. 手指类型及手指形态　缺陷手指根据长度、宽度及厚度可分为短指型、圆锥型、玉笋型。玉笋型长短比例适中，指根稍粗，越向指尖越细，尖端圆滑纤细且有弹性，为美的手指。手指的形态缺陷有垂状指、杵状指、竹节指、巨形指等。

2. 指甲类型　指甲是手指末端甲床的衍生物，起保护指端的作用。指甲每周生长0.5~1.2mm，生长速度比趾甲快4倍。

指甲从形态上可分为方形、长方形、圆形和椭圆形4种类型。正常指甲，甲面光滑、透明、色泽红润，无瘢痕，弧度与指端一致，甲下呈粉红色，半月线内呈润白色，与甲面色有明显界限。

指甲的装饰美化起于唐代。现代的美甲艺术将材料工艺与艺术创作融为一体，美甲的艺术体现更是从平面的饰花、贴花、彩色喷花，转向立体彩绘、幻彩指甲等。它既可以从视觉上改变手的形状，使其丰满、白皙、润滑，并使自然甲加长、加固，又能彩绘出色彩斑斓的艺术世界。

四、小腿大腿的形态美

下肢支撑着人体的重量和人体在空间的移位，并维持着人的平衡。人类通过下肢强有力的支撑，才更显示出勃勃生机和巨大潜在力量。在运动中，通过移动下肢，总是能使人体由失衡态向平衡态转换。人体平衡与失衡的交替体现协调和共济美，这种美得到双足支撑面的保证（图8-19）。

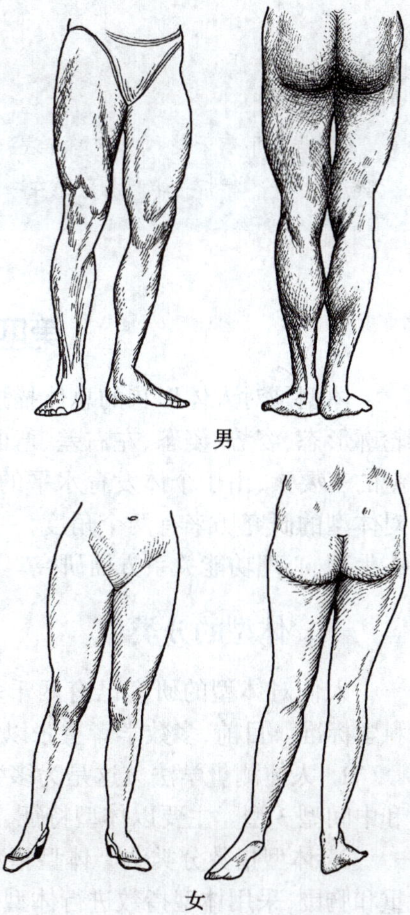

图8-19　男性、女性下肢外形的比较

大腿的形态根据与身体的比例关系，可分为正常腿、长腿、短腿、粗腿和细腿。小腿的形态从整体上看，上部细于中部，中下部又逐渐变细，在近踝关节处变为最细小，可分为球形、短梭形、长梭形和臃肿形等。腿部的类型，根据双腿站立时膝关节的形态，可分为 3 种，即直型腿、X 型腿和 O 型腿。

五、足的形态美

足部的骨骼多，软组织少。足骨有跗骨、跖骨和趾骨三部分，并形成外侧足弓、内侧足弓和横弓，构成足外形的基础。内侧足弓比外侧足弓高大，是足形体的显著特点。足的轮廓为六边形。足的外形具有性别差异。男性足部宽大而厚壮，足趾粗而方。女性足狭小而薄，足趾细长，趾头略尖，前伸明显（图 8-20）。

根据形态特征，足弓可分为正常足、扁平足和高弓足。足的畸形很多，如内旋足、外旋足、内翻足、外翻足、马蹄足、仰趾足、足外翻、足内翻等，均为病态异常。

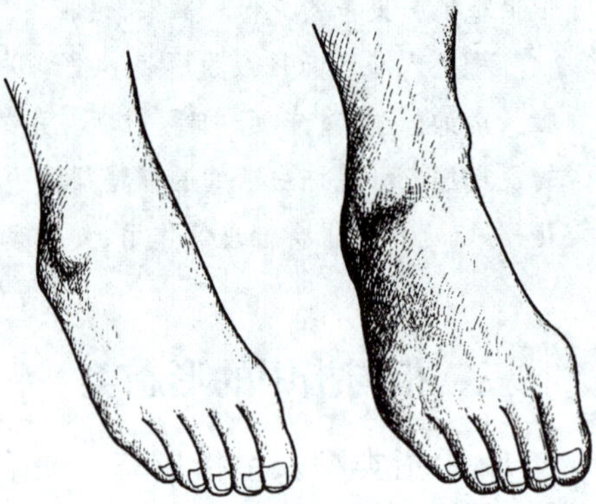

图 8-20 男性与女性足的外形

课堂讨论

怎样运用躯干美和四肢美方法、理论研究人体健康美，并应用到人体健康生活实践中？如何与医学美容等相关学科相联系在一起？

第四节 人的体型美

体型是对人体形状的总体描述和评定，是指人体的外形特征与体格类型，是人体轮廓形态、姿势、姿态、左右差、弯曲度等要素的综合概括。骨骼、肌肉、脂肪是构成体型的三要素，由于个体发育水平的影响，尤其是脂肪的多少，使其外部轮廓存在差异。对体型的研究历来有两个角度，一是从纯粹的形态学角度研究；二是从外在体型与内在生理、心理功能关系方面研究。

一、体型的分类

人们对体型的研究已有两千多年的历史，但对体型的分类方法至今仍没有一个科学标准。目前，多数学者主张以下几种分类方法。

1. 人体测量学法　这是为多数学者公认的方法，主张将体型分为瘦长型、肥胖型和中间型 3 型。主要以体型特征、脂肪积累程度和肌肉发育情况作为划分依据。

2. 体型指数分类法　体型指数分类法适用于 15~60 岁的成年人，即根据身高、体重和胸围，采用体型指数进行体型分类。本分类法有以下 4 种体型指数分数。

(1) 皮 - 弗 (Pignet-Vervaeck) 指数

$$皮-弗指数=\frac{[体重(kg)+胸围(cm)]\times 100}{身高(cm)}$$

(2) 罗(Rohrer)氏指数

$$罗氏指数=\frac{体重(g)\times 100}{身高(cm)的立方}$$

(3) 达(Davenport)氏指数

$$达氏指数=\frac{体重(g)\times 100}{身高(cm)的平方}$$

(4) 皮(Pignet)氏指数

$$皮氏指数=身高(cm)-[胸围(cm)+体重(kg)]$$

根据以上体型指数公式计算出不同男女体型指数,见表8-1。

表8-1 体型指数

指数名称	性别	体型分类		
		瘦长型	中间型	肥胖型
皮-弗指数	男	~81.90	82.00~94.20	94.30~
	女	~81.40	81.50~94.70	94.80~
罗氏指数	男	~1.28	1.29~1.49	1.50~
	女	~1.29	1.30~1.50	1.51~
达氏指数	男、女	~26	25~21	20~
皮氏指数	男、女	~50	51~55	56~

3. 身高体重系数分类法　这是目前比较科学的一种分类方法,主要根据人体身高体重与体型的关系进行分类。公式为:

$$身高体重系数=\frac{体重(g)}{身高(cm)}$$

根据其值的大小可以分成正力体型、超力体型和无力体型。正力体型身高体重系数,男性约为360,女性约为350;超力体型男性多超过450,女性多在420以上;无力体型男女均低于300。

4. 五行分类法　在中医五行理论指导下,将人体体型分为5种类型。

(1) 木型人:皮肤色青,头小,脸长,肩背宽大,身直,小手足。我国东部地区人常见。

(2) 火型人:皮肤色红,背脊宽,颜面瘦小,头小,肩、背、腰、腹等处发育匀称,手足小,步履稳重,行走身体摇摆。常见于我国南部地区人。

(3) 土型人:皮肤色偏黄,面圆头大,肩背部丰满健美,腹部宽大,下肢股胫结实肥厚,手足不大,全身上下各部肌肉均匀对称。常见于我国中原地区人。

(4) 金型人:皮肤色白,方形脸,头小,肩背小,腹皮薄,手足小而坚实,足跟厚而坚,骨骼坚实,行动敏捷。常见于我国西部地区人。

(5) 水型人:皮肤色黑,面部凹陷多皱纹,头大,颈部呈梭形,两肩狭小,腹部宽大,臀大,手足好动。常见于我国北部地区人。

5. 根据营养状态分类 营养状态即指营养不良、营养正常和营养过剩3型。

(1) 营养不良型:可理解为消瘦型。表现为营养不良的体态,主要通过体重、三头肌皮皱、上臂周径、上臂肌周等指标体现,按消瘦程度一般还将营养不良分为轻度、中度和重度。

(2) 营养正常型:营养状态及发育良好,皮下脂肪量与体重的比值在正常范围,脂肪量(F%)男性大约在15%~25%,女性大约为22%~30%。实际体重与标准体重相比,在正负10%以内。其余三头肌皮皱、上臂周径、上臂肌周等指标见表8-2。

表8-2 成人营养不良程度估计表

营养标准		标准值	正常	轻度	中度	重度
标准体重 %		100	>90	80~90	60~80	<60
三头肌皮皱(mm)	男	12.5	>11.3	10.0~11.3	7.5~10.0	<7.5
	女	16.5	>14.9	13.2~14.9	9.9~13.2	<9.9
上臂周径(mm)	男	29.3	>26.4	23.4~26.4	17.6~23.4	<17.6
	女	25.3	>25.7	22.8~25.7	17.1~22.8	<17.1
上臂肌周(mm)	男	25.3	>22.8	20.2~22.8	15.2~20.2	<15.2
	女	23.2	>20.9	18.6~20.9	13.9~18.6	<13.9

(3) 营养过剩型:即肥胖型,指构成身体成分中的脂肪组织量比率超出正常范围,体重同样超出正常范围。

肥胖体型依据标准体重、脂肪百分率和体重身高指数可分为4型:超重、轻度肥胖、中度肥胖和重度肥胖。

标准体重简单计算公式:

标准体重(kg)=身高(cm)−100(男性)或105(女性)

脂肪百分率(F%)=(4 570 ÷ 体密度−4.142)× 100

体重身高指数(BMI)=体重(kg)÷身高(m)的平方

正常男性BMI为22,女性为20。

正常体重是指实测体重为标准体重 ±10%以内。

超重:实测体重超过标准体重10%~20%,或BMI<25。

轻度肥胖:实测体重超过标准体重20%~30%,脂肪百分率(F%)超过30%~35%,或BMI为25~30。

中度肥胖:实测体重超过标准体重30%~50%,脂肪百分率(F%)超过35%~45%,或BMI为30~40。

重度肥胖:实测体重超过标准体重50%,脂肪百分率(F%)超过45%,或BMI>40。

二、体型美的特点

人们所追求的美是健康的美。体型美的特点主要指体型健美。体型健美是健、力、美三者的有机结合,包含了肌肉、骨骼的发育情况,机体的完善程度和人体外形美以及人的精神气质等等。人体体型美的核心是比例恰当，应首先符合人体比例美。由于地理条件、历史文化、生产发展水平、生活习惯、宗教信仰以及审美情趣的差别，体型健美的标准并不完全一致。

（一）中国传统体型健美的标准

我国传统医学的美学思想中很早就对体型的审美有了深刻认识。对于男性来说，人体健美具有两个特征：一是传统中国文化多以魁梧雄壮、伟岸有大丈夫气概为美，体现男性为社会中心的骄傲；二是中国传统男性美，形神相比更注重和强调形神兼备，气韵生动，以形貌为基础而居于形貌之上。

（二）现代女子体型健美的标准

女性体型健美离不开女性特征，如丰满而有弹性的乳房、适度的腰围、结实的臀部以及健美的大腿等，是体现女性特有曲线美的重要部分。

综合中外专家、学者的观点，公认的现代女性健美标准有以下10个方面：①站立时，头、躯干、下肢的纵轴在同一垂直线上，并且两膝和两足可自然靠拢；②上、下身比例符合“黄金分割”定律，即以肚脐为界，上下身之比约为5∶8，头、躯干、四肢比例和头颈胸连接适度；③皮肤柔润光泽，皮下脂肪适量，肌肉发达（丰满、匀称）；④脊柱正视垂直，侧视曲度正常，胸廓隆起，正背面略呈“V”字型；⑤双肩对称，男宽女圆；⑥女子乳房丰满，不下垂，侧视曲线挺拔秀美；⑦腹部扁平不突出，下腰细而圆实；⑧臀部圆满适度、腿长、大腿线条柔和，小腿腓肠肌突出且稍高；⑨胸围、腰围、臀围符合3∶2∶3的比例；⑩体重符合或接近标准体重。

（三）现代男子体型健美的标准

对现代男子体型健美的标准，还未达成统一。从形体健美的角度看，现代男子体型应该体现出身高、体重和体围比例的协调，体现出肌肉的力量美。

从总体来讲，只要人体体型的轮廓清晰，线条流畅，五官和四肢整体和谐，以及人体动作和姿态协调配合，就会给人以无穷的魅力和美感。

三、影响体型美的因素

影响体型美的因素纷繁复杂。一般而言，影响体型美的因素主要分为两类，一是相对稳定的因素，如遗传、性别等；二是可变的因素，如年龄、饮食、锻炼、情绪和疾病等。

第五节　人的体态美

体态指人体处在某一状态下，身体各部在空间的相对位置，也称体姿。体态的功能是多方面的，不仅能以卓越的风姿展示人们独特的气质和风度，还能帮助人们表达自己的情感。优美的体态不仅能充分表现人体体型美，还能弥补体型上的某些不足，是展现人的外在美和内在美的一个窗口。

一、体态的分类及特征

（一）体态的分类

人体体态包括静态体态和动态体态两大类。静态体态是指人体各部分在空间处于相对静止状态时所呈现的姿势，如站、立、卧以及体操和舞蹈中某一瞬间的造型等；动态体态是指人体各部分在空间沿着直线或曲线移动时所呈现的动态姿势，如跑、跳、舞蹈、体育运动等动作，均能充分表现出人体的动态之美。

（二）体态的特征

什么样的体态动作才是美呢？当为达到某一目的或完成某一任务时所必须采取的最佳姿势，便是这种体态的标准。但是，根据人们所处地域、生活和文化习惯的不同，很难有绝对统一的标准。一般而言，美的体态应具备以下三个基本特征：无损于自身，且能促进机体健康发育；动作能给人美的享受，基本上体态越标准，美感也就越强；良好的精神风貌和思想道德情操对体态美也是十分重要的。

二、面部表情

人的面部动态即为表情。表情可直接反映人的情绪变化，给人留下深刻印象。人的表情非常复杂。国外有专家统计，人的表情有 2 万多种。表情在人际交往中占有重要地位，甚至可以传递信息、交流感情。如不同国家、种族的人虽然语言不通，但表情可起一定沟通作用。故有人说表情是无声的世界语。下面简单介绍笑容和目光。

1. 笑容　尽管笑的类型很多，其面部表情也不一样，但它们有着共同特点，就是眉眼向下弯曲、口角向上翘、鼻翼微张。人在笑时可有特殊的面部表情、独特的嗓音和相应的身体动作。笑的种类繁多，如微笑、冷笑、苦笑、傻笑、憨笑、狂笑、嘲笑等。其中微笑是最美的。

2. 目光　眼神可自然地传递人的思想感情变化，反映内心的心理活动，因此说“眼睛是心灵的窗口”。目光是人际交往间最传神的非语言交往工具。人的目光是通过眼睛的开张闭合、瞳孔的舒缩、眼球的运动、视线的变化以及眉毛的配合表现出来的。

三、头部姿态

头部姿态是体态的一部分。头部的姿态和动作能增加人体美并有助于表达情感变化。一般来讲，头姿应自然、放松，上下左右各种运动要与颈部密切配合。头部姿态也有丰富含义，如点头表示赞同或同意；摇头表示否定或怀疑；抬头表示感兴趣；垂头则表示厌倦或萎靡不振；交头接耳表示不专心；摇头晃脑表示洋洋得意等。

头部的不同姿态也是人体内涵的一个表现。在不同场合环境要注意运用头部姿态，以达到头部姿态美，给人以端庄、稳重之感。

四、动作和手势

（一）动作

人体的基本动作归纳起来，可分为简单运动和复合运动两大类。

1. 简单运动　由一个（组）关节的单向运动，而使身体的一部分产生屈、伸、外展、内收、侧屈、旋转等动作，这种运动方式称为简单运动。

2. 复合运动　躯干和四肢的关节功能复杂，活动自如，多个关节可以互相联系、互相协调，共同使人体产生多种规则有序的运动，如同向复合运动、反向复合运动、序贯复合运动、多功能复合运动等。

（二）手势

手是人的重要器官，可以做出各种各样的动作。手势美是一种动态美，可以表达较复杂的情感、思想，甚至能依靠手进行独立的思想交流，如聋哑人就是用手势交流的。

手势亦是世界性语言。如表示胜利的“V”形指，是无国界的通用手势。手势在日常生活中常可体现出表达强烈感情、代笔描绘形象、表示指代、可代替数目等作用。

扫一扫
测一测

课堂讨论

根据体态美的特征，如何才能达到立、坐、卧、行等多方面的体态美？

（乔　敏）

复习思考题

1. 容貌的审美功能表现在哪些方面？
2. 眼的美学观察要素有哪些？
3. 现代女子体型健美的标准有哪些？
4. 体态美的基本特征是什么？

课件

09章PPT

扫一扫
知重点

第九章

人的皮肤与毛发美学

学习要点

1. 了解皮肤美和毛发美在现实社会中的价值，在医学美学中和人体健康中的地位和作用。
2. 掌握皮肤的分类、皮肤的功能、皮肤的色泽、皮肤的健美等基本理论。
3. 熟悉皮肤的衰老、毛发形态等研究的内容和任务、对象和范围。
4. 具有分析皮肤美和毛发美核心理论的能力，能够运用到临床实际中的能力，能确定研究的对象、目标和任务。
5. 能进行皮肤美和毛发美的实训操作。

身体表面包在肌肉外面的组织，即为皮肤。它是人体最大的器官，总重量占体重的5%~15%，总面积为1.5~2m^2，厚度因人或因部位而异。总体来讲，女性相较于男性，小儿相较于成人，皮肤薄些，并且柔软，有光泽；年轻人较老年人来讲，皮肤要细腻、柔软、红润、有弹性。眼睑、外阴和乳房等部位皮肤较薄，颈部、背部、手掌及足底部皮肤较厚。皮肤表面有许多交错的皮纹，且在人体指端有着因人而异、终生不变的指纹。皮肤覆盖于人体全身，正是它使体内各种组织和器官免于受到物理性、机械性、化学性和病原微生物等有害因素的侵袭。

毛发是属于皮肤的附属器。一头健康、亮泽的头发，会给人增添无穷魅力。

第一节　皮肤的结构与分类

一、皮肤的结构

皮肤是由表皮、真皮和皮下组织构成的，并含有附属器官（汗腺、皮脂、指甲、趾甲）以及血管、淋巴管、神经和肌肉等。

（一）表皮

表皮是皮肤最外面的一层，平均厚度约0.2mm。根据细胞的不同发展阶段和形态特点，表皮由外向内可分为5层：角质层、透明层、颗粒层、棘细胞层和基底层。

1. 角质层　由数层角化细胞组成，含有角蛋白。具有抵抗摩擦，防止体液外渗和化学物质内侵的作用。角蛋白吸水力较强，一般含水量不低于10%，能够维持皮肤柔润。如果角蛋白的含水量一旦低于此值，皮肤则会出现干燥、鳞屑或皲裂。由于部位不同，角质层的厚度差异很大，如眼睑、额部、腹部、肘窝等部位较薄，掌、跖部位最厚。

2. 透明层　由2~3层核已消失的扁平透明细胞组成，含有角母蛋白。其作用是防止水分、电解质和化学物质透过，故又称为屏障带。透明层在掌、跖部位最为明显。

3. 颗粒层　由2~4层扁平梭形细胞组成，含有大量嗜碱性透明角质颗粒。颗粒层扁平梭形细胞层数增多时，称为粒层肥厚，常伴有角化过度；颗粒层消失，则常伴有角化不全。

4. 棘细胞层　由4~8层多角形棘细胞组成，由下向上逐渐扁平，细胞间借桥粒相互连接，形成细胞间桥。

5. 基底层　由一层排列呈栅状的圆柱细胞组成。该层细胞不断分裂，大概有3%~5%的细胞进行分裂，并逐渐向上推移、角化、变形，形成表皮其他各层，最后角化脱落。基底细胞分裂后至脱落的时间，称为更替时间，一般认为是28天，其中从基底细胞分裂后到颗粒层最上层为14天，形成角质层到最后脱落为14天。基底细胞间夹杂一种来源于神经嵴的黑色素细胞，又称树枝状细胞，占基底细胞的4%~10%，能产生黑色素，由此决定皮肤颜色深浅。

（二）真皮

来源于中胚叶，由纤维、基质和细胞构成。接近表皮的真皮乳头称为乳头层，又称真皮浅层；其下称网状层，又称真皮深层，二者之间无严格界限。真皮属于致密结缔组织。

1. 纤维　有胶原纤维、弹力纤维和网状纤维3种。

(1) 胶原纤维：是真皮主要构成成分，呈束状分布在乳头层和网状层。在乳头层，纤维束较细，且排列紧密，但走行方向不一，也不互相交织；在网状层，纤维束较粗，排列较疏松，交织成网状，与皮肤表面平行较多。由于纤维束呈螺旋状，所以有一定伸缩性，使之抗拉力强，韧性大，让皮肤具有了一定的伸展性。

(2) 弹力纤维：在网状层下部分布较多，多在胶原纤维束下以及皮肤附属器官周围呈垂直排列，拉力伸展后可恢复原状，故使皮肤具有了弹性，同时也是皮肤和其附属器的支架。

(3) 网状纤维：被认为是未成熟的胶原纤维，环绕于皮肤附属器及血管周围。

2. 基质　是一种无定形的、均匀的胶样状物质，存在于纤维束及细胞间，可为皮肤各种成分提供物质支持，同时为物质代谢提供场所。

3. 细胞　主要有以下几种。

(1) 成纤维细胞：产生胶原纤维、弹力纤维和基质。

(2) 组织细胞：是网状内皮系统的组成部分，具有吞噬微生物、代谢废物、色素颗粒和异物的能力，主要起清除作用。

(3) 肥大细胞：存在于真皮和皮下组织中，并以真皮乳头层分布最多。其胞浆内的颗粒，既可贮存又能释放组胺和肝素等。

注：表皮和真皮的区分举例。一般来讲，如果发生皮肤感染，感染是在表皮层，那么就不会留下瘢痕，即使得了一个看起来很厉害的皮肤病，只要它不落疤，就说明

它在表皮。如果感染到了真皮层，就一定会落疤。皮肤是一个屏障，你不要破坏这个屏障。

(三) 皮下组织

来源于中胚叶，在真皮下部，主要由疏松结缔组织和脂肪小叶组成，也叫浅筋膜。它的厚薄根据年龄、性别、部位及营养状态有所差异。其下紧临肌膜。一般腹部、臀部和乳房的皮下组织较丰富，而眼睑、阴茎、阴唇等处的脂肪分布较少。年轻女性的皮下组织较为丰富，但这种丰富恰恰显示出女性人体美的质感。但如果皮下脂肪分布过多就会造成肥胖，有损美观。

(四) 附属器官

附属器官包括汗腺、皮脂腺、指甲、趾甲。

1. 汗腺　分为大汗腺和小汗腺。大汗腺主要位于腋窝、乳晕、脐窝、肛周和外生殖器等部位，青春期后分泌旺盛，其分泌物经由细菌分解后可产生特殊臭味，是臭汗症的原因之一。小汗腺位于皮下组织的真皮网状层，唇部、龟头、包皮内面和阴蒂除外，且以掌、跖、腋窝、腹股沟等处较多，具有分泌汗液、调节体温的功能。

2. 皮脂腺　位于真皮内，靠近毛囊。全身以头皮、面部、胸部、肩胛间和阴阜等处较多，掌、跖无皮脂腺分布。皮脂腺可以分泌皮脂，具有润滑皮肤和毛发，防止皮肤干燥的作用，青春期以后分泌旺盛。

3. 指甲　指甲是人和猿猴类指端背面扁平的甲状结构，属于结缔组织。指甲为爪的变形，又称扁爪，主要成分是角蛋白。与爪同源，爪跖退缩，爪板形成长方形薄片，是指端表皮角质化的产物，起保护指端的作用。

4. 趾甲　人类的脚趾上面由一种名叫角蛋白的脆弱纤维物质构成的保护甲称为趾甲。趾甲外露的部分由角蛋白构成，没有生命，而趾甲下面的甲床分布着大量血管，因此使趾甲泛出粉色光泽。包住趾甲边缘的皮肤叫做角质层。

(五) 血管、淋巴管、神经和肌肉

1. 血管　动脉进入皮下组织后分支，上行至皮下组织与真皮交界处形成深部血管网。给汗腺、神经和肌肉等处供给营养物质。

2. 淋巴管　起源于真皮乳头层内毛细淋巴管盲端，沿血管走行，在浅部和深部血管网处形成淋巴管网，并逐渐汇合成较粗的淋巴管，流入所属淋巴结。淋巴管是辅助循环系统，具有阻止微生物和异物入侵的作用。

3. 神经　在周围神经系统内，若干条神经纤维构成一神经纤维束，外包数层扁平上皮样细胞组成的神经束膜(即神经外膜)。数个神经纤维束集中形成神经。每条神经纤维外包以网状疏松结缔组织构成的神经内膜。神经将神经中枢、感觉器官和效应器连结在一起。由感觉传入纤维组成的神经称感觉神经；由传送冲动至效应器的传出神经纤维组成的神经称为运动神经。大多数神经由感觉和运动两种纤维组成，而称为混合神经。

4. 肌肉　主要由肌肉组织构成。肌细胞的形状细长，呈纤维状，故肌细胞通常称为肌纤维。中医理论中，肌肉指身体肌肉组织和皮下组织的总称。脾主肌肉，肌肉的营养从脾的运化水谷精微而得，故肌肉丰满与否，与脾气盛衰有密切关系。《素问·平人气象论》云："脏真濡于脾，脾藏肌肉之气也。"《素问·痿论》云："脾主身之肌肉。"

二、皮肤的分类

(一) 干性皮肤

这种皮肤水分、油分分布不正常，表现为干燥、粗糙，缺乏弹性，毛孔不明显，面部皮肤较薄，易敏感，在干燥季节容易产生皲裂，尤其在人体弯曲部位和活动频繁部位的皮肤容易出现条纹。面部肌肤暗沉、没有光泽，易起皮屑、长斑，不易上妆。但外观比较干净，皮丘平坦，皮沟呈直线走向，浅、乱而广。总体来讲，这种皮肤对外界刺激反应迅速，水分消失严重，容易产生皱纹和老化现象。

注：

保养要点：多做按摩护理，促进血液循环。注意补充肌肤的水分与营养成分，以及调节水油平衡的护理。

护肤品选择：多吃水果、蔬菜，多喝水。选择非泡沫型、碱性度较低的清洁产品，具有保湿效果的化妆水。

(二) 中性皮肤

这类皮肤水分、油分适中，光滑细嫩柔软，富有弹性，有光泽，毛孔细小，皮肤纹路排列整齐，皮沟纵横走向，是最理想的皮肤。但中性皮肤大多出现在小孩当中，通常以 14 岁以下发育前的少女为多，一旦青春期过后仍保持中性皮肤的很少。这种皮肤一般夏季易偏油，冬季易偏干，总体来讲，对外界刺激不太敏感，不易出现皱纹等早期老化现象，但在过于干燥环境下可出现衰退现象。

注：

保养要点：注意清洁、爽肤、润肤，注意每日补水、调节水油平衡。

护肤品选择：依皮肤年龄、季节选择合适护肤品，夏天注重补水型，冬天注重滋润型。

(三) 油性皮肤

此类肌肤油脂分泌旺盛、尤以 T 部明显，面部毛孔粗大，常在鼻部、前额、眉及颌部出现黑头、粉刺。肤色较深、外观暗黄，皮质厚硬不光滑、皮纹较深。但由于这类皮肤皮下组织有较多脂肪细胞，因此肌肤弹性较好，不易引起皱纹，显得比其他皮肤年轻。此外，这类肌肤对外界刺激不敏感，但易吸收紫外线而容易变黑、脱妆、产生粉刺和暗疮，从而影响美观。

注：

保养要点：注意补水及皮肤深层清洁，少吃糖、咖啡等刺激性食物，控制油分过度分泌，调节皮肤水油平衡。

护肤品选择：选用适合油性皮肤的洁面乳，用温水洗面，保持毛孔通透和皮肤清洁。选择清爽型护肤品。暗疮处不化妆，不使用油性护肤品，化妆用具经常清洗或更换，同时注意适度保湿。

(四) 混合性皮肤

即一个人既有干性皮肤又有油性皮肤。多见为面孔 T 区部位易出油，即前额、鼻翼和下颌三个部位油脂分泌比其他部位分泌多，其余部分则干燥，并时有粉刺发生。混合性皮肤多发生于 20~35 岁，男性 80% 都是混合性皮肤。

注：

保养要点：按皮肤类别分别侧重处理，在使用护肤品时，先滋润较干部位，然后再在其他部位用剩余量擦拭。注意适时补充水分和营养成分以调节皮肤平衡。

护肤品选择：夏天选择针对油性皮肤的护肤品，冬天选择针对干性皮肤的护肤品。

（五）敏感性皮肤

这类皮肤较敏感，皮脂膜薄，皮肤自身保护能力较弱，对于化妆品类型、粉尘、日晒，以及某些食物过敏等都可出现过敏反应。轻者可出现红、肿、刺、痒、痛、皮疹等现象，严重者还可出现心慌、气短、胸闷、大汗等全身症状。

注：

保养要点：洗脸时选择温和的洁面乳。早晨，可选用防晒霜，避免日光伤害；晚上，用营养型化妆水增加皮肤水分。在饮食方面要注意易引起过敏的食物。在皮肤出现过敏反应时，立即停止使用任何化妆品，对皮肤进行观察和保养护理。

护肤品选择：先进行皮肤适应性试验，在无反应情况下方可使用。不要频繁更换化妆品，含香料过多或过酸过碱的护肤品不能用，选择适用于敏感性皮肤的化妆品。

（六）问题性皮肤

问题性皮肤是现今提出的一种有损美容的皮肤类别，是将患有痤疮、酒糟鼻、黄褐斑、雀斑等在生活中影响美容，但不具备传染性，也不危及生命的皮肤，统称为问题性皮肤。

注：对于问题性皮肤来说，有些情况可以通过医疗方式解决，如痤疮、酒糟鼻；有些情况则只能改善，如遗传性雀斑等。

第二节　皮肤的功能

一、皮肤的功能

皮肤主要具备生理和审美两大功能。

（一）生理功能

1. 保护功能　真皮中含有大量胶原纤维和弹力纤维，这使得皮肤既坚韧又柔软，具有抗拉性和弹性。当机体受到外力牵拉或摩擦后，可以保持完整，并在外力消失后恢复原状。其次，皮下组织比较疏松，含有大量脂肪细胞，具有软垫作用，抵抗外来压力。再次，皮肤角质层是不良导体，可以阻绝电流，有一定绝缘能力，可防止一定量的电流对人体造成伤害。第四，皮肤黑素细胞可产生黑素，具有吸收和反射部分紫外线的功能，从而避免紫外线对人体内造成损害。第五，皮肤表面有一层乳状皮脂膜，由皮脂腺分泌的皮脂和汗腺分泌的汗液混合而成，能够保证皮肤酸碱度为酸性，从而阻止皮肤表面的细菌、真菌侵入，并有抑菌、杀菌作用；同时这层皮脂膜可以滋润角质层，具有护肤和防止体液丢失的作用。

2. 感觉功能　皮肤内含有丰富的感觉神经末梢，它们和麦克尔细胞形成功能不同的感受器，可接受外界各种刺激，通过相应神经反射，产生不同感觉，如触觉、痛觉、压力觉、热觉、冷觉、痒觉和振动觉等多种感觉，同时还具有软硬、干湿、粗糙、平滑等复合感觉。麦克尔细胞是存在于手指无毛、唇、口腔黏膜和生殖器黏膜等处的一种敏感细胞，因此手指皮肤感觉非常灵敏，可以完成非常精细的动作。

3. 调节体温　人体正常体温在37℃左右。为了保持正常体温，皮肤起到了重要调节作用。当外界气温较高时，体内热量通过皮肤，主要以热辐射、汗水蒸发和空气对流3种形式散发出去。当气温较低时，皮肤部分毛细血管网就会关闭，使部分血流不流经体表，减少体表血流量，借以减少散热，保持体温。

4. 分泌与排泄　皮肤汗腺可分泌汗液，皮脂腺可分泌皮脂，二者混合，形成乳化皮脂膜，起到滋润、保护皮肤和毛发的功能。气温升高，排汗增多，可起到降温作用。此外，汗液的成分与尿液相似，因而皮肤能够辅助肾工作，通过出汗排泄体内代谢产生的废物，如尿酸、尿素等。

皮脂腺开口于毛囊漏斗部，以面部和背部分泌最多，尤以青春期前后分泌最旺盛。皮脂腺分泌的皮脂与表皮细胞的水分和外界的水分形成乳剂，使皮肤柔软、润泽；使毛发润滑，防止毛发枯槁断裂。但如过腺体开口被堵塞，则会形成皮脂腺囊肿。

5. 吸收功能　皮肤具有通透性，可有选择地吸收外界营养物质，这种选择主要是对水分及脂溶性物质的吸收。皮肤的吸收功能受到部位、含水量、吸收物质等因素的影响。如皮肤嫩薄部位比皮肤粗厚部位吸收好；含水量多的皮肤吸收效果好；既溶于水又溶于脂肪的物质容易被吸收等。皮肤直接从外界吸收营养物质的途径有3条：营养物质通过渗透角质层细胞膜，进入角质细胞内；毛孔、汗孔可少量吸收大分子和水溶性物质；少量营养物质也可通过表面细胞间隙直接渗透到真皮。

6. 新陈代谢　皮肤作为人体的一部分，具有分裂繁殖、更新代谢的能力，参与了整个机体的代谢活动。它主要以葡萄糖或脂肪作为能源物质，通过有氧和无氧分解获得能量，提供给整个机体。同时皮肤本身含有大量水分和脂肪，使皮肤丰满润泽，且还可以补充血液中的水分或储存人体多余水分。

7. 再生功能　皮肤具有很强的再生能力。如手术切口一般在术后数天可以愈合。又如，仅伤及表皮浅层的皮肤烧伤，可以由伤面附近的正常皮肤或残存在皮肤深面的生发层细胞分裂繁殖，予以修复，不留瘢痕；若伤及真皮层或皮下组织时，则由深部结缔组织进行修复，但会形成瘢痕。

（二）审美功能

皮肤是人体的天然包装。完整光滑细嫩的皮肤会给人带来愉悦的感受。皮肤的汗液和皮脂形成了皮脂膜，不仅增加了皮肤光泽，还使皮肤具有了柔韧感，给人一种感官美。而柔韧的皮肤包裹人体，又使人体显示出曲线美以及人体各部的和谐美。同时，皮肤不断进行新陈代谢，使组织细胞更新、清除了衰老细胞，保持生命活力，给人以健康的美感。

二、皮肤的特殊性

（一）皮肤调节保湿性

皮肤中含有保湿因子，主要由氨基酸、吡咯烷酮羧酸、乳酸盐、磷酸盐和尿素等成分组成，约占角质层组成成分的1/3。这些物质具有很强的亲水力，可以保持皮肤含水量。一旦缺乏保湿因子，皮肤角质层中的水分含量就会减少，皮肤也就会变得脆硬，缺少弹性，易发生皲裂。

(二) 皮肤的酸碱度

皮肤的酸碱度与皮肤的类型和性别有关。干性皮肤 pH≥7.0,中性皮肤 pH 在 4.5~6.5,油性皮肤 pH≤4.0。男性皮肤倾向酸性,pH 多在 4.5~6;女性 pH 稍高、在 5~6.5。弱酸性皮肤可抑制体表部分细菌的生长,有一定的自净作用。

(三) 皮肤的缓冲性

皮肤的缓冲性也称皮肤的中和能力或复原力。这种能力可以使皮肤在碱性或中性洗液清洗并用清水洗净后,可迅速恢复至原来的酸碱度。

第三节 皮肤的色泽

一、肤色的形成

人的皮肤好像一面镜子,反映了人的生命活力和健康状况。人类的肤色分为黑、白、棕、黄、红等颜色,不同的种族,皮肤的色彩会有所不同,并且即使是同一种族,皮肤颜色的深浅也存在很大差异。这是因为皮肤会受到不同的民族、性别、年龄、地域,以及光照、温度、当地风俗习惯、生物遗传因素、黑色素等因素的影响。一般来说,皮肤的色泽与下列因素有关。

(一) 皮肤自身因素

能够影响皮肤色泽的因素有颗粒层的厚薄,角质层的厚薄和透明度,真皮层血管充血程度以及皮肤表面的光洁度。颗粒层厚可使皮肤对光反射增强,从而显得白皙;角质层厚则皮肤颜色偏黄;真皮血管充盈,皮肤红润;若皮肤表面不平整并有凹点,则会使皮肤发青。

(二) 黑色素

黑色素细胞产生黑色素,其数量和分布会影响皮肤黑色色调的深浅。黑色素是一种不含铁质的褐色颗粒,多半与蛋白质结合,存在于皮肤表皮生发层细胞内,还有一部分存在于细胞间。当机体黑色素的量较多,且以颗粒状集中分布在生发层时,皮肤颜色为黑色。如果黑色素的量多,且其分布延伸到颗粒层,则皮肤为深黑色。相反,如果生发层所含黑色素量少,并呈分散状态分布,则皮肤为浅颜色。

(三) 内分泌

内分泌对黑色素的产生有着很明显影响。如妇女在妊娠期时,脑垂体中叶会分泌一种激素,即促黑素(MSH)。这种激素会刺激黑色素细胞产生大量黑色素,引起色素沉着。此外,甲状腺素、雌激素等均可影响黑色素的形成。

(四) 营养

人体的各种代谢过程都与营养有关,特别是维生素 C。其次,烟酸、泛酸也可影响黑色素的生成。另外,皮肤中胡萝卜素的含量可决定皮肤黄色的程度。

二、人种的肤色

人类学家认为,人类是在非洲和亚洲南郊地区进化而来的。那里阳光充沛、紫外线强烈,因此人的皮肤多为黑色,借以抵挡强烈日光的损害。随着古人类的迁移,肤色就从深变浅,或从浅变深。因此出现了不同种肤色:白种人——祖先生活在环境寒冷、阳光稀少、紫外线弱的地区，故皮肤颜色浅；黑种人——祖先生活在日照强烈、气温高的地区，皮肤中的色素颗粒多，所以颜色呈黑色；黄种人——祖先生活地区气候温和，皮肤呈现黄色。但随着人类社会的发展，地理环境对人体的作用也就不断减弱。

同时，不同人种的肤色还与遗传有一定关系。如非洲人的皮肤呈黑色，这个特征可以延续在他们的后代中，即使他们移居到其他地区，黑色皮肤也会仍然存在。

此外，血统的混合，也可以产生新的种族类型，如乌拉尔人就是黄种人与白种人混合而成的。

三、色斑对肤色美的影响

皮肤色斑包括胎记、痣、黄褐斑、雀斑等。它们有些是先天性的，有些是后天的，可无论是哪种，都可影响面部美观，应该祛除。但并非所有的色素痣都对皮肤容貌的色泽有影响，如一些痣反而会增添人的秀美气质，称为美人痣。更值得一提的是，有一些色素的产生可能提示着机体患病的征兆，如重症肝炎患者除了可出现皮肤颜色发黄外，还可在眼眶周围出现色素沉着；一些患有妇科炎症者也会出现皮肤色斑，应该注意。

第四节　皮肤的衰老

皮肤也是具有新陈代谢过程的，即皮肤细胞不断生成与死亡的过程。表皮细胞从最底层的基底细胞分裂成为新细胞，并逐渐向上移行，经棘层细胞和颗粒细胞，逐渐变成含有不溶性角蛋白的细胞，形成角化现象，然后衰老脱落。

一、皮肤的衰老对容貌的影响

随着年龄增长，汗腺和皮脂腺的分泌功能均会有所下降，皮肤中的自然调湿因子也会减少，水合能力下降。此时，皮肤表面的水质膜就会减少，使皮肤的角质层缺乏韧性，变得干燥粗糙。由于缺水，皮肤的折光度变差，皮肤会失去往日的光泽；并且当皮肤含水量减少时，皮肤内的色素则会相应增加，出现色素沉着，在面部形成黄褐斑或老年斑等；再加上皮肤毛细血管减少，面容也会失去青春时的红润。

此外，年龄的增长使皮肤中胶原纤维合成减少、弹力纤维变性及皮下脂肪减少，使皮肤失去支持而松弛下垂，皱纹增加，在面部形成眼袋、鱼尾纹等面部皱纹。

二、影响皮肤健美的因素

皮肤是人体最外层组织，因此外界环境对皮肤有着直接影响，但其作为机体的一部分，同样受到人体内部环境的调控。总体来说，影响皮肤健美的因素主要有内源性和外源性两大类。

(一) 外源性因素

1. 生物学因素　人体皮肤可以受到众多生物体的影响，如细菌可引起疖、痈、毛囊炎；杆菌可引起麻风；病毒可引起带状疱疹；有些人与某些动植物接触后可出现荨麻疹。

2. 物理化学因素　皮肤直接与外界接触，最容易受到损害。过冷可导致冻伤，过热可导致烧伤；过度日光照射可导致光毒性皮炎；一些药物、化学原料或化妆品可引起接触性皮炎；按摩不当引起皱纹等。

3. 光老化因素　日光中的紫外线，尤其是中波紫外线可导致皮肤老化，称为光老化，表现为皮肤松弛、肥厚和深粗的皱纹，同时局部色素过度沉着，毛细血管扩张。

（二）内源性因素

1. 遗传因素　先天不良影响皮肤健美，大体有3个方面原因：①父母的体质不好；②近亲婚配而致后代先天不足；③胚胎发育不良受到影响，如孕妇用药、饮酒、抽烟、营养失调等造成后代先天发育不好。

2. 年龄因素　随着年龄增长，人过中年以后逐渐出现皮肤老化现象，而且日渐明显。首先，皮肤内部组织发生变化，如皮肤表皮变薄，角质层通透性增大，弹性减弱，弹力纤维变性。其次，皮肤外表发生变化，如皮纹加深，皮肤松弛，皮肤干燥。

3. 病理生理因素　当机体出现病理改变时可通过皮肤出现色素、斑疹等形式表现出来。如肾病可出现黄褐斑。

4. 心理因素　心理因素受中枢神经控制，可通过影响皮肤代谢而引起皮肤改变。人在情绪低落时，皮肤色泽暗淡，色斑出现或影响皮脂代谢引发痤疮。急躁易怒、身心疲惫、过度紧张、性生活不和谐、家庭不和睦、工作不顺心等均可引起皮肤衰老。反之，在良好情绪刺激下，人体皮肤色素代谢被激活，会使皮肤红光焕发，充满活力。

5. 营养与饮食习惯　暴饮暴食或偏食会造成皮肤不良反应。如嗜食甜食或肉类食品易使皮肤失去弹性，而过度节食也会令皮肤因失去营养而衰老松弛。

三、皮肤的健美和保健

（一）精神及心理途径

愉快的情绪可以调节人体血液循环，使之加快，进而促进新陈代谢，有利于身体的健康和健美。反之，不良情绪可使交感神经兴奋，降低新陈代谢速度，使人面容憔悴。严重者还可导致如皮炎、人工性皮肤病等皮肤疾病。

由此可见，愉快的心情、规律的生活，善于排解压力对于皮肤保养均有一定功效。

（二）生理途径

充足的睡眠可以使皮肤微血管得到充足的血液供应，营养充分，使皮肤变得红润而有光泽。另外，适度体育锻炼，也可加强机体和皮肤新陈代谢，及时排出毒素，提高机体免疫力，使皮肤健美。

（三）皮肤的保养

皮肤保养的基本原则：①及时祛除堆积在皮肤表面的死亡细胞；②减少毛孔堵塞，保持皮肤呼吸畅通；③促进皮肤的新陈代谢和再生功能；④增强皮肤的抗病能力；⑤避免日光暴晒，注意防晒。具体措施如下：

1. 清洁皮肤　人的表皮约3周便会长出一层新细胞，新生细胞会促进死亡细胞脱落，使其堆积在皮肤表面，因此要及时清除。每周至少用海绵擦洗皮肤2次，一方面促进皮肤表面的血液循环，一方面有利于脱落细胞的清洗。

2. 皮肤按摩　按摩可促进局部或全身血液循环，促进皮肤的新陈代谢和再生功能，保持皮肤鲜嫩、红润、有弹性。按摩还可刺激皮下弹性纤维组织，减少脂肪堆积的同时，舒解疲劳。

3. 皮肤再水化　即给皮肤补充足够水分，借以防止皮肤干燥，减少皱纹。其方法是：

(1) 饮水：每天饮 6~8 杯水，基本可达到皮肤所需水分。

(2) 外部供水：在早晚洗脸后，涂抹保湿水、保湿乳液或保湿霜，也可定期做补水面膜。

4. 营养霜的使用　完成以上保养过程后，在不同季节根据肤质选择合适的营养霜，为皮肤补充营养。

5. 皮肤的防晒　尽量减少日光照射，如果要长时间在日光下活动，要选用防晒工具，如遮阳帽、遮阳伞等，并涂抹防晒霜。

(四) 营养的供给

多吃碱性食物可以保持体内偏碱环境，有利于美容，尽量少吃酸性食物，这是近代美容家提出的观点。因为过多食用酸性食物会使人体内环境偏于酸性，新陈代谢减慢，造成人体出现身体倦怠、皮肤粗糙，没有光泽的损容性表现。此外，少吃或尽量不吃油炸食品或辛辣食品，以减少对皮肤的刺激。

第五节　皮肤的健美

皮肤的健美包括皮肤的颜色和色泽美、质地和弹性美。

一、皮肤的颜色和色泽美

皮肤的颜色和色泽是人们审美的一个重要特征。均匀的肤色，美丽的色泽均会给人的美丽加分。

皮肤的色泽一般会随着性别、年龄、民族和职业等差异而有所不同。例如黄种人的皮肤色泽应是微红稍黄的，而黑种人则是黝黑透亮的。

二、皮肤的质地和弹性美

皮肤的质地包括皮肤的细腻与滋润两方面，反映了皮肤的生机与质量，体现了皮肤的生理功能和结构特征。细腻、有光泽、滋润、毛孔细小，小而平整的皮丘，给人以美感，是质量好的皮肤，也是皮肤美学特点的重要特征之一。

弹性美指皮肤柔韧、富有弹性和张力。弹性良好的皮肤表明皮肤的含水量及脂肪含量适中，血液循环良好，新陈代谢旺盛。这种弹力展示了人体美的神韵，并传达出无尽的美感信息。

第六节　毛发形态美

一、毛发的生长和结构

毛囊的存在是保证头发生长更换的前提。毛发的生长要经过生长期、退行期、休止期这三个周期。生长期是毛母细胞分裂的旺盛时期，此时毛囊功能活跃，毛球底部细胞分裂旺盛，分生出大量细胞保持上移，供应给毛发的本体和内根鞘，保证毛发的生长。退行期是毛发生长接近末期时，毛球的细胞停止增生，毛囊开始萎缩，头发停止生长。休止期即是毛发开始重新生长的开始，是毛发脱落至再生的一个阶段。

毛发分为毛干和毛根两部分。

毛干是露在皮肤表面的部分，即毛发的可见部分，由无核透明的细胞组成，胞质内含有黑色素颗粒，使毛呈现颜色。黑色素含量的多少与毛发的色泽有关。

毛根是埋在皮肤内的部分，被毛囊所保护，是毛发的根部。毛囊是上皮组织和结缔组织构成的鞘状囊，是由表皮向下生长而形成的囊状构造，外面包覆一层由表皮演化而来的纤维鞘。毛根和毛囊的末端膨大，称毛球。毛球的细胞分裂活跃，是毛发的生长点。毛球的底部凹陷，结缔组织突入其中，形成毛乳头。毛乳头内含有毛细血管及神经末梢，能营养毛球，并有感觉功能。如果毛乳头萎缩或受到破坏，毛发停止生长并逐渐脱落。毛囊的一侧有一束斜行的平滑肌，称为立毛肌。立毛肌一端连于毛囊下部，另一端连于真皮浅层。当立毛肌收缩时，可使毛发竖立。有些小血管会经由真皮分布到毛球里，其作用为供给毛球毛发部分生长的营养。

二、毛发的数量及分布

毛发在人体分布很广，只有掌跖、指趾屈面、指趾末节伸面、唇红区、龟头、包皮内面、小阴唇、大阴唇内侧及阴蒂等处无毛发分布。一个人全身约有 500 多万根毛发，其中头发约有 10 万 ~15 万根，男性胡须约有 1.5 万根。

身体各部位毛发的密度不同，随性别、年龄、个体和种族等而异。一般头部最密，此外，男性由于雄激素水平高，其体毛分布也较为广泛和浓密。

三、毛发的种类和形态

通常毛发可分成硬毛与毳毛两类。硬毛粗硬，具有髓质、颜色较深。

硬毛又可以分为两种，即长毛和短毛。长毛如头发、胡须、腋毛、阴毛、胸毛等，通常可长至 10mm 以上。短毛较短且硬，如睫毛、眉毛、鼻毛、耳毛等，通常长度小于 10mm。毳毛又称汗毛，细软无髓质，颜色较淡，主要见于面部、四肢和躯干部。

种族不同，毛发形状也不同。亚洲人头发多为直发；黑人头发多短而卷曲；欧美人波浪发较多。

四、毛发的成分和颜色

毛发的主要成分是角蛋白，由多种氨基酸组成，其中以胱氨酸含量最高，可达 15.5%，蛋氨酸和胱氨酸的比例为 1 : 15。自然头发中，胱氨酸含量约为 15%~16%，烫发后，胱氨酸含量降低为 2%~3%，同时出现之前没有的半胱氨酸。这说明烫发有损发质。

毛发的颜色取决于毛干内角质细胞所含黑素量的多少。黑素颗粒多时毛发呈黑色；少时毛发呈棕黑色或棕黄色；很少时毛发呈灰色；完全缺乏时毛发呈白色。这就是人在 50 岁左右时，会出现黑白相间的须发的原因。只有眉毛受老化影响较慢。

五、头发的美学特点

头发是人的天然装饰品，尤其对女性而言，漂亮的一头秀发会给人增添无限魅力。健美的头发应该具备以下几点标准：

(1) 头发干净、整洁，无头垢及头屑。

(2) 头发有光泽，具有弹性。

(3) 头发不分叉、不打结，无缺损。

(4) 头发疏密适中，分布均匀。

(5) 头发色泽、颜色不混杂。

(6) 头发的发型与年龄、个性、职业及外形协调统一。

（赵　旭）

扫一扫
测一测

复习思考题

1. 皮肤的结构、分类及功能是什么？
2. 试选用 2 种或 2 种以上方法测定自己的皮肤类型。
3. 影响皮肤衰老的原因是什么？应如何注意？
4. 毛发的生长和结构是什么？

第十章

临床医疗美的培养与训练

学习要点

1. 掌握临床医疗人际关系美的培养与训练。
2. 熟悉临床医疗环境美的范围和意义。
3. 了解临床医疗心灵美和临床医疗仪表美的培养方法。
4. 学会临床医疗语言美。
5. 具有临床医疗人际关系处理能力。

第一节　临床医疗心灵美的培养

心灵美亦称“精神美”“内心美”“灵魂美”，指人的内心、精神世界的美，是美的核心。在临床医疗活动中，临床医务工作者的情感美、情操美和宽容美共同构成临床医疗心灵美。

一、临床医疗情感美

（一）临床医疗情感美的概念

情感美是一种健康高尚的肯定性情感，是指一个人具有纯洁高尚的情操。临床医疗情感美则是在临床活动中所展现的高尚品德和情操。临床医疗情感美不仅需要爱国主义情怀和社会主义责任感，还需要在临床活动中具有严肃认真、一丝不苟的工作态度。整个医疗活动呈现的是医疗工作者与同事之间相互协作、相互帮助、相互支援的亲密无间，以及医疗工作者与患者之间的相互信任、相互理解、相互配合的和谐关系。

（二）临床医疗情感美的表现

临床医疗活动需要情感的伴随。临床医疗情感美主要表现在以下几个方面：①医疗工作者对患者的主观态度情感；②医疗工作者对自己所从事的工作、职业以及对自己角色的主观态度情感；③医务工作者对医学专业知识的情感；④医务工作者对自己进行医疗活动的主观情感。

（三）临床医疗情感美的培养

临床医疗美的形成，需要长期临床医疗实践的锻炼和高度的个人修养。美的情感可以升华成美德，能给人深沉的美感。临床医务工作者要想培养美的情感，形成健康、高尚的临床医疗情感美，就要培育自己的思想品质，加强道德修养，提升审美能力，通过不断的学习、进修，丰富科学文化知识。

临床医疗情感美的培养方法：

1. 注重个人道德修养　道德修养是文化、智慧、善良和知识所表现出来的一种美德，是崇高人生的一种内在力量，也是临床工作者的医德体现。

2. 提升专业知识素养　专业知识素养是否丰富决定着临床医务工作者的工作效果。提升专业知识素养要求临床医务工作者一方面要多读书、读好书，积累理论知识；另一方面，要多总结临床经验，多参加学术交流活动，提高实践技能。

3. 重视文化艺术熏陶　临床工作枯燥乏味，压力巨大，作为医务工作者应该积极接受文化艺术熏陶，享受文化盛宴，并学会在艺术熏陶中修身养性。

4. 追求高雅生活情趣　高雅生活情趣是对生活的热爱、兴趣和感受，是一种乐观积极向上的生活态度。懂得高雅的生活情趣不但能使临床工作者放松疲劳，还能使之充分感受到世间的美，在艰苦的临床环境中也能充满欢乐。

二、临床医疗情操美

（一）临床医疗情操美的概念

临床医疗情操美就是临床医务工作者的医德美。道德情操美不美，是关系到医务工作者素质高不高的问题。临床医疗肩负着“救死扶伤”的重任，更应大力提高道德素质的品位。医德是医务工作者的职业道德，是医务工作者最基本的职业操守，是每个医务工作人员必须具备的基本素质。在医疗活动中，医务人员必须始终遵守医德。

（二）临床医疗情操美的培养

培养医务工作者的道德情操美就是要树立其正确的人生观、价值观和世界观。

1. “人命至重”思想美的培育　我国医学受优秀传统文化思想的影响，尤其注重“仁爱”，强调“人命至重”，因此培养临床医疗情操美首先要培养临床医务工作者尊重生命的思想美。

2. “大医精诚”境界美的培育　孙思邈《大医精诚》明确地说明了作为一名优秀的医生，不光要有精湛的医疗技术，还要拥有良好的医德。每个医生都应秉承“大医精诚之心”，全心全意地为患者服务。

3. “医乃仁术”观念美的培育　医学为济世救人之术。“医乃仁术”是医学的本质特征，它提示医学在任何时候都要坚持以人为本，“仁”“医”结合。

4. “普同一等”原则美的培育　普同一等包括两方面意思，一方面医者与患者是等同的，另一方面所有的患者是等同的。首先医者要做到与患者等同，推己及人，视患若己；其次，所有患者都是平等的，要一视同仁。

知识链接

大医精诚

药王孙思邈是我国唐代伟大的医学家，所著《备急千金要方》被誉为中国医学界的百科全书。该书《大医精诚》一章，说明了作为一名优秀的医生，不光要有精湛的医疗技术，还要拥有良好的医德。要求医者胸怀慈善之心，尽忠天职，对患者不分贵贱亲疏，也不能怕苦怕累；强调医者必须举止端庄，诊察病情不得马虎草率，也不能胡思乱想；教诲医者遇事要谦虚、谨慎，不得忘失尊严，更不能趾高气扬，贬低他人，抬高自己；告诫医者要设身处地为患者着想，不得用职权谋私，也不能强人所难，故弄玄虚。以此在治学思想、服务态度、行医作风方面提出了作为一个医生必须具备的道德标准，使后学之人有所遵循。《大医精诚》广为流传，影响深远，直到现在，不少医学院校仍用它作为医学誓言。每个医生都应秉承“大医精诚之心”，全心全意为患者服务。

三、临床医疗宽容美

（一）临床医疗宽容美的概念

宽容美指一个人宽厚、能容忍的良好品德。临床医疗宽容美则是指医务工作者在临床活动中要宽大有气量，站在病患的角度思考问题、理解他人。宽容是人类情感中最重要的部分之一，既能带给别人温暖，同时也能使自己的心灵得到一份慰藉。临床医疗不仅需要一丝不苟的诊断，更需要宽容患者，并在患者面对生死时，启发他们宽容自己。

（二）临床医疗宽容美的培养

学会怎样宽容他人，就是学会如何保护自己。我们培养医务工作者宽容的美德，要从以下5个方面努力：

1. 热爱医疗职业　专注不是在同一时间做一件事情，而是用自己的一生热爱一份事业。古代医圣张仲景在“举世昏迷”的社会里，“感往昔之沦丧，伤横夭之莫救”，宣扬着仁术济世的主张。“余宿尚方术，请事斯语”，正是因为仲景热爱医学，所以才能严以律己，宽容他人，对于患者一视同仁，一心救死扶伤。

2. 积极沟通交流　沟通是人与人之间、人与群体之间思想与感情传递和反馈的过程。沟通中遇到思想冲突，要选择宽容，并学会倾听，才能在各种研讨会中交流医术、互相学习。

3. 保持平和心态　医者面临生死，只有保持宽容理解之心，在对待临终患者时才能把好生命的最后一关。

4. 阅读典籍启发　医务工作者应善读书、读好书。这不仅仅需要扎实的医学知识基础，同时需要丰富的社会科学视野。“问渠那得清如许，为有源头活水来”，发展医药事业应勤查典籍，宽容其中不合时宜的内容观点，取之精华，用之现世，方能助力健康。

第二节　临床医疗仪表美的培养

仪表美是中国社会主义精神文明建设中“五讲四美三热爱运动”的“四美”之一，是人的思想品格、道德情操、精神气质、志向理想、格调情趣、智慧学识等心灵美的自然流露，受社会习俗等影响并经长期生活实践、学习、模仿而成。仪表美最终取决于心灵美。

一、临床医疗风度美

(一)临床医疗风度美的概念

临床医疗风度美是指医务人员的容貌、形体、动作、举止言谈、修饰打扮、表情神态等所体现出的一种美。它是医务人员的精神境界、道德情操、文化修养、个性特征和生活习惯等方面的外在表现。

(二)临床医疗风度美的培养

1. 共性与个性的有机统一　临床医疗风度美是一个复杂的审美范畴，不同的医疗环境，风度自然不同。在社会生活中，美是丰富多彩的，临床医疗风度美的表现更是千姿百态。但任何一种风度总是共性与个性的和谐统一，临床医疗风度是医院文化的象征，表明了医务人员在认识和完善自我方面达到的高度。

2. 内在美与外在美的有机统一　决定临床医疗风度美的因素，主要取决于医务人员的内在气质、性格、道德情操和精神世界。临床医疗风度美是医务人员内在美与外在美的高度统一，只有心灵美才会显现出风度美。

3. 自然与修饰的有机统一　临床医疗风度美主要是在临床医疗行为中显露出的美，它源于修养，重在内涵，是内在美的自然流露，所以刻意雕琢、故作姿态是难以形成临床医疗风度美的。一个缺乏内在修养的医务人员无论医疗技术有多么高超，也难以掩饰其内心庸俗的本质。只有自然显露与外在装饰浑然一体，方能充分体现风度之美，才会给患方以强烈的美感。

二、临床医疗姿态美

(一)临床医疗姿态美的概念

姿态美是指人的仪表、举止所显现出的美。临床医疗姿态美是临床医务工作者在临床活动中呈现出的外部形态的美。如果说人的容貌美和形体美是人体静态美的话，那么姿态美则是人体动态美。一个医务工作者即使有出众外表和高超的技术，如果他举止不端、姿态不雅，就不可能有完善的姿态美。所以追求姿态美除了要注意按照美的规律进行训练外，更为重要的是注意自身的内在修养——包括道德品质、性格气质和文化素质的修养。

(二)临床医疗姿态美的培养

1. 热情礼貌待人　医务人员目光应正视患者，点头微笑问候，接待患者热情大方，以消除患者不稳定情绪，引导患者积极配合治疗。这可以使患者感到亲切和温暖，保持轻松愉快的心境，产生美好的第一印象，有利于病情康复。

2. 行为举止规范　医务人员在工作中必须注意自己的姿态美。要做到举止大方、坐姿端庄、站姿挺拔、蹲姿优雅、走姿平稳、手姿得体，动作应协调连贯，给人以动态的美感。

3. 合理配合表情　表情是人的姿态的重要组成部分。人的表情是无声的“姿态语言”。人的怒、喜、忧、思、悲、恐、惊七情，都可以通过表情表现出来。表情语的要点是友善坦诚、率直自然、适度得体、温文尔雅。

三、临床医疗服饰美

服饰作为人际交往的无声语言符号，是经人的认知加工而作出的综合价值的体现。研究发现，医生着装品位对患者的亲和性与信任度有较大影响。如产科和儿科的护士一般着粉色服饰，因为粉色是一种柔和的、象征着温暖的颜色，可以减轻儿童对医院的恐惧感。因此，医务人员的服饰，作为特定职业个性和价值观下的着装，将无声信息传递给患者，并经患者的认知加工后形成美感，对患者的心理产生影响。

第三节　临床医疗语言美的培养

一、临床医疗语言道德美

（一）语言道德美的概念

临床医学语言道德也是医学道德的一种。语言道德美是所有医务工作者在职业范围中使用语言交流符合道德层面的评判标准。

（二）语言道德美的培养

语言道德美的培养应做到以下几个方面：①明确自己的角色；②语言含义要清晰准确；③语言要诚实、客观；④语言要简明扼要，用词造句要通俗易懂；⑤医患交谈应注意保密性原则。

二、临床医疗语言文明美

（一）临床医疗语言文明美的概念

语言是沟通医患之间感情的桥梁。语言文明美体现于言语通俗易懂、语气亲切和睦。在与患者交流时，医务人员要注意临床医疗语言文明美，尽量使用礼貌性语言、安慰性语言、治疗性语言和保护性语言。医务人员的语气应该亲切、和蔼，速度应该适中，声调应该平和。

（二）临床医疗语言文明美的培养

具有医疗语言文明美应该做到以下几点：

1. 善于使用美好的语言　美好的语言，不仅使人听了心情愉快，感到亲切温暖，而且还有一定治疗疾病的作用，故医护人员皆应熟练掌握运用。在临床实践中，美好语言主要有如下几种：①安慰性语言；②鼓励性语言；③劝说性语言；④积极的暗示性语言。

2. 避免使用具有伤害性质的语言　具有伤害性质的语言会传递种种劣性信息给人以伤害刺激，从而通过皮质与内脏的相关机制扰乱内脏与躯体的生理平衡。如果这种刺激过强或持续时间过久，还会引起或加重病情。临床上引起严重后果的伤害性语言有如下几种：

(1) 具有直接伤害性的语言：包括对患者训斥、指责、威胁、讥讽和患者最害怕听到的语言。

(2) 具有消极暗示性的语言：可能诱发患者恐慌，给患者带来痛苦或严重后果。

(3) 窃窃私语：容易造成患者的心理负担，引起患者猜疑。

3. 用词要礼貌　在临床医疗工作中，日常医护用语也是医患交流的主要内容。这类语言主要有礼貌、介绍、安慰、迎送等类别，如您好、再见、对不起、没关系、麻烦您、不客气、谢谢、不用谢、请问、请稍等……这些在日常医疗工作中使用的频率与机会最多，因此医护人员必须熟练、自然地掌握和运用。

三、临床医疗语言声调美

我们说话时所用的语调、所强调的字词、声音的强度、说话的速度、流畅程度以及抑扬顿挫的节奏等会起到帮助表达语意的效果。同是一句话，说得平静和缓还是急促慌张，是柔声细语还是高声大噪，是商量的口气还是命令的语气，是热情似火还是冷若冰霜，其效果是迥然不同的。在与患者日常沟通中，医护人员需要在合适的场合运用合适的语调，合理熟练地运用语调去修饰语言——这不仅会让医护人员与患者之间的关系更加密切友好，帮助医生更好地掌握病情，帮助患者更好地恢复健康，而且会对我们的生活也有很大帮助，让我们更好地与人沟通交流，建立良好的社交关系。

四、临床医疗语言体态美

(一) 临床医疗语言体态美的概念

体态语言，亦称“人体示意语言”“身体言语表现”“态势语”“动作语言”等，是人际交际中一种传情达意的方式。在日常人际交往中，体态语言是有一定规律可循的。了解这一点，不仅有助于理解别人的意图，而且能够使自己的表达方式更加丰富，表达效果更加直接，进而使人与人之间的交流更和谐。临床医疗活动中，医务人员知道体态语言的规律，就可以使医患沟通变得更容易——懂得了这些信号，就可以积极地直面患者，看穿患者叙述病情的真实性，同时使用正确积极的体态语言，拉近与患者的距离，告诉患者我们的真诚与决心。

(二) 临床医疗语言体态美的培养

1. 眼神交流　我们常说眼睛是心灵的窗口，它既可以传递和表达情感，也可以从目光显示个性的某些特征，并能影响他人的行为。在临床上，医护人员和患者交谈时，要用短促的目光接触以检验信息是否被患者所接受——从对方的回避视线，瞬间的目光接触等来判断对方的心理状态，更好地给患者传达信息；用坚定的目光给予患者鼓励与帮助，使患者更好地感受到医护人员的真心。

2. 面部表情　面部表情是人的情绪和情感的生理性表露。医护人员应当善于使用与患者沟通的面部表情。记住——“微笑是最美好的语言”。

3. 身体接触　身体接触也是姿态语言的一种。据心理学家研究，合适的接触动作有时会产生良好效果。对患儿的搂抱、抚摸可以使患儿安静并主动配合治疗，更好地开展后期的治疗工作。对成年患者，医护人员的某些做法如若得当，也可收到良好效果。

了解并熟练运用肢体语言也是每个医护人员的必修课,可以将我们的想法无声地传达给患者,从而拉近医患关系,促使患者积极治疗,以促进医患关系稳定,达到社会和谐繁荣的目的。

第四节 临床医疗人际交往美

一、临床医疗人际关系和公共关系

临床医疗中最常见的几种关系概括起来是医患关系、护患关系、医护关系、医际关系、护际关系、患际关系。

(一) 医患关系

医患关系是医疗人际关系中最关键的因素。我们平时讲的医患关系,主要指医治过程中医护人员与患者的社会、心理等方面的关系。这些集中在非技术方面,也就是通常所说的服务态度、医德医风等。

(二) 护患关系

护患关系在原则上和医患关系是完全一致的,但护患关系又有着其细微之处,即护士与患者和患者亲属是接触最多、最密切的。因此,护患关系也就更为广泛而具体,是医生不能代替的,甚至有时超过医患关系。所以医院医疗工作中护患关系显得极为重要。

(三) 医护关系

医护关系是医生和护士两种不同专业的人员在医疗工作过程中的相互关系,是一种同事关系。在医护共同完成医疗任务过程中,除各司其职外,应当相互交流配合,做好医疗工作,共同把好质量关。

(四) 医际关系

医际关系是指医生之间的同事关系。只有医生之间密切配合,才能把专业做得更好,从而解决复杂、疑难的病症。医际关系的基本出发点是:患者的生命、健康和利益,治疗上把患者的需要和安全放在首位。医生之间的关系还有另一方面,即互相交流学术经验、推进学术研究、提高学术水平,这属于学术关系,其之间的基本原则是尊重他人和自尊。

(五) 护际关系

护际关系是护士之间的关系。护理工作是一项需要护士与护士之间密切配合才能做好的工作。护际关系也有学术交流方面。护际关系的主要出发点和原则同样是"患者第一"和"尊重他人"。

(六) 患际关系

指患者与患者之间的关系。患际关系同样也会影响到医疗秩序和康复过程。医护人员要做到合理协调和利用患际关系,并让患者之间同病相助。

二、临床医疗人际关系美的主要表现形式

(一) 医务工作者要有良好的医德医风

医德医风是指医务人员在职业活动中所表现的道德品质和医疗作风,是医德意

识和医德行为的综合反映。医务工作者要有良好的职业形象、专业的职业素养和“仁心仁术”的医德：①救死扶伤，实行革命人道主义，对技术精益求精，全心全意为患者服务；②待患者如亲人，急患者之所急，想患者之所想；③廉洁奉公，一视同仁；④严格执行规章制度；⑤正确处理好医疗中的各种关系；⑥养成良好的卫生习惯，为患者创造良好的卫生环境；⑦有严谨的学术态度；⑧认真实行保护性制度，为患者隐私保密。

（二）医务工作者要与患者相互理解、相互信任

1. 医务工作者要尊重患者的权利，理解和包容患者　在临床医疗活动中，医务工作者首先要尊重患者的权利，为患者的切身利益着想，树立服务理念，用过硬的医疗技术减轻患者身体的病痛，用真诚的服务减缓患者沮丧无助的心理，用尊重的态度让患者感觉到舒适，使患者感觉到医务工作者人性化的关心。对于因病痛给患者带来的心理压力或不当行为，医务人员应尽可能做到包容和理解。

2. 患者充分信任医院和医务工作者　在就诊过程中，作为患者应该正视医患关系，正视医生的付出，多给予尊重与理解，不应该因为少数不良医务工作者的存在而否定畏惧整个医疗系统。患者对医方的信任能在整个医疗过程中营造和谐氛围，增强医方对病患的责任感，从而使患者更好地面对疾病。

3. 医务工作者和患者之间能够进行愉快有效的沟通　医务工作者不仅仅是治病，更重要的是对患者的宽慰。以医德构建信任是医患关系美的表现。在治疗前医护人员要充分了解患者病情及其自身基本情况，如经济条件、家庭人口负担、有无监护等；治疗中采取提供适合病情的方案给患者，充分尊重其意愿进行治疗，及时关心患者生理与心理感受变化，给予安慰与鼓励，逐步建立相互信任。

患者开始应积极配合医务工作者的常规工作，积极表达内心想法，让医护人员充分了解自己的需求，与其构建出良好关系，充分相信医生，不施加过大压力，让整个治疗过程都充满和谐气氛。面对不懂的事项悉心询问医护人员，不自己擅做裁断，及时反映自己的病情变化，通过双方积极有效的沟通让医疗效果达到最大值。

（三）医务工作者之间相互配合、共同进步

1. 把握角色、各司其职　医院不同岗位的医务工作者虽然工作的对象、目的相同，但工作的内容、侧重面和使用的技术手段不尽相同。比如：医生主要的责任是做出正确的诊段和采取恰当的治疗手段；护士的责任是能动地执行医嘱，搞好躯体和精神护理，向患者解释医嘱的内容取得患者的理解和合作。医生的正确诊断与护士的优质护理相配合才是取得最佳医疗效果的保证。

2. 互助互勉、奋发进取　随着医学的进步和发展，医务人员要不断学习新知识、新技术和新概念，应该多向同事虚心请教，更好地把握诊治疾病的规律。医生也应了解相应护理技术，从而使医疗和护理相互渗透、相互启迪。

3. 互相支持、乐于奉献　临床医疗工作的特点是任何工作上的疏忽和失误都会给社会、患者和自己带来难以弥补的危害，所以医务人员之间的融洽至关重要。医务人员之间要以诚相待、分工合作、互相谅解、互相支持、互相配合，共同完成治疗工作。当别人取得成绩时，应当将其作为自己的一种鞭策力；当同事出现差错时，应当寻找根源、防微杜渐，并且积极给予补救。提倡“与人为善、治病救人”，形成团结互助、乐于奉献的良好氛围。

三、临床医疗人际关系美的培养与训练

(一) 重视印象效应

印象修饰又称“印象管理”,是指有意识地控制别人,形成自己所需要的形象过程。即通过有意识地修饰,主动而适度地展现自己的形象,使之在他人心目中形成良好的第一印象。医务工作者应当选择适宜的言辞、得体的表情和动作,可使患方对自己产生某种特定看法,以增强其信任度并降低其恐惧感。在首次接诊时,要根据患方的特征、就诊的目的和当时的情境,选择合适态度和形象。有些情况甚至要事先根据患者的知识、言辞、表情和动作做一番必要准备,以保证医疗活动顺利进行,给患方留下一个美好印象。

(二) 主动关心、帮助他人

社会交换理论已经告诉我们,任何一个人只有当一种关系对他来说是值得的,他才愿意并试图去建立、维持。对他人的帮助应该是广泛的,既包括情感上的支持——如对痛苦的分担、对观点的赞同及建议等,也包括解决困难和物质支持等。以帮助为开端的人际关系,不仅容易确立良好的第一印象,还可迅速缩短人与人之间的心理距离。当他人在生活上、工作上、情感上和健康上遇到困难或危机时,如果我们给他人以及时的帮助,则很快就可以赢得他人的信任。

(三) 保持微笑,适当幽默

医疗工作者应当适当幽默,减轻患者的压力与不适,以此建立的医患关系会给患者、医务人员带来愉悦。以乐观的心态面对临床工作中的一切问题,保持微笑、尊重患者、百问不烦、举止大方,既可以愉悦自己,使自己一直对工作充满热情,做好自身的本职工作,还能给他人以温暖,能够很好地解决当今难以解决的医患问题,有助于树立医务人员在人民群众中的良好形象。

(四) 换位思考,相互包容

换位思考是人对人的一种心理体验过程,将心比心,设身处地,是达成理解不可缺少的心理机制。它客观上要求我们将自己的内心世界,如情感体验、思维方式等与对方联系起来,站在对方的立场上体验和思考问题,从而与对方在情感上得到沟通。在医患沟通中要经常使用安慰性、鼓励性、积极的暗示性及指令性语言,对提升患者依从性常常起到事半功倍的效果。伤害性语言往往是引起医疗纠纷的主要原因,医生在与患者沟通时严禁使用。

医患沟通通常要注意避免以下几种情况:

(1) 术前沟通时,使用专业性太强的术语和患者沟通,虽然患者签字了,但其没有真正理解沟通的意图,这样的沟通是失败的。

(2) 杜绝不良活动如频繁接手机、看手表,不愿注视患者。

(3) 医生的约诊时间不准降低患者的信任感。

(五) 经常互致问候

人际关系是以情感联系为纽带的,双方之间的交往是维持和增进情感的联系手段。医疗过程中,医务工作者之间、医务工作者与患者之间见面机会非常多,经常互致问候对维持良好的医疗人际关系是至关重要的,这会使对方感到格外的温暖和感动。

(六) 保守患者秘密

患者的病情,对医护人员来说可能习以为常,无关痛痒;但对患者而言,却直接影响自身隐私。因此,为患者守护隐私,是所有医护人员坚守的一条原则,也是对患者所应尽的责任和义务。

第五节 临床医疗环境美

一、临床医疗环境美的概述、范围和意义

医院的环境是影响患者身心舒适的重要因素。医院环境决定患者的心理状态,关系着治疗效果和疾病转归。

(一) 临床医疗环境美的概述

医疗环境对患者应该有积极影响,并具有治疗作用,可以满足患者需要。环境美是指要为人群提供一个安全、舒适的治疗性环境。随着社会生产力的提升,人们对医疗卫生部门的要求也不断提高,医疗环境处在不断进步之中。

(二) 临床医疗环境美的范围

狭义上的临床医疗环境是指医院等卫生部门的卫生、设施等,但广义上的临床医疗环境是指包括硬件设施、就诊条件、国家政策、发展方向、医疗体制和医疗氛围等多方面、全方位的完整医疗体系。

(三) 临床医疗环境美的意义

1. 良好的医疗环境对患者康复具有促进作用　优质的医疗环境可以使患者产生并保持愉悦心境,满足患者各种医疗、护理、生理及精神舒适的需要。为患者提供良好的就医氛围,无疑会提高医疗质量。

2. 优质的医疗环境可以激发职工的工作热情　优质的医疗环境,可为医院创造一个适宜正常开展医疗活动和保证医疗质量的工作环境,有利于方便和调节医务人员的工作和学习,这会极大地增加医患群体的凝聚力和向心力。

二、临床医疗的外环境美

临床医疗的外环境包括硬件设施、就诊条件、国家政策和发展方向等。

(一) 装修环境美

作为医疗外环境最直观的表现形式之一,硬件的更新换代也显示出现代医学日新月异的变化和人们对医学日益重视的程度。

(二) 就诊条件美

《"十三五"深化医药卫生体制改革规划》提出的重点任务之一就是建立科学合理的分级诊疗制度,力争所有社区卫生服务机构和乡镇卫生院以及 70% 的村卫生室具备中医药和全科服务能力。

(三) 政策支持美

目前国家发布了进一步改善医疗服务行动计划:努力使诊疗更加安全、就诊更加便利、沟通更加有效、体验更加舒适,使人民群众看病就医获得感进一步增强。

(四) 发展前景美

随着大数据、云计算、物联网等新兴技术迅速发展,医疗信息化呈现出新的发展方向。“互联网+”浪潮下,智慧医疗成为医疗信息化的最终目标。

三、临床医疗的内环境美

临床医疗的内环境包括医疗体制、医疗氛围等。

(一) 医疗体制美

现代科学技术带来了人类社会的进步,也改变了人们传统的生活方式,导致了医学模式的转变。疾病构成的变化使社会环境及心理应激在疾病与健康中的地位日益突出。这种变化构造了医院办医的社会化模式——医院将逐步从生理治疗扩大到心理治疗,从技术医疗扩大到社会医疗,从院内扩大到院外,从单纯对患者的“治”扩大到对健康人的“防”,从而采取将治疗医学、预防医学和康复医学三方面组合以执行三级预防措施的综合保健策略。就服务内容来看,医院的服务项目已扩展到康复保健、营养卫生、预防衰老、心理咨询等诸多领域。

(二) 医疗氛围美

医院模式的社会化趋向赋予了医院设计的许多新思路:一是在医院建筑形态上应改变传统的千篇一律,尽可能从心理上消除患病者进院求医的恐惧感;二是围绕患者就医的多方面需要,医院内还必须设计综合服务的空间,使医院起到社会化服务的作用。因此,在医院营造氛围体现出医院社会化模式的发展趋势,是把医院办成综合性社会服务效能机构的保障。

扫一扫
测一测

随着社会的发展,民众对医疗设备、环境也有了新的要求,他们希望得到更周到、更便捷的医疗服务以及更轻松、温馨、舒适的就医环境;良好的环境不仅能够带给患者舒适的治疗体验,也为医疗部门的发展提供了更好的动力来源。而良好的医疗环境,不仅依靠上级部门提出的各种支持政策,更在于各医疗部门对于政策的执行力度以及一心为医疗事业的发展和人民的幸福健康生活而奋斗的决心。

(周　莉)

复习思考题

1. 临床医疗心灵美是什么?
2. 培养临床医疗仪表美应注意什么?
3. 临床医疗语言美具体表现在哪几个方面?
4. 临床医疗人际关系和公共关系有哪些?从哪些方面培养与训练临床医疗人际关系美?
5. 临床医疗环境美的范围和意义分别是什么?

第十一章

医学美的实践

课件

11章PPT

扫一扫
知重点

学习要点

1. 了解医学美案例的分类。
2. 掌握医学美案例的含义、构成要素。
3. 熟悉医学美案例的分类及其在医学美容中的价值和意义。
4. 学会医学美案例的分析方法，并进一步认识、理解医学美的社会经济价值，树立爱祖国、爱人民、爱医学事业的高尚品德。
5. 具备医学美案例的收集、整理及运用能力。

医学美学是一门内容丰富、实用性强的学科，旨在阐明代表每一个医疗卫生组织机构的医学美主体与客体之间的关系及其规律以及双方的审美感受，并依赖这种良好、完善、和谐的审美心理过程，促进医学美客体的健康或康复以及医学美主体的最佳心理状态，并有利于本医学组织的生存与发展。掌握医学美的知识与技能，是创建良好医学组织形象，促进组织发展与个人发展的重要因素之一。

第一节　医学美实践的概述

一、医学美案例的含义、构成

（一）医学美案例的含义

案例又称为事例、个例、实例或个案。案例一词本来就源于医学，其原意是指个别病案或医案。医学卫生保健组织机构对患者的病情描述、诊断及其依据和治疗程序与方法，必须做出记录，以便备案可查。这种待分析整理且具有一定典型性和法律性的病历资料，谓之案例（病案）。

医学美案例是指医学卫生保健组织机构中，对某一特定医学活动的内容、方式、情景、过程及其现实意义与价值，进行客观描述所记录的一种体现医学美的文献，就如同医院病案一样。因其对医学美学事业有着历史的和现实的指导意义，医学美案例也要像医院病案一样，应备案以便查阅。因此，各医学卫生保健机构资料或档案室，应把医学美案例纳入文献档案内容。

具有一定指导性和典型性的体现医学美的事例，在一般性（非专科性）医学卫生报纸杂志上，历历可见，但却从未建立业务案例，更没有列入“医学文献”。要想促进医学美学事业的新兴和发展，应建立医学美案例，并列入医学文献范畴，才能发挥其医学美的作用和价值。

（二）医学美案例的构成

1. 本质要素　医学美案例要素是指案例本身所反映的主题思想和中心内容，包括主体要素、客体要素、目标要素、传播媒介要素和环境要素。

（1）主体要素：指代表医学卫生组织机构的工作人员。医务工作者是医学美的主体，当然也是医学美活动的主导方面，因而也必然是医学美案例中的主体要素。

（2）客体要素：指医学卫生保健组织机构的医疗服务对象——社会公众，因社会公众是医学美活动的对象。医学美案例不能没有患者或求医者。

（3）目标要素：指医学卫生保健组织机构和医务工作者的形象塑造。这可以说是医学美的主要职能，也是开展医学美活动的基本目的。

（4）传播媒介要素：医学审美主体、客体之间的交往与沟通是医学美案例构成的重要要素之一，也是医学美形成的关键环节。交往与沟通是联结医学美主体和客体两者之间的桥梁，是医学审美主体、客体双向情感信息交流的媒介。

（5）环境要素：指影响医学美活动的本单位以及社会经济、文化、风俗习惯等方面的条件。任何一种医学活动都是在特定社会历史条件下进行的，因此，环境要素是构成医学美案例的一个客观现实要素。

2. 外显要素　医学公共关系案例的外显要素是指案例编排程序与结构。因此，医学美案例的外显要素也称案例的格式要素。案例格式是指案例形式规范化，其形式必须适应与服从内容的要求。医学美活动方式是多种多样的，所反映的有关医学服务现实事例同样是多方面的，且内容必定丰富多彩。要想对某一特定医学美事例编写成案例，常可因编写者的风格与目的而各具特色，又可因人因事不同而编写内容各异，因此，目前想统一医学美案例格式是较难办到的。不过，仍有一些约定俗成、普遍采纳的编写习惯可供借鉴。

（1）标题：所谓医学美案例的标题就是指案例的名称或题目。医学美案例的标题要求简单明了，直截了当地点明本医学卫生组织的名称或先进人物，如《理美的光辉典范“提灯女南丁格尔”》《护理美是某医院的生命》等。医学美案例的标题也可直接点明事例的主题内容，即医学美事例中的关键问题或焦点，如《病房里的爱心接力》《献身护理无怨无悔》等。

医学美案例命题时，要注意如下三个问题：一是要注意做到既能概括整个医学美事例的关键问题，又能引人注目，但医学美案例的标题绝不同于文学作品，在标题上不能独出心裁地带有深厚的浪漫色彩；二是要注意医学美案例的标题不要过于概括，以致流于一般化，没有特色；三是要注意案例标题不宜冗长，使读者不易得到鲜明印象，以致难以记忆、引证和编入索引。

（2）正文：医学美案例的正文是案例的主体与精华，反映案例的基本内容。通常一定要把握住下列两个基本方面：

1）背景材料：“背景”是指与医学美活动事例相关的历史背景和现实环境条件，一定要把事件发生的时空条件交待清楚。

2）情节材料：“情节”是指描述医学美案例情节的变化和发展、事件本身的矛盾和冲突以及解决问题的方式与方法，特别要注重描述医学美的感人性和感染力，能起到“催人泪下”的效果，还要有服务社会各个方面的良好反映。

医学美案例正文的写作手法，应以朴实无华的文字叙述为主，尽可能将事件写得准确、鲜明、生动、精练，有可读性和适用性。特别应该重视的是医学美案例所引用的材料，必须真实可靠。

（3）结尾：医学美案例的结尾，是指对案例的写作结局，即对案例正文的精辟总结，要求用词简短、简明扼要，确切表达案例全文的主要内容（中心思想、结论等）。根据需要还可在案例中加篇首、脚注、注释、图表及附录等。

二、医学美案例的意义

建立医学美案例的作用和意义实际上就是起到及时发现、传播、推广和发扬“医学美”精神，以适应现代化卫生保健事业的需要。随着社会经济的发展，人们生活水平不断提高，社会更突出生命质量的价值与身心健康的价值，在这个前提下，人们不再满足于温饱而是对美的渴望愈来愈强烈，对美的追求愈来愈全面，对美的需要愈来愈高级。正如马克思曾经指出的，社会的进步，就是人类对美的追求的结晶。因此，现代医学服务不仅仅是完成一般性的恢复生理健康，更重要的是运用医学审美观点和审美标准去影响服务对象的审美意识和为其创造美的物质与心理环境，尽善尽美地体现全方位医学美，维护或促进服务对象的生理健康、心理健康、社会适应健康和道德健康，提高整个社会人群的健美水平和生命、生活质量。这就是现代医学美精神，也是建立医学美案例的现实意义。

三、医学美案例的分类

医学美案例可以从不同的角度进行分类。

（一）根据医学美案例篇幅的大小可分为小型和大型两类

1. 小型医学美案例　小型医学美案例是指那些篇幅短小精悍，反映事例较为单一，层次不繁，线索不杂，只是突出某一方面或某一特定的医学美实情；其影响面或作用对象并不那么广泛。

2. 大型医学美案例　大型医学美案例是指那些篇幅较长，反映事例较多样，并可从多层次、多侧面、多线索反映医学美的诸多问题，能解决较为复杂的、难度较大的医学美问题；其作用和影响面亦较为广泛，并获得较为满意的美的效果。

（二）根据案例的学习功能不同可分为“描述/评审型”与“问题/探究型”两种

1. 描述/评审型　描述/评审型是指介绍某一医学美的全过程，有现成的方案或计划，要求使用、传播或推广案例的人对之进行评审，指出案例中的长处和高招以及其中的疏漏与不足，并以现代医学美学的基本理论作论证依据。这种案例使案例学习者收到扩大实际知识面、验证与加深理解医学美理论之效。

2. 问题/探究型　问题/探究型是指在医学美案例情境描述中隐含着一定问题或矛盾，要求使用案例的人把问题挖掘出来，分清主次，探究原因，拟定对策，最后做出决定，解决矛盾，有利于完善案例情境与质量，并能提高案例学习者的全面分析与判断力。

第二节 医学美学的案例与分析

案例一 从医30载，摘脾换肝仍坚守诊疗一线——职业道德美

（一）案例

十几年前，他经历了肝硬化、脾脏切除、肝坏死、换肝4次大手术，才换来了今天的生命。他创造了生命的奇迹，不仅活到现在，还坚守在诊疗一线——他就是南昌大学第二附属医院呼吸内科主任况九龙。经历过生死的他，更加明白患者的需要，而了解他的人都说，他是在用生命去帮患者治病！

谁能想象，一个人在做了肝移植术后不到半年就开始上班；谁能想象，一个人在做了肝移植术后满负荷甚至超负荷完成工作量……况九龙就是这样一个人，想患者所想、急患者所急，用生命守护患者的安康。

在同事和患者面前，况九龙从未表现出任何病态和愁容。相反他用乐观的精神、幽默的态度，还有精湛的医术，把呼吸内科带成了一支能打硬仗、善打硬仗的优秀队伍。呼吸内科副主任医师李自强说："况主任对工作要求很严格，但对患者以及患者家属却特别真诚、友善。"

2003年，距离换肝手术不到1年，况九龙的身体仍处于肌肉无力的阶段。此时科内收治了一个14岁的女孩，罹患重症脑干脑炎，一直处于深度昏迷状态。这期间，连孩子的妈妈都想放弃，况九龙却强撑着身体，找资料、订方案、勤查房，累得几度昏迷。他每次苏醒后的第一件事，不是向同事了解自己的病情，而是着急地询问："小姑娘醒了没有？"最终，女孩在昏迷整整64天后醒来，并康复出院。

2013年大年初三，一个小姑娘呼吸衰竭合并肾功能不全入院抢救。况九龙带领科室医护人员连续救治，两天两夜守护在小病号床边，最终在与病魔的角力中取得完胜。

2014年3月，呼吸内科收治了一名来自贵州的彝族女子，身怀有孕，因急性重症肺炎入院，生命垂危。她身边没有任何亲人，也没有钱交医药费。况九龙在医治时，发现她是HIV（艾滋病病毒）感染者。面对这样的患者，科室的同事都有畏难情绪。况九龙和大家说清道理：医生面前人人平等，谁都有生存的权利。他亲自制订抢救方案，连续数日悉心治疗这名女子，并且向上级打报告，协调减免其医药费。女子病情好转后，没有人来接。况九龙又发起捐款捐物，将她送上返乡的列车。医者父母心，概莫如此。

2003年非典、2009年甲流、2013年禽流感……况九龙从未退缩，他经历了呼吸系统流行疾病各大战役。

在一部电影中有这样一句话："救人一命即救全世界。"医生况九龙，他拯救过无数个世界。"只要我活着，就要为社会、为患者、为我们的医学教育事业做一点有意义的事。"况九龙说。（节选自中国文明网《"好医生"况九龙》，责任编辑：胡杨）

（二）案例分析

况九龙是个"患者"，用异于常人的毅力坚守着自己的生命，同时他又是个医生，用医者的仁心卫护他人的安康。健康所系，性命相托。他更多时候把自己的病情抛

在脑后，把每一个患者当成自己的家人，用责任和奉献书写医者仁心，用实际行动践行着医学誓言——愿献身医学，热爱祖国，忠于人民，恪守医德，尊师守纪，刻苦钻研，孜孜不倦，精益求精，全面发展。决心竭尽全力除人类之病痛，助健康之完美，维护医术的圣洁和荣誉。救死扶伤，不辞艰辛，执着追求，为祖国医药卫生事业的发展和人类身心健康奋斗终生。

案例二　小处方大专家——医学服务美

（一）案例

“医者仁心”，湖北武汉皮肤科医生段逸群从医35年来，始终坚守在临床一线，为患者着想，用小处方治大病，不断传播着正能量。在他的影响下，全院皮肤科医生开“小处方”蔚然成风，且皮肤科近3年来的年门诊量都在85万人次左右，但门诊患者的人均花费仅为150元。面对很多慕名而来的患者，他总是不厌其烦，耐心解释，时常忘记了吃饭，错过了休息时间。

一个浑身长满黑痣的患者，因颈部疼痛在外院诊断为颈椎病。他仅用两根棉签，就发现该患者从耳后到胸前都有疼痛性皮疹，“一矢中的”确诊为带状疱疹。

一个12岁的女孩，嘴巴周围肿胀、瘙痒。他又是问、又是看，突然问了女孩妈妈一句：“你是不是特别爱吃胡椒？”家长直点头。他说，这样的病我治好过一个，你以后做菜不用胡椒，孩子的病就好了。

民间流传着各种关于段逸群开小处方的故事。有一次，一个女孩嘴巴周围出现溃疡，已经在多家医院治疗了20多天，钱花了数千元，溃疡不见好，被认为是疑难病。段逸群仔细检查一番，然后说出治疗意见：“回家把厨房里的色拉油‘偷’一点，每天抹两三次，别的什么也不要做。”事后，女孩亲友觉得段逸群是在敷衍了事，对他颇为埋怨。但三天后，女孩的病果然好了。

段逸群说，多数皮肤病患者经历长期治疗后，都差不多成了“半个医生”，如果医生不负责，就会随便开些药应付。而他只相信科学的诊断结果，所以经常让患者“空手而归”，这样的患者占他门诊的一到两成。在临床中，他经常向他的患者开出诸如“保鲜膜敷药治皲裂”“淀粉浴止皮肤瘙痒”“色拉油润唇”“醋水洗手防皴”等等这样不花钱的“处方”。

段逸群头上的光环很多，现任武汉市第一医院皮肤科主任，主任医师，教授，荣获第五届中国医师奖、全国“五一”劳动奖章、“全国医德标兵”等。他不但是医生，更是名人。这些年，各类社会事务纷至沓来，多到令段逸群头疼，最让他不能忍受的是，这些事务越来越多地占用了他坐诊、看病的时间。眼下，段逸群几乎婉拒了所有非医疗类的邀约，和患者成为朋友，为坐诊婉拒各种活动。

段逸群是国内著名皮肤病学专家，但他深知“一花独放不是春”。为了建设一流学术团队，他致力于青年人才的培养，让一大批优秀中青年人才在多个专业方向崭露头角，形成了一支业务素质过硬、有相当学术影响的专家团队。在他的带领下，武汉市第一医院这所市属医院皮肤科跻身“国家队”，成为卫生部临床重点专科，全国中西医结合重点专科，全国皮肤科“四强”之一。

这就是一位医生工作的常态，他每天都微笑面对如此多的患者，用娴熟的医术、耐心地讲解，温暖着每一位慕名而来的患者。（节选自中国文明网《“好医生”段逸群》，

责任编辑：王小伟）

（二）案例分析

“看病贵、看病难”一直是中国老百姓头疼的事，但段逸群一心为患者服务，用他高尚的医德和高明的医术，为医界树立了标杆。他坚持35年给患者开小处方、不花钱的“处方”，这种现象的背后，折射的不仅仅是医术的高低，更是医德的多寡，医者仁心的体现。他的敬业与精业精神如同一股清流，滋润了患者的心田，让大家看到了医者的人生大境界。

案例三　坏消息我要怎么告诉你——医学沟通美

（一）案例

在前不久于北京大学第三医院举办的《叙事医学》杂志首发式上，北京大学首钢医院院长顾晋教授作了“如何告知坏消息”的主题演讲。在顾晋教授看来，告知患者坏消息，是一个非常重要的课题，也是医生的一门必修课。他结合自己30多年当医生的经历，就“什么是坏消息”“如何巧妙地告知患者坏消息”等进行了经验分享。

把坏消息告诉患者的时候，一定留出充足时间，进行充分沟通。我根据自己的经验，总结了3个基本点：一是问患者“你想知道什么”。如果患者说“我想知道我这病严重不严重”，说明他没有足够的思想准备，对自己的病不知情。二是看患者“已经知道了什么”。如果患者说“哎呀，我已经看到化验单了，是胃癌”，说明他已经知道这事儿了。三是告诉患者“我有办法”。比如，我会这样说，“你现在是一个晚期的患者，我会想办法来帮助你”，这样患者就不至于在知道坏消息后绝望。

其实，坏消息也不都是坏的方面，坏消息当中也有好消息。作为医生，我们在告知患者坏消息时，就要善于从中找出相对来说好的方面，患者就会比较容易接受。

我们有个患者是个老师，在得知自己是癌症后，情绪特别激动，一遍遍问“为什么偏偏是我得这癌，我怎么这么倒霉”。我见她这样，就和她聊了起来。

“您这是早期还是晚期？”

“大夫，我也不知道啊。你看我这么好的一个人，净做善事了，怎么能得癌呢？”

我告诉她：“一个人不是因为不做善事才得癌，也不会因为做善事而不得癌。你虽然得的是癌症，其实还是可以治疗的，能做手术。”

“噢，我还能做手术，那我还能恢复工作吗？”我告诉她，现在她这种病的5年生存率是60%。她听了后，口气明显好转：“噢，那还可以啊。”

我又问她：“您有医保没？”

“我当然有医保了。”她回答。

“你看旁边那个小朋友，从农村来的，没有医保，没钱治。”

“啊？那我比他强多了。”

“谁陪你来的？”

“我丈夫、我儿子，他们到外边交钱去了。”

“你看你多好，一家人都陪你来看病。前两天我们有一个从中关村那儿来的患者，老先生自己一个人，孩子都在国外，得了癌，没有人陪伴，自己去交费。”

“哎呀，那真太可怜了。”说到这，她的心情好多了。

然后，我问她，“您多大岁数了？”

“快60了，快退休了。”

我说：“您看您已经度过了人生很美好的时光，刚才那小孩，才18岁，就已经是晚期了，没法做手术了。什么机会都没有了。”

“呦，那真是够可怜的。”这时候，她似乎有点高兴了。

从这个故事，我们看到，坏消息当中实际上是有好消息的。在告知坏消息时，我们可以用对比的方法，从坏消息中找到好消息，从而给患者自信，让他看到自己的优势，找到力量。

当医生，如果确实需要告知更坏的消息，我们就得学会换位思维，设身处地替患者想一想，以一颗真诚的心交流，可能对他们就是有帮助的。

有一个20岁的女孩，长得挺高，也挺漂亮，却得了直肠癌。第一次手术后才半年，就复发了，卵巢也转移了，需要把肛门、卵巢、子宫都切掉。女孩哭着跟我说：“叔叔，这是不是太残酷了？我不能这么年轻就没有子宫和卵巢，那样我连女人都做不成了。”她的母亲也跟我说：“大夫，孩子这么小，不能没有肛门，以后怎么嫁得出去？”其实，我也没招了，但是怎么跟患者说呢？最后，我说：“说实在的，我也有孩子，我也知道父母对孩子的这种感情。但是现在的医学发展就是这样，没办法，您只能带孩子回去了。”女孩的母亲明白了我的意思，黯然地说：“那我们走吧。”

对于已经处于非常晚期的癌症患者，眼看他快不行了，怎么跟他说这个事？我往往会说：“你这个病确实不太好。人生就跟坐火车一样，咱们都在这车上，但是早晚都得下车，可能过几天您就得下车了，说实在的，我们都得下车，咱们还能相见。所以，就别太在意这事儿，有些什么事该做的咱们还可以做。”患者听了后，会变得更理性，也能平静地面对现实。（节选自李阳和《有了坏消息，医生该如何跟患者说》，《健康报》2018-10-08）

（二）案例分析

医患之间的沟通不同于一般的人际沟通，患者就诊时，特别渴望医护人员的关心和帮助，因而对医护人员的语言、表情、动作姿态、行为方式更为关注、更加敏感。这就要求，医务人员必须以心换心，以情换真，站在病患的立场上思考和处理问题。本案例中顾晋教授与患者沟通坏消息时，言语既符合医学科学性，又通俗易懂，语气婉转，既有逻辑性，又有灵活性，充分尊重患者、同情患者、关心患者，救死扶伤，竭诚为患者服务。俗话说：“良言一句三冬暖，恶语伤人六月寒。”对于求医者来说，语言既可以治病也可以致病。“言为心声”，医护人员在与患者进行沟通交流时，要善于坦诚表达对患者善良愿望的心声。医患沟通语言道德美体现在医护人员言谈的态度、内容、用词和声调之中。因此，这几方面都必须自然而温情地体现出同情与体贴，能使患者听了心情愉快，感到关切温暖，得到莫大的安慰和鼓舞，这必将调动和发挥患者内在抗病积极因素而有利于患者的身心康复。

案例四　医院里年味别样浓——医学环境美

（一）案例

新春佳节来临之际，为给来院就诊的患者营造一个浓浓的春节喜庆氛围，医院精心设计，挂灯笼，贴窗花、春联……把医院各处装扮得红火喜庆，年味十足。不少科室还精心准备跨年“节目”准备与患者互动，只为让不能回家过年的患者在病房里也能度过一个欢乐祥和的春节。

呼吸内科:美丽“天使”除夕送“平安”

刚踏进呼吸内科病区,浓浓的年味扑面而来——护士站被一盏盏火红的灯笼装点得热情洋溢。但是,对于我院所有病区来说,张灯结彩的护士站,这还只是“标配”,亮点在后面。

亮点一:标语拜年。看看,一个热情洋溢的“您”字,那是极富代入感啊,立刻就把患者带入浓浓的年味体验中。

亮点二:气球与灯笼辉映。活泼的气球与喜庆的灯笼相遇,那就一个词——年味。有没有？不过,这还不是最重点,接着看。

亮点三:除夕送“平安”。美丽的护士长王蕾手中,那个包装得精美绝伦的东西,对,确实是苹果。然后呼吸内科今年的春节医患互动压轴大戏就是——除夕当天,在王蕾带领下,呼吸内科美丽的护士姐妹们会将这些寓意平安的苹果,分发到住院患者手中。据王蕾介绍,过年期间,呼吸内科将有60多名患者因病情严重不得不在医院度过,所以为了讨个好彩头,让患者欢欢喜喜过大年,科室护士们自发策划了这个节目。

77岁的谭大爷由于呼吸困难入住呼吸内科,过年也将在病区度过。大爷本身患有老年痴呆,开始就医时不怎么配合,吵着要回家过年。科室护士们特意用气球将谭大爷的病床布置得喜喜庆庆,经常陪他聊天,还告诉他,除夕当天会给他发个大大的“平安”。谭大爷一听,果然不闹了,非常配合,并扳着手指盼除夕。目前,他的病情已经稳定下来,正在接受后续治疗。

产科:“福猴”闹春祈福

红灯笼,大福字,喜庆春联……为了与准妈妈和新妈妈们分享双喜临门的喜悦,产科的医护人员们齐上阵,将病区装饰得热闹喜庆。这还不算完,听说产科今年春节又有保留节目。经过多方打探,原来产科李傲霜主任已经准备了若干“福猴”玩偶,准备送给科室大年初一出生的“猴宝宝”们,作为生肖纪念,也祈愿宝宝们茁壮成长。

儿科:“甜蜜”的节日问候

据儿科主任李建军介绍,过年期间儿科病区将有30余名患儿在此过年,医护人员将在除夕当天集体为小患者们拜年,祝他们早日康复,并送上精美的糖果作为新年礼品。“吃药吃得好苦嘛,送他们一点‘甜蜜’的问候。”李建军表示。

除此之外,在除夕与大年初一这两天,李建军要求科室医护人员早上7:30之前必须到岗,好为患儿们提前治疗,方便这两天“请假”回家过年的小患者早点与亲人们团年。(节选自绵阳市第三人名医院官网《我院晒年味了！春意暖暖年味浓浓》,编辑:张瀚文、辛伟)

(二)案例分析

本案例的主要内容是医院把各处装扮得红火喜庆,年味十足,科室还精心准备跨年“节目”,让不能回家过年的患者在病房里也能度过一个欢乐祥和的春节。通过这些活动的开展,衬托出医院开展物质环境美、心理环境美和人际关系美活动的意义与价值。挂灯笼、贴窗花、送祝福,这不仅体现出一种节日的气氛与信息,而且这一活动的开展恰恰迎合与满足了广大医学公众的心理需要。人人都渴望健康、愉快、吉祥、如意的心理环境。医院通过环境的装扮与实际的行动,把关爱情感洒在医学公众的心坎上,这不仅温暖了服务对象,而且也提高了医院自身的知名度与美誉度,有利于塑造在医学公众心目中的良好形象。

案例五　康复技师蔡哲——人美心更美

（一）案例

走进滨海新区大港医院门诊六楼康复大厅，墙上赫然挂着一面锦旗——“人美心美医术高明细心耐心医者仁心”。这是患者对医生最大的褒奖！

成人患者叫她“最美医生”，小病号喊她“蔡妈妈”，这到底是何许人呢？出生于1980年12月的蔡哲，满面秀气，仿佛还有点稚气，看上去年岁不大，可她已经是在康复医学战线上工作了12个年头的“老大夫”啦！

蔡哲，2003年毕业于天津医科大学，2013年在北大医院学习儿童康复（新生儿发育迟缓、斜颈、脑瘫、孤独症等儿童康复）。12年来，她立足本职，兢兢业业，救死扶伤、治病救人，用爱诠释着医务工作者的神圣使命；业余时间里她十几年如一日爱心助残，坚持学雷锋志愿服务。蔡哲从参加工作以来，经常参加乐康敬老院、天同医养院的义诊活动。节假日，蔡哲还经常到患者家里进行康复志愿服务。在蔡医生的感召下，她身边的一批爱心人士自发地传递着爱心奉献的火炬。

2012年底，蔡哲得知以前同事的孩子确诊为脑瘫，便利用每晚下班时间和节假日，到滨海新区塘沽裕川花园小区无偿为孩子进行康复训练。2013年蔡哲的丈夫在马路上救了一位跌倒后偏瘫的老人，蔡哲在怀胎十月即将临盆的情况下前往医院看望老人，之后还多次指导老人及家人康复训练。2014年3月，蔡哲从滨海新区古林街福汇园居委会主任那里得知小区有位高中生谢某，从15米高空跌落，术后需要康复治疗，但是家庭条件有限且前往医院康复较远不方便，于是，蔡哲定期前往孩子家中为其进行康复治疗。小区里还有一对退休教师，男的苗老师患脑血管病，女的李老师为癌症晚期，且子女不在身边，蔡哲不厌其烦地三天两头前往二老家中进行心理疏导，为苗老师指导康复锻炼，并多次带老人去医院看病。2014年7月4日傍晚，蔡哲和丈夫在南开大学滨海学院篮球场锻炼，忽然听到有人急呼救命，丈夫陈昊急奔过去见一名中年男子趴在地上抽搐且口吐白沫，立刻作出判断这是癫痫病发作！迅速用手机拨打110报警，蔡哲赶紧上前将男子扶好平卧，进行急救，直到民警赶来把男子扶上警车，将其送往家中，夫妻二人才安心。

蔡哲的爱人陈昊2014年10月入选“中国好人榜”，11月被中央文明办授予“好人365”荣誉称号，2017年7月开始滨海新区民政局公益创投“社区困境家庭创意美术课程”项目，正式落户务实星康。作为志愿者，夫妻二人每周日上午都会准时到达教室，为来自各个社区和小学的困难家庭、残疾儿童、流动儿童提供志愿服务。风雨无阻，不管是风霜雪雨还是寒风凛冽，夫妻同德坚持着他们的善行。

蔡哲说：“时至今日，雷锋并不简简单单是个名字，它代表着一种精神，这精神充满了无穷的能量，在中华大地上不断传递，我们每个人都是接力手，只有接好了、传好了才不辱使命。用我们的实际行动感染并鼓舞身边的每一个人，就能携手共创美丽的大家园。”（节选自天津务实幼教集团的博客《“人美心美医术高明细心耐心医者仁心”——记大港医院康复科儿童康复技师蔡哲》，2017-11-12）

（二）案例分析

人的内在美是人的精神、心灵方面的美，也叫心灵美，是人的美的灵魂。德国海

扫一扫
测一测

涅说："在一切创造物中间没有比人的心灵更美、更好的东西了。"蔡哲在工作中立足本职，兢兢业业，救死扶伤、治病救人，有着崇高的职业道德，用爱诠释着医务工作者的神圣使命，成人患者叫她"最美医生"，小病号喊她"蔡妈妈"；业余时间里她十几年如一日爱心助残，有着高尚的理想情操，坚持学雷锋志愿服务，用实际行动感染并鼓舞身边的每一个人，在蔡医生的感召下，她身边的一批爱心人士自发传递着爱心奉献的火炬。在蔡哲身上，我们看到了人的外在美与内在美的完美结合。

（乔 敏）

复习思考题

1. 医学美案例的构成要素有哪些？
2. 医学美案例的意义是什么？
3. 医学美案例的分类有哪些？
4. 请摘录一份医学美案例进行剖析。

第十二章

护理美学

课件

12章PPT

扫一扫知重点

学习要点

1. 了解护理美学在现实社会中的价值，护理美学在医学中的地位和作用。

2. 掌握护理美学内容、形成和发展，护理美学特征，审美价值，护理形象美要求，护理审美等基本理论。

3. 熟悉护理职业形象美，护理实施中的审美准则，护理美学整体护理的方法。

4. 具有分析护理美学核心理论的能力，确定研究医学中护理美学目标、任务的能力。

5. 能进行护理美学的实训操作，要求能在临床护理中熟练运用护理美学训练操作。

第一节　护理美学的形成和发展

一、中国护理美学的形成和发展

在我国医学史上，最初将护理视为医疗的一部分，并没有系统的、完整的“护理”记载。而中医学中所讲的“三分治，七分养”中的“七分养”就是我国古代对医学与护理关系做出的高度概括，虽然没有护理这个独立的学科，但大量的护理工作已经被广泛应用。

从原始社会到春秋战国时期，大约是古代护理的萌芽时期。原始时期的护理主要是对伤病者生活上的关怀和照料，年长的妇女以温柔慈祥的母爱方式，通过天然办法抚育生灵，这是原始社会人们产生的一种自发的、朴素的护理审美思想。

到了公元前221年，秦始皇统一中国时，人们对疾病和养生知识有了进一步了解，一系列医学经典著作在此时相继问世，为中医护理美学提供了理论依据。《黄帝内经》是我国现存第一部较系统论述中医理论的专著，是第一次把护理学与美学结合起来的典范，从而确定了护理美学在中医护理中的地位。

秦王朝之后，中国封建社会经历近2 000年的历史。在这2 000年发展过程中，中医护理美学不断发展完善。如东汉名医张仲景的《伤寒杂病论》充分体现了“多样统一”的美学要求；唐代名医孙思邈在《备急千金要方》中对医务人员的多方面，如内在美和外在美、动机和指导原则、行医施护的目的等，都进行了较详细论述，并明确指出医务人员的自身美是提高医护质量的必要条件；“金元四大家”开始重视医护人员自身美的修养，还特别重视老年人的保养、饮食调理、药物养生、口腔护理等，推动了中医护理美学的发展；明清时期护理实践得到进一步发展，消毒隔离、物理治疗技术广泛应用，同时人们注意到护患关系协调美的意义；1840年鸦片战争以后，中医护理美学思想增添了西方护理美学思想成分，并得到进一步发展，医院的环境，护士的服装，护理操作规程，教科书和护理思想宗旨等均带有西方文化色彩；中国华人民共和国成立以来，护理学被临床广泛使用，使中医护理学及中医护理美学思想得到延续和发展，它是融哲学、美学、医学为一体的独特学科体系。

二、南丁格尔对护理学的贡献

弗洛伦斯·南丁格尔（FlorenceNightingale，1820—1910），英国人，出生于意大利的佛罗伦萨。青年时她经常协助父亲的老友（一位医生）精心护理患者，并逐渐对护理工作发生了兴趣。她曾到德国、法国、希腊等地考察当地的医院和慈善机构，从而坚定地树立了从事护理职业的决心。1853年，她去巴黎学习护理管理工作。回国后，她采取了许多措施用于护理管理，如强调病房必须空气新鲜、条件舒适、环境清洁、安静，提出要提高护士的报酬等，令时人叹为观止。

1853年10月，克里米亚战争爆发，她自愿申请参加战地救护。1854年3月，她率领38名护士前往前线开拓现代护理事业。南丁格尔以她精湛的护理技能和献身精神，使伤员死亡率从42%迅速下降至2%；这个奇迹震撼了欧洲，也改变了英国政府和社会各界对护理职业的认识和评价，从而提高了妇女地位，也为妇女开辟和创建了一个崇高职业。英国政府授予她“最高荣誉国民勋章”等。

1858年和1859年，她又写了《医院札记》和《护理札记》，在书中精辟地提出了护理工作的生物性、社会性和精神性对身体的影响等。后人将她的观点总结为“环境理论”，这一理论是现代护理理论的基础，对现今的护理实践仍有指导意义。

1860年，南丁格尔用政府的奖金和公众捐款，在英国圣托马斯医院内创建了世界上第一所正规护士学校——南丁格尔护士学校。其办学宗旨是将护理作为一门科学，脱离宗教色彩，用新的教育体制和方法培养护士。她对学校的管理、学员入学标准、课程安排、教学评估等都作了明确规定。同时，她还积极支持家庭护理和红十字会的工作，为推动国际护理事业及公共卫生事业的发展做出了重大贡献。

1910年8月13日，南丁格尔在睡眠中溘然长逝，享年90岁。她将自己毕生的心血都投入到护理事业的改革与发展中，并取得辉煌成就。

三、护理美学的现状和发展前景

（一）护理美学的发展尚处于孕育阶段

1978年，世界卫生组织曾提出“2000年人人享有卫生保健”的全球战略目标，推动了现代护理学的发展。

1980年，美国护理学会将护理概念改为“护理是诊断和处理人类对现存的和潜在健康问题的反应”，从而更具体地明确了护理工作的主要任务是促进健康、预防疾病、协助康复、减轻痛苦；更明确地提出护理工作的对象应包括已生病的人、尚未生病但可能生病的人、未患病但有“健康问题”的人。这一切，赋予了护理美学义不容辞的历史使命，也给护理美学的发展带来了机遇。

自 1989 年第一部《实用护理美学》出版以来，全国已有 20 余所院校的护理专业开设了“护理美学”课，培养了一大批护理美学骨干。在国内广大护理学学者和应用者的共同努力下，护理美学的研究正逐步走上系统化、规范化和科学化的轨道。

（二）整体护理的开展，充分显现了护理美学的作用

西方发达国家率先提出了“护理程序”的概念，带动了护理专业的革命性发展。他们重视人的整体护理，具体表现为：强调人是统一的整体——多样统一的整体美；强调机体与环境的统一——协调美；对患者实施整体护理——辨证美。这种新兴的护理工作模式，要求护士除了应加强对患者自身的关注外，还需要把注意力放到患者所处的环境、心理状态、物理因素等对疾病康复的影响因素。用美得语言、行为、仪表和环境为患者开辟美的精神境界，使患者心悦诚服地接受治疗和护理。这充分体现了护理的整体、系统、层次、和谐、有序和节奏性，把自然美、社会美、艺术美相互交融起来，是现代护理学科学发展的重要标志之一。

（三）护理美学的发展前景

护理美学的发展尚处于“萌芽”阶段，但其学科思想和研究成果正趋于成形，随着社会经济水平的不断提高、科学技术的不断发展、人们对生存质量认识的提高，将不断向纵深方向发展，获得举足轻重的学科地位。

第二节　护理实施中的美学特征和审美价值

一、护理实施中的美学特征

（一）艺术性

南丁格尔说过：“人是各种各样的，由于社会职业、地位、民俗、信仰、生活习惯、文化程度不同，所得的病与病情也不同，要使千差万别的人都能达到治疗或康复所需要的最佳身心状态，本身就是一门最精细的艺术。”这段话很好地诠释了护理实施过程中的艺术性。

系统化整体护理是当今最先进的护理模式。它是将临床护理和护理管理等各个环节进行系统化，最终达到对患者进行全方位护理，即不仅要对患者进行生理护理，还要对患者进行心理护理，使患者达到治疗和康复所需的最佳身心状态。现代护理模式将护理实践的艺术性充分展现，如工作程序化、节奏化，病室里柔和的色彩、明亮的光线，医疗和患者用品的陈设，整洁的床铺，清新的空气等，都体现了美学的要求，体现了艺术性的美感。

（二）形象性

克里米亚战争时期，南丁格尔率领 38 名自愿者奔赴前线，救护伤病员。她克服重重困难，夜以继日护理伤病员，亲自为伤病员清洗伤口、喂饭、写家信，每天深夜还提着油灯慈母般地在病房中为伤病员一一盖被子，还用夜莺般的歌声使伤病员忘记肉体和精神上的痛苦。战士们亲切地称她为“克里米亚天使”和“提灯女神”，并把她的业绩谱写成歌曲。南丁格尔精神得到了弘扬，更是把护士美好的形象留在人间，永远为人们所传颂。

由此可见，美是具体的、可感受到的、有观赏价值的形象，而不是抽象的概念。护

士可以通过自己的形象表现出独特的形象美。平时所说的礼貌用语,如"您好""欢迎您""要我为你提供什么帮助",似乎没什么具体内容,但这些礼貌的用语对于一个患者来说,却使他们感到家的温暖,感到无比温馨。

(三)多样统一性

和谐,就是多样,但却统一。我们不应只片面追求整齐统一而排斥多样的变化,否则会导致单调、呆板,但同时也不能只片面追求多样的变化而舍弃整齐、统一,以免造成杂乱无章。只有达到高度的和谐,才能使其产生美的感受。

在护理实施中就应注意将护理工作程序化、规范化,进行相应的统一,使护士的各项工作有条不紊地进行,做到忙而不乱,体现护理工作的和谐美和节奏美。

二、护理实施中的审美价值

护理职业活动过程的本质,就显现出一种崇尚美、心灵美和职业形象美,包含着丰富的审美价值。

护理的目的,就是保证护理对象安全、舒适及早日康复。它着眼于解决人体健康的整体问题。在临床护理中应以患者为重点,而不是仅以疾病为重点。只有以此为前提,才能真正体现出护理工作的审美学价值。

1. 维护人与环境的整体统一性,满足患者生理、心理和社会的健康要求 为患者提供衣、食、住、行等生存和发展条件,借以满足人的基本生理需求。但人也可以能动地改造环境,为己所用。因此,护理人员除了要为患者创造出适合治疗的生活和休养的环境,帮助患者适应环境外,还要评估患者所受到生理压力的程度,协助和指导他们提高应付能力,维持身心平衡,从而促进病体向健康方向转化,以达到最佳状态。

健康人的生物、心理、社会三要素都处于良好状态,其中任何一个环节出现异常,都会导致健康问题。这就要求护理人员应从生物、心理、社会三个方面为患者提供全方位护理,为患者创造一个整洁、安静、舒适的病室环境,热情接待患者,尊重、关心和爱护患者,鼓励患者自尊、自重、自信等。

2. 为患者提供健康指导,使患者出院后能够健康愉快地生活 护理人员应善于运用各种方法,解决患者出院后可能遇到的问题,教会他们自我保健、康复调养的必要措施。

第三节 护理职业的形象美

护理形象的美丑取决于护理人员个体形象的塑造,是护理人员美好心灵的外在表现。仪表仪态、行姿坐势、举止表情等内容构成了护理形象美的共同特征与要素。

一、护理行为举止美

护理职业形象美最直接的表现方式就是护理行为美。护理行为美源于护理人员良好的行为习惯,同时这也是护理人员良好职业性格形成的基础。

1. 姿态与仪态美 站姿、坐姿、走姿等是护理人员的基本姿态。

正确的站姿是头正、颈直、双肩外展、挺胸、收腹、臀部上提,两手在身体两侧自然下垂或轻握手于下腹部,双腿并拢,两足稍分开,身躯正、直,重心上提。这种姿态不仅给人以美感，且有利于体内脏器发挥正常生理功能。

护理人员落座时应用双手在身后轻扶工作服的裙摆，上身应端正，双腿应并拢后收，双手合于膝上，体现出谦逊、恳切、娴静、端庄的美。

护理人员在行走时应挺胸、收腹提臀、以胸带步、自然摆臂、抬足有力、步履轻盈、柔步无声。在抢救患者时，应注意保持上身平稳，步履紧张有序，肌肉放松舒展自如，给人以忙而不乱的感觉。

同时，工作时注意转身回眸、俯身拾物、推车携物时的动作美，既要不能过猛过急，也不能松懈懒散，动作应协调连贯，给人以动态的美感。

2. 护理操作美 护理工作是通过各种护理技术操作来完成各种治疗和护理的。在操作过程中，护理人员应始终把握科学、协调、优美的基本原则，表现出和谐有序、舒展大方、规范娴熟的护理艺术美。在各种护理操作之前，要先做好解释和安抚工作，注意对患者的保护，尤其是个人隐私。还要注意操作时动作、姿态的美观和舒展，特别是手的动作应轻、柔、稳、准、快慢适当且有条理。

二、护士的仪表美

护理人员的仪表美主要表现为护理人员的着装打扮。端庄的仪表体现在护理人员服装服饰的整洁与得体。燕帽是护士职业的标志和象征，应保持洁白而无褶皱，系戴的位置应高低适中，固定牢固而不可歪斜。护理人员的头发应梳理整齐且无异味，长发应盘于脑后，用于固定发辫的头饰应素雅庄重。

护理人员的工作服可根据工作的环境和对象选择白色或浅色。工作服应保持清洁、平整、合身，不要外漏内衣，袖长以至腕部、身长以刚好过膝为宜。

护士工作时不得佩戴戒指、手链、粗长的项链以及各种花色的耳饰等，一方面是为了方便工作，一方面是为了树立护士端庄大方的仪表美。同时，还应注意工作时不要使用过浓的香水，以免引起患者的反感和过敏反应。

三、护理的语言美

护理的语言美是护理职业形象的主要表达方式。

首先，护士对患者的称呼要美，应体现护士对患者的尊重。在与患者交往时可根据患者的年龄、性别、职业、知识层次等因素选择对患者的称呼。如黄老师、张先生、李师傅等，消除医患之间的陌生感。

其次，护理语言的文明礼貌要美。礼貌的语言是满意沟通的前提，是避免和解除误解的最好方法。交谈中可使用如“您好”“谢谢”“请”“对不起”“打扰了”“别客气”等礼貌用语，借以增进彼此之间的感情，建立温馨和谐的护患关系。

再次，护理语言的语气语调要美。护理语言不但要让患者能接受，更重要的是能对患者起到安抚和治疗作用。因此，语气应缓和、有耐心，语调应委婉含蓄。

最后，护理语言的内容要美。在注重语言的各种形式美的基础上，加强内容美，借以达到沟通的最佳效果。护士可根据患者的年龄、性别、职业、文化层次等选择适合的语体。如对受过高等教育的患者应使用正式口语体，即普通话与之交流；而对没有受过太多教育的患者则应选择家常口语体进行沟通。护士还应使用规范语言，即语言应层次清楚、精炼明确、逻辑性强。向患者解释、交代问题和进行卫生宣教时，要使用通俗易懂的语言，避免使用让患者感到茫然的医学术语，引起患者的不安和误解。

四、护士的道德规范美

护士的道德修养、道德信念与道德品质，影响并决定着护士对待护理工作及患者的根本态度，影响着护士的行为和护理工作质量。因此，要求护士应具备崇高的精神境界，创造自身美好的内心世界，即护士要用正确的世界观去观察和对待人生问题，树立正确的职业情感和情操。

护士的崇高形象是善良、温和、充满同情心。这种同情是护士能够切实从患者利益出发，以患者需要为己任，向患者倾注细腻的情感，设身处地地为患者着想，让患者感到护士不是亲人，胜似亲人。

第四节　护理职业形象美的要求

一、护理职业形象美的基本要素

(一) 护理职业形式美

护理职业形式美是护理职业形象美的外在表现形式，主要是指护士的仪表仪态应给人以美的享受，这其中就包括了护士的相貌、体态、着装、表情、姿势、步态等，因为这些美能给人以直观的、视觉上的美感满足。因此，护士端正的相貌、端庄的仪态、得体的着装、文雅的举止、关切的表情、优美的姿势等表现均能给人以心灵的慰藉和满足，是生命与健康的本质力量的体现。这种美感可以潜移默化地影响人的心灵，激发人们对美好生活的追求。

(二) 护理职业形象美

护理职业形象美是指护理本身蕴含的美，主要是指护士应具备美好的心灵、善良的行为以及高尚的情感与情操。护士只有把自己的人生价值定格在奉献而非索取，才能自觉地培养自己的职业道德，善待生命，以诚挚的善良之心面对那些需要抚慰和关怀的人们，并使那些在痛苦中饱受疾病折磨的人们重获幸福。

同时，形象美又是形式和意象有机结合所呈现出来的美。护理职业形象美是护士的内在美与外在美交相辉映的整体美。树立护理职业形象美是护士应不断提高个人修养的过程，是护士良好职业素质的一种自然表露。虽然形式上的美在审美欣赏中有独立存在的可能，但如果没有内容作为依托，这种美就会显得苍白无力，甚至显得虚假和做作。护士若没有真诚善良的心地，即使外表装扮得再美丽，而当患者非常小心地询问时，护士流露出的不耐烦，甚至厌烦的表情，就会使患者感到护士的内心并不像她的外表那样美丽。因此，护理职业形象美应是护士的品德修养和知识素养在言谈举止中的自然流露，只有包含了内心美好情感的外在美的表现才能真正传达出美意，也才能有打动人心灵的力量。

(三) 和蔼的态度和动听的语言

护士的爱心和耐心都集中体现在对患者的态度和语言上。人在生病以后，其生理和心理状态都会异于常人，尤其是住院接受治疗时期，一方面，离开了自己熟悉的人和环境，另一方面，各种检查和治疗手段都可能在不同程度上给患者带来精神压力和身体上的痛楚，因此，患者常表现出情绪不稳、烦躁不安或易激动，从而产生过激言行。此时护士的言行稍有怠慢或不妥，就会导致患者产生不满情绪或不良反应。因此，和蔼的态度与动听的言语是护理职业形象美的本质内容和落脚点。护士要用自己的行为和语言去感染和帮助患者摆脱各种困扰。

以上三点构成了护理职业形象美的基本要素。它们之间的关系并非截然分开，而是有机结合、动态联系的。若护士能具备这些基本素质并能很好地通过自己的诠释将其圆满地表现出来，不但有赖于掌握知识的广度和深度，还需要具备综合运用知识的能力。因为，护士对患者心态的理解和把握程度，以及护士应以何种姿态和面貌出现在患者面前意义重大。只有了解了患者内心深处的渴求，才能对护理行为产生深刻的指导和协同作用。护士如要不断提升自己职业形象美的高度，首先要从理论和实践中不断汲取养分，才能赋予形象美更多、更丰富的内涵。

二、创造美的护理环境

1. 维护病区的整洁美观　合格的病区，其陈设及用品应具备安全、整齐、清洁、规范等要求。安全感是美感产生的前提条件，之后，在室内适当摆放一些花卉盆景，给人以生命活力的启迪，提高患者与疾病作斗争的信心和勇气。此外，根据患者的具体情况，选择不同的颜色装饰病区，这样可使患者身心舒适并具有治疗作用。如有资料显示，蓝色可以减轻恐惧，粉红色可降低血压，橙色能刺激食欲，草绿色使患者易入睡等。

2. 保持院内安静　凡与环境不协调的声音、患者不需要的或使人感到不愉快的声音都可归为噪声。长时间受噪声骚扰会影响患者情绪，产生疲倦和不安，甚至出现眩晕、恶心、失眠等。护理人员应尽力消除一切可能产生的噪声，如做到开门关门轻、走路脚步轻、讲话声音轻、护理技术操作手脚轻，避免惊动患者等等。

3. 建立和谐的护患关系　这是造就一种舒适护理审美环境的重要方面。对患者要有高度同情心，还要给患者以信任和安全感。

三、细致观察患者的身心变化

患者由于住院，往往会由于精神、生活、心理等各方面因素导致焦虑不安、情绪不稳定、自控力降低等不良情绪反应。这就要求护理人员要全面掌握患者的人体形态、结构和功能方面的改变，并要了解患者的精神状态、家庭生活状况以及社会人际关系等，以便进行心理治疗和护理。同时，护理人员应积极以自身形象影响患者的感受和情绪，通过疏导、安慰、解释，努力做到心理沟通，减轻患者的消极心理因素，帮助其树立信心，主动配合护理和治疗。

四、技术精湛，操作精美

护理的职能就是促进护理对象的健康，预防疾病，使病体康复，减轻痛苦。一所好的医院，其护理工作都是按照一定程序进行的。护理程序就是有目的、有计划的护理活动。

护理程序由估计病情、作出护理诊断、制订护理计划、实施护理操作和评价预期结果 5 个步骤组成。护理工作程序化，可使护理工作一环扣一环、有条不紊地进行，体现出一种井井有条的节奏美感。

护理工作是通过各种护理技术操作来完成各种治疗和护理的，是一门实践性非常强的工作。护理技术操作不是一般性的简单劳动，而是护理艺术美的展示与凝结。因此，在操作过程中，护士应始终把握科学、协调、节力、优美的基本原则，表现出和谐有序、舒展大方、干净利索、规范娴熟的护理艺术美。

五、对患者要挚爱

1. 对患者要有高度同情心　患者在经受病痛折磨时，正经历着肉体和精神上的痛苦，所以容易产生消极情绪，此时迫切需要关心和同情。护理人员的同情感对患者具有浓厚的感染力，如真诚劝慰、热情鼓励、耐心疏导都会唤起患者对生活的热爱等乐观向上的积极情绪，有利于身体康复。

2. 给患者以信任和安全感　患者在患病期间，由于环境的变化、舒适感的改变、接触人员的改变，安全感会明显降低，其内心是极力寻找医护人员的保护、帮助的，但又担心会发生医疗失误。因此，在护理过程中，可以采取干预患者心理活动的理论与技术，转变患者的情绪状态。如热情的鼓励、支持，肯定的保证和巧妙的暗示，高度的负责态度，都可以增强患者战胜疾病的勇气，使患者感到安全，也使医护人员得到患者信赖。

第五节　护理实施中的审美要求

一、测量生命体征的审美要求

生命体征是指体温、脉搏、呼吸和血压的总称，是机体内在活动的一种客观反映，也是衡量机体身心状况的可靠指标。这些数值的记录，均可反映出某种疾病或疾病某一阶段的情况，以及病情的转归状态。护士可通过采集相关的资料，观察生命体征，协助临床医生做出正确诊断，同时护理人员从中还可以发现患者现存或潜在的护理问题，为制订新的护理计划提供依据。在对患者生命体征观察测量的护理过程中，充分体现出了护理工作的“真、善、美”原则。

生命体征的测量要充分体现出求“真”的审美原则。真实、及时、准确，是其基本审美要求。这就要求护理人员不但要掌握正确的测量方法，还要有严谨的工作作风。在测量生命体征的过程中及时发现患者的病情变化，为临床治疗提供可信、可靠、可用的第一手资料，充分体现出护理工作准确、精细的审美要求。同时，在测量生命体征时，还要体现出护理工作中的“善”，主要表现在对工作一丝不苟、严肃谨慎的工作态度上。在观察中，护理工作的“美”体现在护理人员诚挚和美好的语言、动作的轻柔、熟练的操作等方面。这也是维护护理人员职业形象美的要求。

二、生活护理中的审美要求

在基础护理工作中，对患者的生活护理内容包括口腔护理、皮肤护理、头发护理、晨晚间护理和饮食护理等。通过生活护理的实施，使患者达到最基本的机体状态的和谐美。

1. 口腔护理 人们保持口腔清洁的一个基本生活习惯就是漱口和刷牙，但当患者由于疾患而不能自行漱口、刷牙时，护士就应对其进行口腔护理。这种护理不仅可使患者口腔清洁、湿润，祛除口臭，感到舒适，还可预防口腔感染，防止并发症的发生。

2. 皮肤护理 长期卧床的患者应定时翻身、勤翻身，并要对皮肤进行按摩和温水擦浴，促进皮肤血液循环，有效预防褥疮的发生。褥疮又称压力性溃疡，是指身体局部组织长期受压，导致血液循环障碍，不能及时供给皮肤和皮下组织所需营养，以致局部组织失去正常形态和功能，进而形成溃烂和组织坏死的现象。褥疮常发生在长期卧床或危重患者的身上。褥疮一旦发生，不仅给患者增加痛苦，加重病情，甚至还可引起继发感染，使患者出现败血症而危及人体美的物质基础——生命。褥疮的预防，主要是要消除发生的原因，因此，对易出现褥疮的患者要密切观察，做到勤翻身、勤擦洗、勤按摩、勤整理、勤更换。而且，在预防褥疮的护理工作中也充分体现了护士勤劳的美德。

3. 头发护理 整洁美观的头发，不仅可显示出人的自尊和身心健康状态，还可在机体患病时有所提示，如由于营养素缺乏，头发会枯燥无华；或由于疾病折磨，无暇顾及清洁头发，使头发散发异味等。护士应每天为生活不能自理的患者梳头，定期洗头，保持其头发的干净整洁，一方面保护了头发，促进血液循环，预防感染，同时又恢复了患者容貌美，增强自信心。

4. 晨晚间护理 晨间护理主要是通过为患者换洗、梳理及更换床单等，解决患者的生理需求，更使患者精神愉快，为其营造美好心境。晚间护理主要是促进患者睡眠，为患者安排舒适的睡眠环境，可以帮助患者消除疲劳，恢复精力，否则，睡眠缺乏或睡眠质量差，都会使人焦虑、注意力不集中、面容憔悴、思维迟钝。为患者采取舒适的卧床等，使患者尽快进入甜美梦乡，可促进机体早日康复。

5. 饮食护理 合理地为患者调配膳食，增加营养，是维护机体整体美的重要措施。应注意营养素的合理搭配。

三、护理技术操作中的审美要求

基础护理技术操作项目较多，但无论哪项技术，均要求在操作过程中尽力体现美学原则。

1. 在操作中严格执行“三查七对”制度，确保无误，体现护理人员的高度责任心和一丝不苟的工作态度。

2. 操作规范，技术娴熟，保证整个操作过程的熟练、流畅，给人以美的享受。

3. 技术操作中要严格无菌操作，对于护理审美有着特别的意义。护理人员的衣着应严格按无菌技术操作原则进行着装，操作时戴口罩，不可佩戴首饰，指甲需及时修剪，不涂指甲油，以免影响无菌原则和妨碍控制院内交叉感染制度的执行。

4. 在执行技术操作中注意加强心理护理。基础护理操作对患者的重要性和必要性非常重要，因为要进行疾病的诊疗就必须接受各种必要的护理操作，但这些操作又可能会使某些患者感到紧张，产生心理压力。因此，在各项操作之前应首先向患者及家属交代操作的目的和必要性，通过解释、安慰、鼓励等方式，消除患者的疑虑，取得合作。

5. 采集标本送检，辅助临床诊断。在标本采集过程中，应遵照医嘱、充分准备、严格查对、正确采集,体现出正规、标准、准确、主动性的美感。采集标本前应明确检验项目、检验目的及注意事项,并对患者作耐心解释,以取得合作。再根据检验目的选择适当容器,容器外必须贴上标签,注明患者姓名、科室、床号、住院号、检查目的和送检日期时间等内容。此外,护士还应做好自身准备,如剪指甲、洗手、戴帽子口罩等。采集前认真核对,采集完毕后,在送检前再重新查对。为了保证送检标本的质量,必须掌握正确的采集方法。采集标本既要及时,又须保证采集量准确。标本采集后应及时送检,不应放置过久,以免标本变质影响检验效果。

四、急救护理中的审美要求

抢救危重患者是护理工作中一项基本的重要、严肃而又紧急的任务。护理人员应以镇定自若、配合敏捷、技术娴熟、有条不紊的工作状态,显示出临危不乱的特有的职业特点美和"救死扶伤"的护理道德美。在急救护理实施中,要求护理人员应具有职业素质完善美,主要体现在以下几方面:

1. 高度的责任心,严谨的工作态度　急救护理工作处处体现一个字——"急",患者病情急、就诊时间急、诊治要求急。因此,要求护理人员要以良好的医德和精湛的技术,在工作中既要紧张、果断、有序,又要严格遵守各项规章制度,如查对制度、无菌操作制度,认真准确及时地实施各项急救方案。以高度的责任心,主动、灵活、协调、有效地进行医护工作,确保急救效果。

2. 敏锐的观察力和分析问题、解决问题的能力　对于抢救生命,时间具有重要价值,非常紧迫,关乎患者生命,因此必须做到争分夺秒。在医生未到之前,护士应根据病情做出直觉判断,给予紧急处理,如测血压、给氧、吸痰、止血、配血、建立静脉输液通路等。待医生到达后,立即报告处理情况,积极配合抢救,正确执行医嘱,密切观察病情变化。

3. 镇静,有序,忙而不乱,有条不紊　在急救护理工作过程中,护理人员应情绪稳定,头脑清醒,反应迅速。即使工作繁重,气氛紧张,心理压力较大,依然要沉着稳重。如执行医嘱时严格查对,准确、及时、有效;抢救记录,字迹清晰、及时、准确、简明扼要。在执行抢救护理实施中,还要注意到抢救室内的医学审美环境:室内用品安置有序,抢救物品做到"五定位",即定数量品种、定点安置、定人保管、定期消毒、定期检修;控制室内噪声,及时更换污染的衣物、床单,清除污物,注意患者的卧位和保护具的使用,确保患者舒适、安全;室内光线适宜;室内通风适宜,保持空气新鲜。保持清醒头脑,使抢救工作有序进行。

4. 技术娴熟,思路敏捷,急救护理工作准确到位　技术娴熟,准确有效地将急救措施落到实处,是使抢救工作争分夺秒有效进行的关键环节。掌握各种急救先进仪器的使用,是护士职业道德美的具体体现。

第六节　整体护理中的美学

生物 - 心理 - 社会医学模式对护理的要求是以患者为中心的整体护理,其目标就是根据生理、心理、社会、文化、精神等多方面需要,提供给适合个人的最佳护理,使机体恢复内外和谐的最佳状态。

一、整体护理体现整体美

系统论的最基本原则就是整体性原则。整体性原则构成了整体护理的核心理论，要求把研究对象始终看成是一个整体来进行分析认识，从而把握整体，注意整体中各部分的相互关系与作用，重视整体与外部的关系。

整体性是形式美的法则之一。无论在什么艺术中，整体性都必须通过丰富的多样性、变化性来表现，同时各部分之间还要通过多样统一的关系组合达到内在和谐。

1. 重视整体与外部环境的关系　患者住院后，将在一定时期内在医院生活，这样，医护人员的表现和行为，将对患者的心理产生微妙影响。努力改善环境条件，建设一种有利于患者产生审美感受，增进其身心健康的医学审美环境，提高个体对环境的适应性，不仅是护理人员开展护理工作的需要，而且也对患者疾病的转归有利。

2. 促进良好的心理状态　由于疾病的折磨、环境的变化和心理负担，大多数患者都存在着情绪稳定性差，自身行为控制能力降低的特点。因此，患者容易出现消极的情绪反应。这就要求护士在护理过程中，把服务对象看作一个整体来分析认识，把握整体，注意整体中各部分的相互关系与作用，重视心理护理在恢复身心平衡与协调方面的作用。

3. 强调护患关系融洽　加强健康教育，鼓励患者参与自身相关的护理活动，使恢复健康的过程成为护患共同合作的过程。制订护理程序时，要求护士和患者一同参加。患者提供真实可靠的材料，而后，护士进而核实诊断、审议计划与反馈，制订出护理计划，保证护理工作的准确性和连续性，为患者形成一个安全、有利的修养环境。在此过程中，既密切了护患关系，提高护士责任感，又赢得了患者信任，使患者逐步达到生活自理，并愉快地接受治疗。通过护患共同制订护理程序，使患者在住院期间，增长了防病知识和预防观念，减少疾病复发。

4. 因人施护　根据护理程序对患者进行身心护理十分重要。从整体出发，认识到人与人之间存在着生理、心理、社会、文化方面的差异，人是具有多样性、变化着的独特整体，在健康与疾病活动中可表现为同种疾病不同反应的情况，更会产生同样治疗有不同疗效的结果。护士要根据患者的个体，给予预见性护理。既要了解患者迫切需要解决的护理问题，同时还要了解不同患者的特殊身心反应与需要的共性和特性。根据个人特点抓住主要矛盾，有针对性地做好各项护理，最大限度地满足患者个体需要。

二、整体护理体现协调美

协调美是护理整体应该体现出的美的反应，要从不同方面进行理解。

首先，从理论上，护理程序的理论如系统论、人的基本需要论、信息交流论以及问题解决论等基础理论较多，这些理论互相关联、互相支持，有的用于制订护理程序的框架，有的用于收集资料，还有的用于解决一些护理问题。虽然各个理论各部分有其独自的目的与作用，但又互相联系，最终达到一个共同目标。

其次，从工作方法上理解，新的护理思想必然要求产生新的护理工作方法与之相适应，而整体护理又正是以护理程序为工作框架，产生一系列护理方法，包括评估患者的健康状况、作出护理诊断、制订护理计划、实施护理计划及对护理效果进行评价等5个阶段。通过这5个步骤就可解决患者现存的或潜在的健康问题,循环往复,环环相扣,使这一系列工作有条不紊地进行,体现出一种井井有条的有序性。

最后,从人际关系上看,护理工作的人际关系内容广泛,包括护患关系、护护关系、医护关系、护陪关系等多种关系。但无论是医生、患者还是护士,都希望在良好社会环境中工作和生活,即使她们大都来自不同的地方,有着各自的信仰、社会经历、职业和地位。正是因为有着这种美好的愿望,护士在处理这些关系时,应该用真诚的态度和适当的移情,尤其是护士与护士之间,尽管分工不同,但目标的一致使她们形成了一个协调、和谐的整体,相互间的工作默契配合,正式护理工作的有序性和护理人际关系的配合默契,体现出了护理工作的协调美。

三、整体护理体现道德美

护理道德是指调整医护之间、护患之间、护士与集体和社会之间的行为准则与规范的总和。护理道德与其他职业道德的共性是热爱职业,忠于职守,因此,应在护理工作中将之体现出来。

道德规范又称道德标准,是社会道德基本要求的概括。对于护士来说,忽视的道德规范是指导护理人员行为、调节护患关系的准则。这就要求护士要有强烈的责任感和良好素质,在工作中时刻保持个人道德行为准则。应具备的准则如下:

1. 热爱专业、终生奉献　只有热爱护理这一职业,具有强烈的职业自豪感,终生树立为人民服务的理想,才能做到想患者所想、急患者所急、帮患者所需,促成高尚的职业道德情操。

2. 尊重患者、体贴入微　尊重患者包括尊重人的生命和人格。护理人员对患者应态度和蔼,理解、同情、关怀、处处体贴患者,耐心解答患者及家属提出的问题。避免用冷漠、粗暴的语言或态度对待患者。对患者有高度责任心,对工作有高度责任感。做好心理护理,使患者情绪稳定,增强战胜疾病的信心。

3. 遵章守纪、严格操作　严格执行护理人员的各项规章制度,确保操作流程,做到准确、及时,注意无菌操作,不违规作业。

4. 钻研业务、精益求精　钻研业务,不断提高护理技术,不断学习新知识、新技能,提高自身素质,努力做到精益求精,因为这不仅是对患者负责的态度表现,更能充分体现护理人员的良好职业素养。

5. 仪表端正、语言规范　护士的仪表应给人以沉着、稳重、信赖感,护士的语言能给人以安慰和鼓励,做到自尊、自爱、自强、自重。

6. 互尊互助、团结合作　团结合作是由医疗活动的集体性、协作性所决定的,是调整医护人员相互关系协调的道德规范。在整个护理工作实施过程中,应充分体现护理工作道德情操美,讲究沟通艺术,搞好人际关系以确保护理质量不断提高。

扫一扫
测一测

总之,护理人员在护理过程中,应衣着整齐,仪表端庄;举止文雅,步态稳健;面带笑容,态度亲切;动作轻柔、敏捷;技术熟练;知识渊博。在进行护理操作时,更要以严谨的科学态度,高度负责的精神、高超的护理技术进行护理工作,从而获得患者及其家属的高度信赖和尊敬,努力做到关系融洽、配合默契,使患者在最佳身心状态下接受护理和治疗。

(赵　旭)

复习思考题

1. 护理职业形象美的基本要求是什么？
2. 基础护理实施中的审美要求是什么？
3. 整体护理中的美学要求是什么？
4. 整体护理中如何进行美学运用？

课件

13章PPT

第十三章

中医学中的美学

扫一扫 知重点

学习要点

1. 了解中医美学整体和谐，辨证施治，因人施美，以及在医学美容学中的应用。
2. 掌握中医美学的内容，中医美学的美学特点、性质和价值。
3. 熟悉中医美学在人体健康中的应用、养生健身和防治疾病的方法。
4. 具有分析、应用中医美学基本知识的能力，研究的能力。
5. 能进行中医美学健身、美容、防治疾病的临床应用实训、操作。

中医学中的美学是指由我国传统医学与美学相结合的一门综合性学科。它主要研究的是中医学中的美学内容、美学特点，以及传统医学在医学美学中的体现。美是一种社会实践的产物，在传统医学数千年的历史中，必然存在着美学的内涵，而这种内涵又深受中国传统美学思想的影响。它具体包括以下几方面。

第一节　中医学中的美学内容

中医美学是由我国传统医学与美学相结合的一门综合性学科，主要研究的是中医学中的美感、中医的美学特征，中医美学在中医发展、创造过程中的应用和地位，以及中医美学方面的问题。美是社会实践的产物，中医有着数千年的漫长历史，必然会反映出人们在养生防病、治病延年等社会行为中的美学内涵和美学情感。

中医美学的特点主要归纳为以下四个方面：①融美容与健身、治疗为一体；②重视整体联系；③美容方药和方法的运用要因人而异，因证而施；④美容措施简便易行，且安全无害。这些特点和优势，也是中医美容应该遵循的基本原则。

一、养生健身美容，防治疾病

中医美容与古今化妆美容有着根本区别。化妆术是指使用化妆品如粉底、胭脂、眼影、口红、染发剂等对头面部及其他部位进行修饰，古人称为粉饰或妆面。这种修饰美，主要突出的是人体外在美，一旦除去化妆品，便会使人显露“原形”，现出“庐山真面目”。中医美容则不同，它主要是通过对人体的整体调理和局部养治，达到面色红润有光泽，肌肤细腻，双目有神，唇红齿白，须发乌亮，且这种美不会因除去化妆品而消失，而且能持久存在，青春常驻，强调的是一种自然美、健康美。

同时，中医美容与现代医学的整形美容也有所不同。第一，中医美容是非手术疗法；第二，它不是根据一定的模型来修整容貌，而是根据每个人的不同情况从根本上进行美化，如生理情况、肤色、形体特点等。

中医美容的主要目的和内容大致有两方面——保健美容和医疗美容。

1. 保健美容　保健美容是传统的中医自然疗法，可以延缓、减轻甚至消除衰老特征，恢复青春容貌，以达到保健美容的目的。古人认为，容貌美不仅是人类审美的需要，而且还与人的健康长寿有着密切关系，如《神农本草经》中就提到了“驻颜”“轻身耐老”等将美容与长寿相提并论的说法。此外，中医还认为，人体美是建立在人体脏腑经络功能正常、气血津液充足基础上的，因此中医美容的目的除了从根本上使容貌美化外，还含有健康长寿的意思。

2. 医疗美容　医疗美容是指采用适当的中医方法，治疗常见的损容性疾病，从而达到美化容貌的目的。所谓的损容性疾病，是指发生在头面、五官、四肢、形体等对人体美特别是容貌美有明显影响的疾病，或与人接触时会产生使人不快的气味和感觉的疾病，前者如黄褐斑、雀斑、白癜风、酒渣鼻、痤疮、瘢痕疙瘩、口眼歪斜等，后者如口臭、狐臭、手足冷等。这些损容性疾病除了有损容貌外，还有一个共同点，即对人体生理功能无明显影响，对其进行治疗的目的主要是在于美容。

总之，中医美容集养生、健身、治疗于一体，既不同于化妆美容，也有别于整形美容。

二、局部养治，整体和谐

整体观念是中医学的基本理论之一，也是中医美容学的基本特点和指导思想。

整体就是完整性和统一性，不可能分割来看。中医学非常重视人体的统一性和完整性原则，认为人体是一个有机整体；同时也注重人与自然环境之间的相互关系，也是一个密切相关的整体。中医学尤其重点突出人体内部的统一性，告诉我们构成人体的各个组成部分是不可分割的，在功能上相互协调，在病理上也是相互影响。中医还特别强调五脏在中医整体中的中心作用，即人体所有组织器官都以五脏为中心，通过经络把五脏、六腑、五官、九窍、四肢百骸等全身组织器官有机地联系起来，构成一个表里相连、上下沟通、协调共济、井然有序的统一整体，并通过精、气、血、津液等的作用共同来完成机体统一的活动。根据五系统的理论，心主血脉、开窍于舌，其华在面；肝主筋，开窍于目，其华在爪；脾主肌肉、四肢，开窍于口，其华在唇四白；肺外合皮，开窍于鼻，其华在毛；肾主骨，开窍于耳及前后二阴，其华在发。由此可见，面色红润、皮肤白嫩、须发乌泽、耳聪目明、唇红齿白、爪甲红润、四肢灵活有力、形体健壮，既是人体美的标志，也是脏腑经络功能正常、气血津液充足的表现。其中某一局部出现的损容性疾病，均与相应脏腑经络功能失常有关，如须发早脱、早白，中医认为是肾精不足，保健医疗应从补肾益精入手等。

此外，中医学的整体观念还体现在把某些重要的局部组织器官看作与脏腑乃至全身相应的整体。例如面部，《黄帝内经》在“五脏六腑之气皆上注于面”思想指导下，又将面部与人体相应。如《灵枢·五色》说：“庭者，首面也。阙上者，咽喉也。阙中者，肺也。下极者，心也。直下者，肝也。肝左者，胆也。下者，脾也。方上者，胃也。中央者，大肠也。挟大肠者，肾也。当肾者，脐也。面王以上者，小肠也。面王以下者，膀胱子处也。颧者，肩也。颧后者，臂也。臂下者，手也。目内眦上者，膺乳也。挟绳而上者，背也。循牙车以下者，股也。中央者，膝也。膝下以者，胫也。当胫以下者，足也。巨分者，股里也。巨屈者，膝膑也。此五脏六腑肢节之部也，各有部分。”此外，如目部的五脏分属、舌部的五脏分属以及诊脉的脏腑分属，莫不如此。这些局部与整体相应的理论，现代将其称为全息生物律，有效地指导了中医诊断、治疗和中医美容。

张仲景在《伤寒论·序》中曾指出“崇饰其末，忽弃其本，华其外而悴其内，皮之不存，毛将安附焉”的尖锐理论，从中我们得出，如果不从整体出发，只注重外表，是达不到真正美容的意义的。因此，中医美容为了强调人体的整体性，融多种疗法于一体，如外用、内服中药、食物、针灸、按摩等，不仅注重外用药的滋养皮肤，预防、治疗损容性疾病，更注重滋补脏腑气血、强身健体的内在作用；不仅强调药物的美容效果，又注重食物、针灸、按摩在美容中的整体调节作用。这种多途径、整体调理、局部养治、综合平衡的美容疗法，充分调动了人体自身积极因素，保证了美容效果的稳定性和持久性。

三、辨证施治，因人施美

中医美容的重要特点和原则就是辨证论治。

中医美容的主要内容是治疗损容性疾病。在治疗过程中，中医强调辨病、辨证，即从整体观念出发，找出局部病变与整体脏腑经络、气血津液功能的联系，取得预期的治疗效果。

对于美容保健，中医强调根据不同的年龄、性别、体质以及全部情况，因人施治。如使面容变得红润有光泽，就应对不同情况采取不同疗法：对于面色淡白或萎黄，常有头晕、心悸、健忘等病证者，以补益气血为主；面色较黑或晦暗、房劳过度或生育过多者，则以补益肝肾为主；对食欲较差、强制节食、慢性胃肠病患者，则以健脾益胃为主。其次就是食疗美颜，要针对体制偏阴偏阳、偏寒偏热，以及面色和病机的不同，采用不同的药膳食疗方法。

另外，中医的整体观念和辨证论治要因地制宜，因时制宜。比如，食粥疗法，形瘦阴虚的人，春季应食芹菜粥；夏季炎热湿重，应食苏子粥；秋季凉燥，宜食藕粥；冬季天寒，宜食脊肉粥、阿胶粥等。古人在这方面的经验积累很丰富，应加以研究。

四、简便易行，安全经济

中医传统的方法，如中药、针灸、按摩、药膳等均属自然疗法，具有简便易行、安全可靠、经济实惠等优点。

中药主要来源于天然的植物、动物和矿物，安全剂量范围大，一般对人体无害，而且经数千年实践检验，有着丰富的经验。针灸治疗是通过针刺、艾灸经络、穴位，调整各脏腑组织功能，促进气血循行，抵御外邪入侵而起美容作用的，是一种十分安全的治疗方法。

第二节　中医学美容的特点和类别

一、中医学美容的特点

（一）历史悠久，经验丰富

中医美容已有两千多年的历史。在这漫漫的时间长河中，中医美容方法被无数人反复运用、筛选，日趋完善。经岁月检验积淀下来的精华，将为现代中医美容及世界美容提供有效的天然药物及自然疗法。

（二）中药对生活美容的介入

早在春秋战国时期，中医药就已经介入到生活美容领域，与生活美容结下不解之缘。在历代各类医书中，标明有驻颜、悦色作用的药物多达上百种，且方剂数量更是可观。各种洗手洗面方、增白方、令面悦泽方、去皱方、白牙方、染发方、香身方等，应有尽有，甚至还有配方，如胭脂、口红、发蜡的配方。这些方药都具有浓厚的生活美容色彩，即它们主要是以修饰人的容颜，使之更加光彩夺目，而并不是以治疗疾病为目的。这些信息告诉我们，我国古代医家已把对人体美的维护作为医学任务之一，并介入医学手段，以达到更加符合人体健康要求。

这种介入扩大了中医美容的内涵，使中医美容在世界美容史上独占鳌头。

（三）有较坚实的理论基础

中医美容附属于中医药学，随着中医药学的发展而发展，故具有较坚实的医学理论基础。《黄帝内经》是中医药学理论的源头，为中医美容学的形成和发展奠定了理论基础。《黄帝内经》以后的数千年，中医内、外、妇、儿各科渐渐分科发展，从理论到实践日趋完善，手段也日益丰富。中华人民共和国成立以来，中医更是长足发展，尤其基础和临床学科的发展，为中医美容学的发展奠定了基础，致使现代中医美容学从各学科吸取经验充实自己，逐步重新崛起并发扬光大。

除了医学理论基础之外，中国深厚的文化底蕴也为中医美容提供了美学精神，成为中医美容学具备美学理论的基础。当然，美学是一门较年轻的学科，在国外兴起也较晚，而在我国作为一门学科来研究，比国外还要晚得多。目前我国的美学家正在努力建设有中国特色的美学理论体系。我国的悠久文化，将会使我国构建的美学理论体系极富特色，并对世界美学做出贡献。美学和医学有一个交叉——医学美学，在中国学者的努力下，近十几年已有了较快发展，同时中医工作者也涉入美学领域，使中医美学萌生并不断发展。相信随着中医美学的发展，中医美容学体系会更加完善，其美学基础也会更加坚实。

（四）具有整体观和辨证论治的特点

由于中医美容和中医学息息相关，因此它具备中医学的大部分基本特点，其中最主要的就是整体观念和辨证论治。

首先是整体观念的体现。中医认为人是一个有机整体，任何局部的美，都必须是在机体整体阴阳平衡、脏腑安定、经络通畅、气血流通的前提下，否则，就如《圣济总录》所说“驻颜色，当以益血气为先，倘不如此，途区区于膏面染髯之术，去道远矣”，即如果中医美容不重视整体调理，美容效果是不会持久、稳定的。

其次是辨证论证思想的体现。对于损容性疾病的治疗和其他临床学科是一样的，都要求审证求因，审因论治。即使是偏重于妆饰的外用保健品，也都体现了辨证论治特色。如面部的美容缺陷色黑、粗糙等，中医认为原因之一是风湿外袭，所以在一些具有润面、增白的化妆品复方中，辅以祛风类药如防风、白芷等，体现病因辨治的特点。辨证论治，使中医药的针对性更强，效果更加突出。

(五) 手段多样化、安全

中医美容的手段种类很多，大致可分为中药、针灸、推拿按摩、食膳等几大类，此外还有心理、养生等方法。而每一大类又有若干种具体方法，如药物美容，既有内服法，又有外用法。外用法又分洗浴法、敷贴法等，而贴敷、洗浴法又可再细分为患处皮肤贴敷、穴位敷、脐敷、熏洗、擦洗、沐浴、浸浴等等。这些方法均属自然疗法，安全可靠，无副作用，避免了化学药物对人体的危害。

二、中医学美容的类别

(一) 按美容性质分类

根据美容性质进行分类，可将中医美容分为保健美容和治疗美容两类。

1. 保健美容　保健美容是指在医学理论、人体科学理论的指导下，以医学的手段或方法，或采用非医学手段，进行疾病预防、增进健康、延缓机体衰老，从而使人的面容、皮肤和毛发等保持自然健美；或用妆饰的方法，来掩盖人的生理缺陷，为颜面五官、爪甲须发增添光彩，以达到外形美的目的。

2. 治疗美容　治疗美容主要以医学的手段或方法，对能够引发人体损容性表现的疾病进行治疗，以消除疾病所导致的美容缺陷，达到维护形象美的目的。治疗美容完全属于医学范畴。

(二) 按美容手段分类

根据美容手段，可将中医美容分为药物美容、膳食美容、针灸美容、推拿按摩美容和其他方法美容五大类。

1. 药物美容　即通过中药内服进行损容性疾病的治疗或通过外用达到养护肌体目的的一种美容方法。这是中医美容手段中最常用、最重要、经验最丰富的手段之一，是已基本形成系列的一部分。

外用是直接将药物运用于体表局部，借以达到治疗美容或保健美容目的的方法。它主要是利用药的性能，直接作用于病所，见效快速。在操作上，一般采用湿敷、涂擦、熏洗、扑撒、贴敷、浸浴、喷雾、超声波导入、电离子导入等9种方法，且不同的操作方法，采用不同的剂型，主要有水剂、油剂、膏霜、粉剂、糊剂、涂膜剂等。作为保健美容外用的中药方剂，有一大部分实际上就是当今市场的药物化妆品，简称药妆。

2. 膳食美容　这是一种辅助疗法，主要是指在食物中直接加入中药，或利用食物本身的性味制成食品，再通过日常饮膳达到对损容性疾病的辅助治疗，或强身健体、延缓衰老、驻颜悦色、美丽毛发等以美容保健为目的的一种方法。

美容食膳的品种很多，可以是菜肴、汤、饮、粥、酒、蜜膏等等。

3. 针灸美容　就是用针灸的方法，通过刺激经络、穴位以达到治疗或保健美容目的的一种方法，属中医美容的独家特色手段之一。

针灸美容法分为针法、刺法、灸法、拔罐法。不同方法又有诸多具体操作方法，如针刺法有毫针法、三棱针刺血法、水针、火针、电针等，灸法又有艾炷、艾条、温针灸等，拔罐法有火罐法、刺络拔罐法等等。

4. 推拿按摩美容　即通过按摩手法刺激身体某一穴位或部位，来达到治疗和保健美容目的的一种方法。这种方法一方面可通过刺激经络系统调动机体内部因素，另一方面可通过体表局部物理效应达到治疗和保健作用。

目前，我国用于美容的推拿按摩法主要是经穴按摩法。现国外也有按摩术，广泛应用于保健和美容，但经穴按摩确是我国所独有的。

5. 其他方法美容　除以上四大手段外，还有心理、养生、音乐等中医美容方法。还有一些方法正在被逐步挖掘，有待美容工作者的努力。

（三）按临床分类

根据临床分科，可将中医美容分为皮肤美容、眼科美容、耳鼻咽喉科美容、内科美容等。

1. 皮肤美容　即通过对皮肤病的治疗或保健，最终达到美化皮肤的目的。皮肤美容是医学美容中极为重要的一科，因为绝大部分损容性疾病都是皮肤病，而各种治疗、保健美容的目的，大多是针对皮肤美的，因此皮肤美容发展较快。目前，中医美容也是主要以皮肤美容为主。

2. 眼科美容　通过对眼部疾病的治疗或保健，以达到美容的目的。如眼外障的治疗，视力的保持、改善和提高，使双眼既保持形美，又具备“神”美。

3. 耳鼻咽喉科美容　主要通过对耳部、鼻部和咽喉部疾病的治疗，改善提高耳部听力，防止鼻部疾患带给容貌损害，以及改善声音嘶哑等对人整体形象美的影响。

4. 内科美容　通过内治的方法，经过治疗或保健的手段，针对损容性疾病，达到人的外形美。中医内科美容与皮肤、眼科、耳鼻咽喉科均有交叉，以上三科美容都离不开内治法。另外，减肥、增重等形体美的内容，也都归属内科美容。

第三节　我国传统美学在中医美容学中的体现和应用

一、我国传统美学的思想特点

美学思想是我国文化的一个组成部分，它深受传统文化的影响，特别是医家的审美意识，具有不同于西方美学思想的独特之处，并且今后也将继续指导医学美容实践。其内容广博、丰富，本书仅对与中医美容关联密切的部分特点做一简单介绍。

（一）对自然美的崇尚与追求

在天人合一及阴阳五行学说思想影响下，中医认为人与自然是一个整体，且密不可分。如《素问·宝命全形论》云：“人以天地之气生，四时之法成。”《灵枢·岁露论》曰：“人与天地相参也，与日月相应也。”这些遵循自然、合于自然的美学思想，反映在医学美学中，也就是在人体美的维护和塑造上，遵循自然规律，尽量求得自然。

（二）中医美容重“质”亦重“文”

对于文与质这一对美学概念来讲，我国的美学思想更加倾向于“质”美。质美的内容包括形体质量美和思想品质美两方面。“驻颜”“丰肌”等追求的是形体肌肉质量美，也是中医美容追求的主要内容。在历代中医医籍中记载了大量内服美容药方，均是通过对机体内部的调理，以达到令人体脏腑协调，脉络畅通，气血充盈的目的，带给人根本的美——质美。思想品质美即精神美。在我国的美学思想中，真善美是相互渗透的，向人们提出了不仅要形体美，还要精神美的更深要求。

（三）阴阳五行学说的运用

可以说阴阳五行学说思想，是中国传统哲学和文化思想的基点和重点，最能代表中国传统哲学文化思想，这种思想具有其独特性，不同于西方和其他民族。它影响到我国意识形态的一切领域，也长期影响着人的心理结构、审美意识和美学思想的发展。

源于自然的阴阳五行学说，充分体现了“法自然”的思想。这种思想长期以来影响着我国的美学思想，形成了我国独特美学体系中最基本的一个特色——强调任何美的创造必须符合自然规律。

首先倡导阴阳学说的是道家鼻祖老子，他首先将阴阳看作构成世界的两个最基本要素，并在《老子·四十二章》中提出了“万物负阴而抱阳，冲气以为和”的说法，即世间千万事物在它们内部都蕴含着的阴阳二气，并且此二气在相互激荡中得到统一，体现了相互的辩证思想。它是建立在人类对自然界长期观察和认识基础之上的，是对自然的一种崇拜。

五行学说，最早见于《尚书·洪范》，其云：“五行，一曰水，二曰火，三曰木，四曰金，五曰土。”到了春秋战国时代，五行思想开始广泛流行，如在《左传》中便有“天生五才”之说。五行学说的广泛传播，主要是因为古代哲学家把金、木、水、火、土看作是构成世界的五种基本物质元素，并且认为世界上一切事物都是由五种基本物质之间的运动变化、转化而生成的。

“阴阳”和“五行”学说，是对构成宇宙基本元素的一种认识，是探讨宇宙起源、生成及存在的一种学说。阴阳学说是以构成宇宙的两个相对立的基本要素阴阳和其所生成的“六气”，即阴、阳、风、雨、晦、明来阐释宇宙的系统存在；五行学说是指世界物质构成的基本要素为金、木、水、火、土，并用其来解释宇宙的生成及系统存在。正如《管子》所说：“阴阳者，天地之大理也。”在日后的发展过程中，二者相互补充，逐步成为了一个统一的系统。

从春秋战国时期开始，阴阳五行学说就被广泛运用于医学理论之中，同时在美学上的运用也是极为普遍。如音乐方面，定十二音律之“六吕”为阴，“六律”为阳。此外，还有“天有六气，征为五声”“五声和，八风平”“五降”“五节”等用法；在文章风格方面，《惜抱轩文集》卷四《海愚诗钞序》中提出“文章之原，本乎天地。天地之道，阴漾刚柔而已”；书法美方面，如“书，要兼备阴阳二气，大凡沉着屈郁，阴也，奇拔豪达，阳也”（《书概》）。

在美学史上最早运用阴阳五行学说的就是音乐。如春秋时期，医和、伶州鸠、子产等，均用阴阳五行来解释音乐美。汉时的《礼记·乐记》，不仅用阴阳论述音乐的产生，还用五行论述音乐的功能。在这些论述中，都体现出一种思想，即美的音乐的创造，必须遵循自然规律，也就是自然法。这与阴阳五行的基本思想是一致的。

在古代，音乐、自然之风和农事有着直接关联。自然界阴阳之气存在着偏胜偏衰，也就形成了不同季节的风有所不同的特点。正是因为存在着不同特点，因此古代的乐太师和乐官就根据“听风声”而“知风声”，制作出“效风之音”，即仿效风的声音制造音乐。此外,古人认为"协风"对农事有利。"协风"即指"风气和","风气和则土气养也",故古人又用效风之音来协调风之阴阳,使之和,借以保证农事顺达。正如《国语·周语》中的一段描述:立春时举行籍田礼,乐太师和乐官听风声,当听到协风至时便开始籍之的情况。另外,在《吕氏春秋·仲夏纪·古乐》中提到帝颛顼"乃令飞龙作效八风之音",并还记录"昔古朱襄氏之治天下也,多风而阳气畜积,万物散解,果实不成,故士达作为五弦瑟,以来阴气,以定群生";《左传·昭公二十一年》也有"天子省风以作乐"的记载。由此可见,古人认为音乐之所以具有如此功能,是因为其按照自然之风制作的音乐是完全法自然的,因而它才能够充分顺应自然规律的特点,顺理八方之风——"遂八风",使之"无滞阴,亦无散阳""阴阳次序",风调雨顺,万物欣欣向荣,生生不已。

(四)"天人合一"的美学观

《管子》在用阴阳五行解释宇宙时,提出五行是在阴阳二气的支配之下而根本存在的系列,人们只要遵循宇宙构成的规律,他的行为就会"合于天地之行"(《管子·四时》)、"人与天调"(《管子·五行》),这是天人合一思想的最早体现。这里重点强调了人与自然的和谐统一,彼此互相渗透、互相交融。它曾长期影响我国多领域的思想发展,并且成为中国型思想文化的一个最基本特点,即中国型美学思想。

早在春秋战国时期,天人合一的美学思想就有表现,如医和、子产等论音乐时用到了阴阳五行,体现出了"人与天调"思想。另外,医和认为,音乐如果违背了"六气"的自然规律,高低不适度,是会损害人的健康的,从而提示人们,音乐创作应该与大自然规律保持和谐一致。

以后"人与天调""天人合一"的美学思想在历代都有一定发展。宋代时期,道学兴起,并且明确提出了此命题,在哲学界普遍流行起有关"天人合一"的思想探讨,这给当时及以后的美学思想以直接启示和激励,而且,也使美学领域中以艺术沟通天人的思想得到进一步肯定和发挥。"合于自然""千变万化……合于天造,厌于人意"等见解,在宋人的美学著作中颇为常见。另如《欧阳永叔集·集古录跋尾》、唐代元结《阳华岩铭》中均提到要在艺术上达到"与造化争巧",实现"天人之意相与融洽",就必须首先师法自然,"得之自然","必得于自然",才有可能对美的创造达到最高境界。

到了清代,"与造化争巧"的美学思想,已进一步发展成为"当造乎自然"。清人认为,艺术"以法自然才是标准"是正确的,但还不够全面,艺术还应该是妙造自然,巧夺天工,虽由人力,却仿如自然天成,所谓"天然去雕饰",这才是美的创造的最高境界。而如要妙造自然,那就必须在艺术创造上达到一定功力。正如近代刘熙载在《艺概·书概》中所说:"学术者始由不工求工,继由工求不工。不工者,工之极也。"其中所提第二个"不工"的境地,就是"天然去雕饰""复归于朴"。

需要指出的是,"天人合一"强调人应顺应自然,但并不排斥改造自然。只要不违背自然的规律和本性,改造自然的行为是可行的。只要人类"因其可""因其然"地改造自然或社会,就有可能成功,而且是必要的。

总之,天人合一的美学思想同阴阳五行学说一样,强调的是美的创造必须要符合自然规律,崇尚的是自然美。

社会发展至今,自然美逐渐被世人重视。西方率先提出了"反朴归真"和"返回大自然"。在这一思潮影响下,美容界也开始强调自然美,但究其根本,其实自然美的思想渊源是从中国开始的。

(五)“中和”之美

“中和”起源于“中行”,而“中行”来源于《周易》。“中行”是指在处理事物上的恰到好处。

中行思想在美学上有着重要影响,是“中声”“和”及“中和”之美思想产生的渊源。

“中声”“和”或“中和”,是指音乐声调的和谐,后来又延伸到生理、心理、道德伦理及社会政治等领域。春秋战国时期,在论述“中和”或“中声”之乐时,这些含义常常是相互融合的。古人认为,使五声保持在既不偏高也不偏低的音调,达到互相协调,不失律度,就叫作“和”,只有中和之声,才能体现事物处于正常状态规律的音律,使人在生理和心理上保持正常状况,并在精神领域中给人以美的享受。

“中声”“中和”之美,也是法自然的,是我国美学思想中独特的概念。后来被儒家用中庸哲学加以改造,在《礼记·中庸》便将“中”提高为“天下之大本”,将“和”提高为“天下之达道”。意思是指,“中和”为处理天下万物的根本。这对以后我国的文化思想乃至美学思想,都发生了深远影响。

孔子是中庸哲学的首创者。中庸即“中和庸常”之道,这一思想的提出,是对“和”的进一步概括,它反对“过”或“不及”。孔子在《礼记·经解》中提出的“温柔敦厚,诗教也……其为人也,是温柔敦厚而不愚,则深于诗者也”,就是中庸美学思想的一种具体运用。这种美学思想,决定性地影响了我国的艺术风格,使偏于柔美者多,偏于壮美者少。同样在对人的审美上,也是偏于欣赏阴柔之美,这也正是长期以来在我国戏曲舞台,乃至影视上奶油小生占主导地位的原因。虽然在西方文化影响之下,如今奶油小生已不吃香,但温柔贤淑、敦厚仍是女子美的重要标准。

(六)文与质

“文”即指文采,“质”即指不加文饰的质地。孔子曾说过:“质胜文则野,文胜质则史。文质彬彬,然后君子。”意思是说,如果一个人本质的显露超过外在文饰时,就会显得较粗野;反之,如果外在文饰超过本质的显露,以至于掩盖了本性的时候,就会变的浮而不实,只有二者相结合才是君子。只有内容与形式相和谐、相统一,才能真正解决文与质的问题。而后世也逐渐将文质当作美学中内容与形式的关系进行普遍运用。

在我国源远的美学思想史上,对文、质的论述比较多。对于二者的关系,主要有如下 3 种倾向。

第一,重文胜质。即比较重视美的后天的人为性。就是说,即使是天生丽质的人,如果外表不加修饰,也会让人厌恶,但如果在天生丽质的基础上再进行梳妆打扮,就会让人动心,强调了文饰的重要性。

晋代医学家葛洪特别强调对美的人为加工,在其著作《抱朴子》中,就表达了丰富的美学思想。他提到:“虽云色白,匪染弗丽,虽云味甘,匪和弗美……故质虽在我,而成之由彼也……粉黛至则西施以加丽,而宿瘤(古丑女)以藏丑。”意思就是说,美的物或人经过文饰后会更美,丑的物或人经文饰后也可隐藏其丑陋显示出美感。也正是由于葛洪重视后天的文饰美,所以我们可以在他的医学名著《肘后备急方》中,见到大量的美饰方,用于矫正人的“面无光润”“面体黧黑、肤色粗陋,面血浊皮厚,容状丑恶”“头不光泽”等。

第二，重质胜文。即比较重视美的内容。如先秦时期的韩非，就强调质美的重要性。在他的《韩非子·解老》中就提到：“和氏之璧，不饰以五采；隋侯之珠，不饰以银黄。其质至美，物不足以饰之。夫物之待饰而后行者，其质不美也。”可以说，韩非子是极端反对文饰美的，在他的哲学思想上，就常把相互为用、相辅相成的两个方面，看作是非此即彼的关系，因此在文和质的关系上，他不能辩证统一，而是重视质排斥文。另外，南北朝时期刘昼的美学思想，也是重质而轻文。他在《新论》卷十《言苑》中说：“红黛饰容，欲以为艳，而动目者稀……由于质不美也。质不美者，虽崇饰而不华。”但刘昼并不像韩非子那样排斥文饰美。

第三，重质亦重文。即能够辩证统一地看待质和文的关系，既强调质的重要性，又重视后天文饰。在这方面，如清代美学家刘熙载在《艺概·文概》就认为“孤质非文”，“质”必须有“文”来表现；而又同时强调“质能蕴妍”“文见乎外者，无不以质有其内也”，从而提出“质、文不可偏胜”。这种看法，是符合审美创造活动实际的。

需要说明的是，在我国传统美学思想中，“文”和“质”的内涵是极其丰富的。“文”不单单是指色彩、形状的美化，还包括了如语言、文笔等一切外在形式的美化。“质”又不仅是指本色给予人的感官上的美，最主要的还是指人的精神美，因此在论文质时，常常是几层含义相提并论。

在美学范畴里，作为一名中医美容工作者，应该对文与质有正确的认识，辩证地看待二者关系，借以指导自己的审美创造活动。

（七）气韵及神与形

气韵，亦称“神韵”“风韵”，是用来评价人的风度是否自然、飘逸、高雅；也用于评价人物画，观察画中人物是否生机勃勃，栩栩如生。但不论是评价人还是画中人物，气韵都是对人精神风貌重视的立足点，所以又将气韵称为“神韵”。气韵这一美学概念的产生，是我国美学思想中最富民族特色的概念之一，是对我国传统重神轻形思想的丰富和发展。

气韵表示的是人物的内在之美，与外在形式是相对立的。在我国传统哲学中，向来强调的是神为形之主，如“以神为主者，形从而利”（《淮南子·原道训》）、“神贵于形也，故神制则形从”（《淮南子·诠言训》）。这种思想不仅对美学有重大影响，对中医学同样有深远影响。正如《淮南子·说山训》就艺术创作中的形、神问题所论：“画西施之面，美而不可说，规孟贲之目，大而不可畏，君形者亡焉。”“君形”是指荀子曾说的“心者，形之君也，而神明之主也”，“孟贲”传说是古代勇士，整句话的意思就是说，如果绘画失去了“君形者”的“神”，那么，即使西施被画得再美，也不可能引起人的喜悦；而孟贲的眼睛画得即使再大，也不能令人感到畏惧，因此强调了画像上的“神似”。

气韵、神韵等术语，本来是用在人物评价上的，但到唐以后，这些术语就被各种艺术形式所接受，成为美的创造中的最高要求。如书、画、文章以至人物都要颇具神韵才算最高境界。

当然，历史上也不乏有人提出既要重“气韵”还应重“形模”，主张气韵与形模相统一，反对偏于一方。

我国传统美学思想对气韵、神韵十分重视，认为气韵是人品的外在表现，得其“人品”，自然就会得其“气韵”，正如《图画见闻志·叙论·论气韵非师》中所谓“人品既已高矣,气韵不得不高”。由此可见,气韵、神韵强调的是内在美。

医学美容以人体为主要对象,但不论是医者还是求美者,都容易倾向于对形体美的重视,而忽略精神美的维护、修复和塑造。因此,医学美学应该在给予人外形美的同时,还应对人进行精神美的指导,从而使人达到形美、神美的统一,获得真正意义上的完美状态。

(八)其他有关美学思想

1. 审美与心物的关系　心物关系是我国哲学的一个重要范畴,同时也是我国美学中的一个十分重要并具民族特色的内容。

心物关系最早是作为哲学范畴被提出来的。《荀子·天论》认为:“耳目鼻口形能各有接而不相能也,夫是之谓天官;心居中虚,以治五官,夫是之谓天君。”《荀子·解蔽》云:“心者,形之君也,而神明之主也。”“天官”接物是认识事物的基础,而“心”的感知是“物”通过人的“天官”的反映。荀子认识到了主题的心理状态的不同,对事物就会作出不同的审美判断,如《荀子·正名》所说“心平愉则色不及佣而可以养目,声不及佣而可以养耳……故虽无万物之美而可以养乐”,就是指在内心忧虑、恐惧的情况下,是体会不到事物的美好的,只有心情愉悦,才能感受到事物的美,而且还有可能对不怎么美得事物也感到很美。这主要是因为心理状态不同而带来的美感差异,后来被《吕氏春秋》及《淮南子》继承和发挥。

对于这种认识——不同心理状态会做出不同审美评价,在《淮南子》中也有提及,如“心哀而歌不乐,心乐而哭不哀”。

以上论述,实际上是审美学心理学的内容。可以看出,我国美学早在两千多年前就从心与物的关系出发,提出了审美主、客体关系对审美的影响。

2. 审美评价　对同一审美对象,不同的人会产生不同的审美评价,这除了和人的心理状态有关之外,还和人的民族、修养、见识、生活习俗、偏好和时代等的不同有关。

如《吕氏春秋·孝行览·遇合》中所说:“凡能听音者,必达于五声……客有以吹籁见越王者,羽、角、宫、徵、商不缪,越王不善,为野音,而反善之。”意思是讲,越王因为音乐修养不高,不知五音,导致对美的音乐不能欣赏,反而喜欢五音不和的“野音”。这就是在人的主观偏见影响下而做出的美丑、好坏之分。

另外,葛洪在《抱朴子·辨问》中有一段论述:“人情莫不爱红颜艳姿,轻体柔身,而黄帝逑笃丑之嫫母……人口莫不悦甘。”葛洪还提到因为风俗习惯和时代不同,审美的意识也不相同。又如《抱朴子·广譬》所言“究藻之粲焕,不能悦裸乡之目”,《抱朴子·循本》所说“裸乡不觉呈形之丑”,《抱朴子·钧世》所云“古者事事醇素,今则莫不雕饰,时移世改,理自然也”,指出“裸乡”的人是不觉得裸体为丑的,因此他们不欣赏华丽的服饰,这是由于世俗和时间的不同而造成的结果。

由于审美意识的不同,即使是同一审美对象也常会被作出截然相反的评价。这类论述在古代其他美学著作中也较为常见。南北朝时期的刘勰,在其名著《文心雕龙》中还提出了一个著名观点,即“凡操千曲而后晓声,观千剑而后识器,故圆照之象,务先博观”,意思是只有具备了广博的见识,才能在正确的比较中看出事物高下,才能纠正由偏见造成的错误审美评价。

在现代美学中,审美判断是一个重要内容,是中国特色美学体系中的重要部分。

二、医学美学与美容医学整体学科的形成与发展

20世纪80年代中期，国内关于医学美学的探索研究开始出现。1988年8月，天津科学技术出版社出版了中外首部《医学美学》专著。与此同时，我国高景恒、王大枚、夏兆等学者有关医学美学理论与应用相结合的相关专著也于同年出版。1989年2月，江西省宜春医学专科学校成立了“东方医学美学研究所”，同年10月，北京组建“中华医学会医学美学与美容学会筹备组”，并于翌年11月在武汉正式成立学会，从而揭开了当代中国医学美学与美容医学整体学科这两门新兴医学学科的序幕。

在改革开放的历史背景下，人们的审美需求不断提高；在国内专家的努力下，中国医学美学与美容医学这两门学科蓬勃发展。

医学美学是一门维护、增进和提升人的生命活力之美感的学科，是在保证身心健康的基础上，实现“健”与“美”的和谐统一，属于医学人文学科领域，同时具有医学技艺性特征。

早期，国内学者对医学美学的研究主要是借鉴祖国传统的天人合一理念和“太极八卦图”所反映的阴阳平衡 - 和谐共生理念，并运用中医“取类比象”形象思维方法进行研究，继而结合古希腊毕达哥拉斯学派的“黄金分割”美学思想，并进一步运用取类比象的传统思维而揭示了医学美、医学人体美及人的生命活力之美等基本概念。

1993年7月，在西安召开“第一届国际医学美学与美容学术研讨会”；2002年7月，“第二届国际医学美学美容学术大会”在北京召开，来自美国、意大利、俄罗斯、日本、印度、韩国、泰国、越南、新加坡等国的百余名专家学者一致赞扬中国的医学美学和美容医学学科理念。

伴随着医学美学学科的兴起和发展，美容医学整体学科作为一门应用医学学科应运而生。高景恒等中国学者认为：“美容医学是利用医学手段满足健康人的求美和年轻化的心理需求。”

30年来，中国学者们一直在尝试将先后萌发的微创 / 无创美容、再生医学美容、中西医结合美容、抗衰养生美容、美容顺势疗法等新生分支归类为“美容内科学”。

三、我国传统美学在医学美学中的体现及运用

美学思想是我国传统思想和文化的重要组成部分，曾经指导过我国医学美容的实施，而且今后也将继续指导中医美容的实践。不论是在实际操作，还是美容心理咨询，我国传统美学思想仍将产生不可低估的影响。

（一）对自然美的崇尚和追求

在阴阳五行学说及天人合一思想影响下，中医认为人与自然是一个统一的整体。如《素问·宝命全形论》说：“人以天地之气生，四时之法成。”《素问·金匮真言论》云：“人之阴阳……以应天之阴阳。”《灵枢·岁露论》记载：“人与天地相参也，与日月相应也。”人和自然是一个有机整体，只有人体与自然保持协调统一的关系，才能健康地生长发育。这种合于自然的美学思想，实际渗透在整个中医学体系中，使得我国医家在对人体美的维护和塑造上，尽量求得自然美、本质美。

1. 养生长寿，健身健心　从我国战国时期起即风行养生之术，主要是通过气功、运动、修心养性、调节饮食、起居宜忌、房中术等保健方法，以求得长生、驻颜的目的，

使人年七八十仍“面如童子”“色如少女”“发白再黑”“身轻若风”。

2. 补虚益损，抗衰驻颜 《黄帝内经》认为人的五脏气血虚衰，可导致“面焦”或“如黄土”“如地苍”“发堕齿槁”“发无泽”“发鬓颁白”等容颜上的损害。五脏气血虚衰，又可由先天不足、自然衰老、后天失调或久病所致。所以我国医家采取了补益的方法，或弥补先天、后天之不足，或抗衰延年，以达到内实而外美的目的。补益之法可以依靠药物，也可以是食物，也有用其他方法的，如针灸补法、气功补益法等。

但不论是养生长寿，还是补益驻颜，都是在探求美的根本，力求通过对人体的全身调理，达到外表、局部的美，从而达到不矫饰的自然健美。

（二）阴阳五行学说在中医美容学理论中的运用

阴阳五行学说，除了影响中医美容的实施外，还被应用在中医美学的理论中。

1. 阴阳分类 《灵枢·通天》根据人体阴阳之气以及先天禀赋的不同，将人分为太阴、少阴、太阳、少阳、阴阳平和五大类型。

(1) 太阴之人：禀赋多阴而无阳。体型表现特点：身材长、身体大，面色阴沉暗黑，膝部常弯曲、很少直立。

(2) 少阴之人：禀赋多阴而少阳。体型表现特点：瘦高，行动轻盈。站立时常躁动不安，行走时多俯身。

(3) 太阳之人：禀赋多阳而无阴。体型表现特点：气度轩昂，常挺胸凸肚，常见躯干向后反张且两膝曲折。

(4) 少阳之人：禀赋多阳而少阴。体型表现特点：站立时好头高仰，行步时喜左右摇晃，两臂两肘常反挽在身后。

(5) 阴阳平和之人：禀赋阴阳之气和。体型表现特点：从容稳重，随和，目光灵活，举止有度。

2. 五行分类 《灵枢·阴阳二十五人》按五行将人分为木、火、土、金、水5类。

(1) 木型人：皮肤色青，头小，脸长，肩背宽大，身直，小手足。我国东部地区人常见。

(2) 火型人：皮肤色红，背脊宽，颜面瘦小，头小，肩、背、腰、腹等处发育匀称，手足小，步履稳重，行走身体摇摆。常见于我国南部地区人。

(3) 土型人：皮肤色偏黄，面圆头大，肩背部丰满健美，腹部宽大，下肢股胫结实肥厚，手足不大，全身上下各部肌肉均匀对称。常见于我国中原地区人。

(4) 金型人：皮肤色白，方形脸，头小，肩背小，腹皮薄，手足小而坚实，足跟厚而坚，骨骼坚实，行动敏捷。常见于我国西部地区人。

(5) 水型人：皮肤色黑，面部凹陷多皱纹，头大，颈部呈梭形，两肩狭小，腹部宽大，臀大，手足好动。常见于我国北部地区人。

以上用阴阳和五行对人的外形进行了分类，但是否切合实际，还有待进一步探讨。

（三）中医美容重“质”亦重“文”

在文与质这一对美学范畴中，我国美学思想较倾向于“质”美，并且在中医美容中，也较为重视对质美的追求。

质美包括肌体的质美和人的品德美。肌体的质美是中医美容的主要对象，而品德美属于社会人文学科。在现实社会中，形体美和品德美是不能截然分开的，因此在中医医学审美中，不能不包括精神美，必须达到既要形体美，还要精神美。

（四）中医美容学中的审美评价

审美主体包括医者和病者。医学美容的实施是否能够成功，与二者的审美观密切相关。这与主体的心理状态，以及修养、见识、习惯、生活习俗和所处年代等都有很大关系。这也是在古代医籍中为什么会存在相反作用的方药，如《备急千金要方》《千金翼方》中既有大量肥白方药，又有“细腰身”之方剂，这就是由于不同人审美观不同而导致的。

总之，中医基础理论与中国传统美学相结合而形成了中医美学的基本理论，既强调整体观念及辨证论治的基本特点，又强调了自然美、神韵美及文质结合等，使中医美学具备了独特审美观，形成了具有中国特色的中医美学理论。

（赵　旭）

扫一扫
测一测

复习思考题

1. 中医美学的特点是什么？
2. 中医学美容的类别有哪些？
3. 我国传统美学的思想特点是什么？
4. 五行人的分类及各自特点是什么？

第十四章

医学审美教育与医学审美修养

课件

14章PPT

扫一扫 知重点

学习要点

1. 了解医学审美教育的内容，理解审美教育的实质含义。

2. 掌握医学审美修养的概念、主要任务，可以将医学审美修养的主要任务融入到日常生活审美中来。

3. 熟悉医学审美教育的性质。

4. 学会建立正确的医学审美观、培育医学美的感受能力、提高医学美的欣赏和创造能力。

5. 具有医学审美创造的能力，在实际生活中更好地感受美。

审美教育，又称“美感教育”，简称“美育”，是现代教育不可缺少的重要组成部分。它是以培养和提高人们对现实世界（自然和社会）以及文艺作品的审美感受能力、鉴别能力、欣赏能力和创造能力，帮助人们树立崇高的审美理想、正确的审美观念和健康的审美情趣为最基本任务展开的，以便人们能热爱真、善、美，变得文明、高尚、积极，得到身心的全面发展和成长。人类的美育实践活动有久远的历史。当人类开始与周围世界发生审美关系时，美育活动就以其简单、朴素的方式相应而生了。此后，随着社会物质文明和精神文明的发展，随着人类主体意识的不断提高，美育活动便日趋自觉与成熟，美育的内容也不断得到充实和完善，因而也就愈加引起人们的重视。

第一节　医学审美教育概述

一、医学审美教育的内容

审美教育不同于一般的政治思想和道德品质的教育，也不同于专门传授文化知识和技术技能的教育，更不同于崇奉虚幻的神灵和宗教信仰。它在内容、方式、途径和效果上都有自己的特点，是培养人们感受美、认识美、鉴赏美、创造美的能力的教育。美育既关系到美和美感，也关系到教育。因为它不是自发、自然、自流地产生和形成的。虽然说“爱美之心，人皆有之”，但有爱美之心，并不等于就有了美学修养，更不意味着真正了解了美。因为懂得美、认识美要有相应的文化知识水平和美学理论为基础，并且通过对人们的不断启发和长期的训练、熏陶，使之逐渐获得美感能力。因此，美育是带有认识性质的一种教育活动，但它的认识性质又具有独自特点。它采用形象直观的方式，引导人们投入美的欣赏和美的创造，造成思想感情上的激荡和共鸣，使人们在审美享受的愉悦中受到潜移默化的教育。它是在人们对于美的感受中获得的。

审美教育从实质上说是通过对美的事物和现象的感知、感受、感动而进行的教育。教育作用是由对现实生活中美的事物和现象的一种认识所引起的。

虽然美育能够帮助并促使人们认识现实生活，充实自己的精神境界，但是这种作用首先是通过对美的事物和现象的感触和感受，在引起人们的感动中实现的。所以，美育是一种与美的感受相结合的、有教育作用的思维活动。由于它是一种思维活动，这就决定了它不只是感官上、生理本能上的快适，还必须是理智上、心灵上的欢愉。在美感中，人的美的感受和感动是随着对美的认识而发生和逐渐深化的。因此，美感教育是通过对美的认识和理解而起作用的。真正的美感认识既是感性认识，也是理性认识，因而既有美的感受，也有美的感动；或者说，既是悦耳娱目的，也是赏心怡神的。从美的认识中产生这样的愉悦感觉称为美感。人们在美的满足中得到愉快，获得美的享受，同时也就在美的愉悦中受到特殊的、积极的教育。

二、医学审美教育的性质

审美教育就其基本属性来说，是一种情感教育。这种情感教育是人类所独有的，是区别于动物的显著标志。一般来说，动物只有低层次的情感反应，不可能有较为复杂的高级情感；而人所独有的高级情感活动，是伴随着人类的认识活动和意志行动而产生和发展的，是人类不可缺少的精神需求。

在我国古代美学理论中，对于情感教育的特性也有些阐述。《乐记》中论乐就是从情的角度出发的，乐的存在正是为了满足人的情感需要，乐的功能也是为了作用于人的情感。那么，审美情感又是怎样产生的呢？在审美活动中，审美对象和审美欣赏者不受外在的、功利关系的制约，而是处在一种自由的、超脱的审美关照之中。审美对象蕴含的审美力量，激起审美欣赏者的心理活动，调动起审美欣赏者的感知、情感、想象和理解的能力，去领悟、观照审美对象，从而产生了美感。这种美感不是生理感官产生的快感，也不是伦理道德的实现而产生的精神愉快，而是一种理智的满足和心灵的愉悦。审美境界的实现，对于净化人们的情感，陶冶人们的情操，铸造人们的灵魂，有着难以估计的力量。

审美教育作为一种独特的教育方式，又与智育、体育、德育有着密切联系，且它们之间是一种相互渗透、相辅相成、相互促进的关系。美育和德育、智育、体育具有一致性：它们的目标一致，都是培养人，使人得到全面发展；教育的规律有一致的地方，如循序渐进、因材施教，都要由教育者对受教育者进行知识技能的传授与培养等；德育、智育、体育都不同程度地包含美育因素，而美育也渗透着德育、智育和体育因素。然而，美育又不能从属于德育、智育和体育。美育的特点及其内容是其他三育所不能代替的。一般来说，德育往往通过摆事实、讲道理，以理服人，侧重解决的是人与人、人与社会的关系问题；智育往往是通过人的培养和训练，让人掌握科学技术的知识和技能，侧重的是人与自然的关系，是一种“知”的开发和教育；体育往往通过特定的运动形式，促使人们具有健康的身体和饱满的情绪，侧重的是人与身体的关系；而美育通过对现实中的美，特别是艺术美的鉴赏，来提高人的审美情趣，培养和锻炼人鉴别、欣赏和创造美的能力，侧重的是人与现实的审美关系。可见，为了培养全面发展的人才，美育必不可少。

通过有效的教育手段，引导人们正确进行审美活动，从而培养人们对现实美和艺术美的感受能力、鉴赏能力、欣赏能力和创造能力，只有这样才会涌现出心理结构完美、个性和谐、情操高尚、全面发展的人才。

三、医学审美教育的意义

医学审美教育对造就医务人员健全的心态，激活他们的创造力，有极为重要的意义。下面，我们从以下几个方面来分析。

(一) 医学美育所陶冶的高尚情操，是道德、人格完美的必备条件

在阶级社会中，审美教育必然具有阶级性。无产阶级的审美教育是为崇高的共产主义事业服务的德育教育，归根到底，是要培养树立远大的共产主义理想和健康的审美观念的共产主义事业的接班人。因此，我们教育医学生热爱美好事物、厌憎丑恶事物，反对和抵制一切腐朽没落的封建主义和资本主义的意识形态，用革命的、进步的、真正美的东西来熏陶和塑造自我完美的灵魂，促进自我个性的全面发展。这实际上也就是在进行德育教育。因而，医学美育本身就包含医学德育的内容。我国正处在社会主义初级阶段，医务人员在市场经济的洪流中，价值取向很容易发生偏差，一些丑恶的东西不可避免地会侵蚀医务人员的良知。为社会培养大批医德医风高尚，心灵美好的医生是医学院校的责任。医学审美教育大大有助于医德教育的实现。因为抽象的法律、道德条文往往只诉之于人的理智，一般并不诉之于人的情感，告诉人们举止、行动、思想必须符合社会道德行为标准和客观社会价值，毕竟太刻板太严肃。要让人们自觉地遵守这些道德条文，还必须诉诸情感。因而医学审美教育对高尚道德情操的陶冶，对完美人格的确立具有重要意义。而且，审美教育所培养的丰富想象力，也有助于情感的培养。因为丰富的想象力能使人产生设身处地的想象，从而使医务人员能忧患者之所忧，乐患者之所乐，急患者之所难，助患者之所需。

(二) 医学美育所激发的创造热情，好似探索医学奥秘的巨大动力

美育不仅仅是一种情感，人们对美的追求所激发的热情，还是科学创造的动机之一。

列宁说过："没有'人的情感'，就从来也不可能有人对于真理的追求。"几千年的人类文明史也证实了这一点，凡是抱有理想、富有探索精神、具有坚强意志的人，一般都具有高尚的情操和为真理献身的巨大热情。很多科学家身上所具有的这种创造激情，有时可以达到非常强烈的程度，使他们可以为之忍受巨大的痛苦和不幸，为之终生奋斗而在所不惜。我国著名医学家李时珍不图富贵，踏遍千山万水，采集中药标本，历时30年，终于撰写出《本草纲目》这本旷世杰作，为医学事业做出了卓越贡献。是什么力量推动他如此艰苦奋斗呢？很显然，是对真理的热爱，是对医学的热爱，是这样的高尚情感在推动他的创造活动。

(三) 美育所造就的智力完善，是培养创造型人才的必要一环

美育教育如何造就智力完善呢？这是与人的大脑的特点和美的特点分不开的。人的大脑左半球与右半球各司其职，其中左半球以管理语言为主，即抽象思维；右半球以管理音乐、图形为主，即形象思维。正因为如此，如果片面发展抽象思维，而不同

时发展形象思维，就可能使大脑左右两半球不平衡。而审美教育对于大脑左右两半球的平衡、协调就大有好处。虽然人的心理机制分为纯科学的逻辑机制和艺术的直觉机制两种，这两种机制是不相同的，但这两种机制在创造活动中具有同样重要的作用。许多科学家十分喜欢美与艺术的事实，正说明了这一点。量子论的发明者普朗克不仅爱好音乐，而且是一位技艺高超的钢琴演奏家。伟大科学家爱因斯坦更是一位出色的小提琴手。他说："我们这个世界可以由音乐和音符组成，也可以由数学的公式组成""陀思妥耶夫斯基所给予我们的比任何科学思想家都要多，比高斯还多！"爱因斯坦如此推崇著名的俄国文学家陀思妥耶夫斯基，可见艺术美对这位伟大科学家的巨大影响。

第二节　医学审美教育的任务

医学审美教育的任务是以美学基本知识和理论武装学生，帮助学生树立正确的医学审美观，培养其对美的感受能力，提高对医学美尤其是医学人体美的鉴别、欣赏、理解、判断和创造能力。

一、建立正确的医学审美观

所谓审美观，就是人们对客观世界的审美把握，是人们对于美和丑的总的看法。审美观是世界观的一个组成部分，有什么样的世界观，就有什么样的审美观，它是人的世界观在审美实践中的具体体现。在社会主义国家，无产阶级的审美观必须在辩证唯物主义和历史唯物主义的指导下，总结人类审美活动的历史经验，批判地吸收美学史上的积极成果，才能逐渐形成。在学习美学中，对美的普遍本质从哲学上加以研究，就有助于我们培养正确的审美观。由于审美观直接指导着人的审美实践，制约着人的审美方向，是人审美活动的灵魂。因此，树立正确的审美观是医学审美教育的根本任务。作为当代大学生的我们，要树立正确的审美观，必须从学习马克思主义审美理论入手，掌握美学基础知识和基本理论，通过各种审美活动，尤其是对多种艺术形式的审美活动，引导学生体验、认识、理解从具体审美对象中体现出来的美。

树立正确的审美观，应注意以下几个方面：

1. 在医疗实践中树立创造美的观点　任何美的事物都直接或间接地与实践相联系，体现着人类的本质力量和有意识、有目的地自由创造活动。因此，判断任何事物的美与丑，关键是看其中是否包含着实践，是否显示人的智慧、才华和创造性，是否体现了人的本质力量。医护工作具有很强的实践性，通过对患者实施疾病诊断、疾病治疗、疾病护理、疾病恢复等过程，维护患者身心最佳状态，充分体现了通过医疗实践创造的人体和谐美。

2. 树立应用美学理论指导医疗实践的观点　应用美学理论指导医疗实践，使医护人员在明确什么是美与丑、善与恶概念的同时，塑造出崇高的敬业精神、渊博的知识内涵、优美的动作姿势、敏锐的观察能力及和蔼可亲的处事态度等美的医护人员形象。

3. 树立美在医学实践中不断升华的观点　审美观随着社会发展而变化，人们不应墨守成规，沿袭旧时、过时的审美观。要与时俱进，树立健康积极的审美观。

4. 树立正确认识美与“新奇”在医学实践中既联系又区别的观点　创新是一个民族进步的灵魂。在医学实践中，创新不仅是对患者实施疾病诊断、疾病治疗、疾病护理、疾病恢复等过程，维护患者身心最佳状态，而且创新能力是增强医疗机构竞争力的核心，是我们应对未来挑战的重大选择，是统领进一步发展的战略主线，是实现医疗机构快速完善的根本途径。因此，医疗机构的管理与医疗实践中的创新思维尤为重要。但也不能认为创新就是新奇，新奇就是美。美和“新奇”有着密切联系，因为人的自由创造就是一个不断推陈出新的过程，真正的新生事物体现了社会发展的方向、进步实践的要求，在形式上确实也是美的，但是并不是任何“新奇”的东西都是美的。关键是看其创新的动力和途径是否“求真寻美”，因此在医疗实践中每一个医护人员都应把逻辑思维与形象思维融合起来，既要大胆创新，又要摒弃“丑的创新”，对求真和寻美建立自觉兴趣，做一个有修养的文明人。

正确而健康的审美观，是医学审美的基础。它必须通过医护人员的感官对医疗服务对象产生审美感受，而这种感受是审美的起点。审美感受是通过医护人员的审美鉴赏能力，对审美对象的声、光、色、形等个别属性的把握，进行综合分析，并联想以往的审美意识，形成较完美的审美形象。医学审美教育应该注意培养这种能力。然而医学审美的最终目的不能仅停留在感受和鉴赏的水平上，而在于创造医学美的形象，只有通过医学美的创造，才能推动医学科学的发展。

二、培育医学美的感受能力

医学美的感受能力，是指感官对美感的敏锐程度。只有敏锐地感受到美，才能谈得上鉴赏美和创造美。法国雕塑家罗丹说过：美是到处都有的，世界不是缺少美，而是缺少发现美的眼睛。不能发现美，就不能感受美。不能感受美，当然也就谈不上鉴赏美和追求美。因此，医学美育的重要任务就是引导医护人员在审美实践中，培养和提高对美的感受能力。

不论是现实美，还是艺术美，它们都表现为具体可感的形式。美的生动形象，决定人的审美活动是用形象思维的方法去把握和领悟它，这种直观形象的心理活动，就是审美感受力的表现。

想象感受力作为审美活动的一种心理功能，是指人们直接通过视觉和听觉获得美的事物的完整印象和总体感知。我们只有从整体上感知美的形象，才能进入美的领域，并进而领略美的内涵。审美感受要从整体上感受美的事物，但不等于把客观事物所有属性都复印在头脑里。看一个人的审美感受能力的敏锐与否，主要是看他能否发现此物区别于彼物的独特之处。有了独特的感受和发现，才能真正领悟美。

人的审美感受能力的高低强弱，主要是由后天的社会实践决定的。马克思指出，人类在社会实践活动中，直接接触美的事物，进入美的境界，以激起对美的爱好和兴致。这一原则是培养和提高审美感受能力最基本、最重要的原则。

培养美的感受能力包含以下三方面内容：

1. 训练对医学美的感受能力　对医学美的感受能力决定着是否能对医疗过程中行为美的属性产生直接而迅速的反应，健全的视听器官是感受美的物质基础。医护人员在进行临床诊断、检查、手术及其他各项操作时，应动作熟练、轻柔、协调、和谐，给人以舒适的节奏感和动态的美感，并从中感受到和谐美和动态美的存在。

2. 提高对医学美尤其是医学人体美的认识能力　认识能力较感觉能力高一层次，不但需要有健全的感觉器官，而且还需要有丰富的比较、联想、思维、想象等能力。没有善于比较的能力，就不可能有对医学美或医学人体美属性的种种细微区分和对美丑的正确辨识能力；同样，没有丰富的想象、思维能力，就不可能发现医学美和医学人体美内容的丰富多彩。医学美认识能力的发展不仅需要医学知识和美学知识，还需要在临床实践中不断发现、不断积累、不断提高。

3. 培养医学美的情绪体验　医护人员美好的行为和医疗过程，能引起人的情感变化，激起良好意识的产生，因而医学美的主要特点在于对医学美的情绪体验。医学美的情绪体验主要表现为对医学事业的高度责任感及对患者的深厚感情，这也是一个医护人员必备的思想基础。有了这一思想基础，在日常医疗实践中就能尊重患者意志，待患者如亲人，从而产生对患者康复后的快乐与抢救成功的喜悦心情的情绪体验。

三、提高医学美的欣赏和创造能力

对美的欣赏能力，包括对美、丑的分辨能力和对美的性质、程度的区分能力。如果没有这种能力，就区分不了美与丑，就不能认清美的性质，当然也就谈不到感受、欣赏和创造美。所以，培养医护人员对美的欣赏能力是医学审美教育的又一重要任务。对工作严肃认真、一丝不苟，对技术精益求精、刻苦攻关，视患者如亲人，满腔热忱，态度和蔼，语言亲切，举止文明是美的；相反，对工作马马虎虎、不负责任，懒惰庸俗、不思进取、不懂装懂、草菅人命的行为则是丑的。医护人员要提高对医学美的鉴赏能力，在医事活动中要善于观察、分析、比较、总结，日积月累，才能使自己对医学美的鉴赏能力不断提高。

医学美的欣赏能力是对医疗过程及行为的美与丑的区别，以及局部的把握能力。医学美的欣赏能力是对医学美的形式、内容及社会意义的整体把握和审美评价能力。这种能力可使人们透过医学美的外在形式去领悟其中的内涵，达到高层次的审美境界。例如对医生品德、风度、技术的欣赏，不应仅仅停留在浅表的感性形式上，而要透过它们去欣赏医务工作者精湛的医术、渊博的学识、高尚的情操、文明的风度，从而进一步理解医学事业救死扶伤，悬壶济世的高尚意义。因此，提高医护人员的文化知识水平和美学修养是培养医学美鉴赏能力的必经途径。

人们认识世界是为了改造世界，人们感受、鉴赏美是为了创造美。对美的创造能力，是指在感受、鉴赏的基础上，进一步通过自己的实践活动，按照美的规律创造美的事物的能力。因此，医学美的根本任务是使医护人员掌握创造美的规律，发挥创造美的才能，并自觉地把这种才能运用到临床医疗实践中去。马克思说：“社会的进步就是人类对美的追求的结晶。”所以，培养人们对美的创造能力将直接影响到人类社会精神文明进步的进程。因此，在感受、鉴赏美的基础上，培养医护人员按照美的规律去创造美的能力是一项光荣而又艰巨的任务。

要进行医学美的创造，必须认识医学美的规律和特点。首先，医学生应该认真学习并掌握医学人体美的有关理论和人体形式美的法则和要素。其次，通过长期的美容医学临床实践，去感悟医学美容的特点、性能和规律，掌握熟练的临床诊疗和操作技能，才能使主观见之于客观，创造出医学美的“杰作”来。医学美容工作者如果缺乏医疗实践的锻炼，没有切实掌握必要的技能技巧，那就会在医学美的创造中，产生主观愿望与客观实际、审美主体与审美客体之间的矛盾，出现眼高手低、心手离异的窘况。因此，医学技能技巧的运用，作为一项实践性活动，作为一种完成医学美创造的实际能力，不是可有可无而是至关重要的。如果把医学美的创造比作河流，那么医学实践技能技巧就是船和桥，有了船和桥，才能顺利到达理想的彼岸。

第三节 医学审美教育的原则

医学美育作为教育学的一个分支，既要有教育学的理论联系实际、因材施教、循序渐进等一般原则，又要有其特有的规律，即协调性原则、场效性原则、引导性原则和阶段性原则等。美育则主要作用于情感，能把真、善统一于具体可感的形象，借触动、感染人的情感达到更全面的教育目的。美育有德育、智育、体育不可代替的优点，同时它又与德育、智育、体育相互联结、相互促进、相辅相成。美育可以启迪人的智慧，增长人的知识，发展思维能力。

一、医学审美教育的协调性原则

医学审美教育的协调性原则，是指在医学审美教育的实施过程中，必须注意与德育、智育、体育等其他教育的相互关系，以达到美育与其他教育之间的协调。美育与其他教育之间的协调关系表现在美育与德育、智育、体育相互促进，平行发展；美育与德育、智育、体育在原理、方式和技巧等方面相互渗透，相互借鉴。

审美教育与德、智、体三育在整个教育过程中都各有不同的教学目的，它们既相互联系，又相互区别。一般来说，德育主要作用于意志，传播道德伦理观念，注重理性说教，主要目的是培养学生对“善”与“恶”的辨别力和处理自己与他人、个人与社会的关系的能力，属于伦理道德范畴。智育主要作用于人的理智，运用概念、判断、推理，离不开抽象、概括，是对学生传授医学专业知识和技能的教育，开发学生的智力，培养学生的能力，帮助他们正确认识和掌握客观世界的规律，体现出“真”的价值。体育则是通过运动和锻炼，促进人身体的正常发育和功能发展，提高学生的健康水平；它体现“健”的要求，是指健康的生理和心理。医学审美教育是感性认识和理性认识的有机结合，晓之以理，动之以情，既从概念、推理、判断上提出问题，培养学生热爱医学事业，树立起对医学事业的责任感和使命感，又以美的现象去感染学生，在他们心目中树立起白衣天使美的形象，引导学生自觉地按照美的规律去审视、评价、创造社会的物质文明和精神文明，从而逐渐形成人的审美能力，体现出审美的价值。

二、医学审美教育的场效性原则

“场”是一个物理学概念，原意是指在多种引力和斥力的作用下由诸多分子运动所构成的系统。“医学审美场”是在医学工作这一特定审美场中所进行的审美活动，表现为医护人员的仪表美、姿态美、语言美、风度美、情感美、道德美，以及医疗过程的操作美、环境美等。

首先，审美活动渗透在医疗实践的各个方面，它们互相关联，形成一个完美的审美活动场。即从学生一踏入学校大门，即将成为医务工作者中的一员起，就应开始职业道德美的培养，引导学生热爱医学事业，学习进取，严谨慎独，一丝不苟，精益求精。在医疗临床实践中培养学生仪表端庄，态度和蔼，语言亲切，举止文雅，操作准确、协调、敏捷，自尊自强，真诚待人的品质。

其次，充分利用各种渠道和方式来实施审美教育。医学审美教育不仅通过课堂教学，而且可以借助参观展览，游览大自然美丽风光，观看艺术表演、影视作品，阅读美学专著，临床见习、实践等方式来激发学生的审美热情；还可以通过潜移默化的作用，陶冶学生情操，激发创造美的热情，培养创造美的能力。

三、医学审美教育的引导性原则

医学审美教育具有实践性、客观性、感染性、深邃性等特征。这些特性要求医学审美教育不能采用说教的、灌输的方式，而必须采取引导启发的方式。在引导过程中，让受教育者自己产生深刻的情感体验，并在这种体验中感受到某种愉悦，从而在内心唤起某种强烈的兴趣和主动性，自觉自愿地投入到受教育过程中。这就是审美教育的引导性原则。在贯彻这一原则时，必须注意以下几点：

1. 用多种方式和手段，激发受教育者对这种特殊教育的浓厚兴趣，尤其是对涉及特定审美教育的客体及其创造和欣赏教学范例的兴趣。

2. 要使受教育者成为审美活动的参与者，而不是旁观者。也就是说，要激发受教育者参与审美活动的全过程，使其在审美活动中体验审美的乐趣，把握各种活动的审美特征。采用多种形式使受教育者通过亲身参与，获得美感体验。

3. 要充分注意到受教育者的个性特点。审美教育作为人类教育体系的组成部分，不是按照一个模式去塑造人，而是要发现受教育者自己的个性特点，并使这种个性特点审美化。换言之，审美教育要培养的是独具风格的个体。因此，教育者必须善于发现受教育者的个性特点，因材施教。受教育者要意识到自己的个性特点，并把它带入美育过程中，使之向审美方向发展。

四、医学审美教育的阶段性原则

个体的审美发展有一个完整过程。一个人从婴幼儿到老年，一生都经历着审美的发展，也就是说，审美教育伴随着人的一生。然而，由于人的生理和心理在一生中的不同时期具有不同特点，所以，个体的审美发展也就呈现出阶段性。相应的，审美教育也具有阶段性。按照个体审美发展的不同阶段特点而采取不同方式，实施不同内容的审美教育，是保证审美教育取得成效的重要原则。如果不考虑这个阶段性原则，混淆了不同阶段美育的不同方式和内容，就可能达不到预期效果。例如，当婴儿来到这个五彩缤纷的世界时，一切都感到新奇，此时，我们用色彩艳丽的玩具、优美动听的音乐刺激他的感观，使他在潜意识中产生美感，这就是对一个人审美萌芽阶段的培养；同样，在儿童时期、青年时期也应注意引导其树立正确的审美观，并对其审美能力、审美创造能力进行诱导、开发与培养。

审美教育阶段性原则的核心是审美教育的有序性和渐进性。有序性指审美教育各阶段是按照个体身心发展的梯次有序构成的，其中某种顺序关系和前后的位置不可倒错。例如，从简单到复杂，由具体到抽象，由描述性语言转向隐喻性语言等。渐进性是指个体审美能力是逐渐提高和发展的，只有在前一阶段的基本目标达到后，才能过渡和上升到更高阶段。

第四节　医学审美修养

一、医学审美修养的概念、主要任务

（一）医学审美修养的概念

“修养”是一个古老概念，一般包含两方面意思：一是指人在某个方面所进行的学习、锻炼的过程和功夫；二是指通过学习、锻炼之后在这方面所达到的水平。修养是我国教育的一个优良传统。从中国传统文化和用语角度去考虑，它主要是指人格、道德、学问的锻炼、培养等。先秦诸子大都讲修养。孔子作为一个思想家，除强调教育外，十分重视修养。他一再讲“修己”“修正”“修己以安人”等，就是强调自我修养。同时他又提出如何进行自我修养，如“己所不欲，勿施于人”“里仁为美”“逝者如斯夫，不舍昼夜”等。良好的修养是立身之本。在人生过程中，自我修养有助于提高人的智力因素、道德因素、意志因素，塑造出高尚人格。医学审美修养是医务工作者的修养内容之一，是指医疗卫生工作者通过学习医学美学理论和参加各种审美实践活动，进行自我教育、自我锻炼、自我改造和自我涵养的过程，以及由此而形成的审美意识、审美能力、审美创造、审美品质和审美情趣等水平。

医学审美教育，即医学美育，是医学审美和教育的融合。医学的美育活动，既是一种医学审美活动又是一种教育活动，二者兼而有之。具体地讲，医学美育是指一种在一定医学美学思想和理论指导下，以美的事物为材料和工具，通过各种形式的审美活动来激发和美化医务人员的情感体验，提高他们在医疗实践中感受美、鉴定美和创造美的能力的过程，达到全面发展的目的。由于医学美学是医学与美学相结合的产物，因此，医学审美教育与一般审美教育是普遍性与特殊性的关系。一方面，医学美育是一般美育理论在医学领域的运用，其内容方法形式都离不开普通教育的指导；另一方面，由于医学职业的特殊性、研究对象的特定性（主要是医务人员和医学生），使医学审美教育有自己独特的理论体系、实践方法和操作规程。

人们发现美、欣赏美、创造美的能力都是在后天长期社会生活实践中培养出来的。所以和医学审美教育有阶段性相比，医学审美修养更强调主体的长期不断学习，自发关注和发现医学活动中美的元素，归纳出医学美学的新规律、新方法。

医学审美活动贯穿医务工作者职业活动的始终，所以医学审美教育是医务工作者毕生要完成的重要课题。

（二）医学审美修养的主要任务

1. 建立正确的审美观　人们对世界真、善、美三方面的认识，分别构成真理观、伦理观和审美观，其中审美观是核心。审美观是人在审美实践活动中形成的关于美、审美、美感、美的创造等问题的基本观点，是从审美的角度对客观事物进行判断和评价的原则体系。审美观主要包括审美理想、审美情趣、审美评价等，其中最重要的是审美标准，即人们在审美活动中衡量和评价客观对象美丑及审美价值高低的尺度和原则。

2. 提高医学审美能力　审美能力是指人们在审美实践中发现、感受、欣赏、判断、评价美的能力，主要包括审美感受力、审美鉴赏力、审美创造力。

(1) 培养医学审美感受力：医学审美感受力的培养，是指培养医学生有正确的、敏锐的医学审美感知。感受美是鉴定美和创造美的前提和基础。只有先获得审美感受，准确地把握了审美对象的感性属性，如颜色、声音、线条、形状等，才能进一步获得美感。当然，一个人审美能力的高低，与先天的领悟力有一定关系，但重要的是需要后天的教育培训和训练。

(2) 培养医学审美鉴赏力：医学审美鉴赏力的培养，是指培养医学生对审美对象的美丑识别，包括对审美对象的审美性质的深刻理解和评价。一般包含两方面内容：一是区分事物美丑的能力，分清美丑；二是识别事物的审美特征、范畴、程度、类型的能力。在医学教育中，运用马克思主义美学观点，结合世界观、人生观的教育，联系生活经验和各类有关知识的教育，扩大医学史的知识视野，使医学生有一个健康的审美意识。审美鉴赏力的发展，既要符合时代、时期及阶级要求的共性，也要尊重审美个性。

(3) 培养医学审美创造力：医学审美创造力的培养，是指培养医学生能按照美的规律去创造新事物、新生活的能力。医学审美教育的根本，不仅要培养医务人员和医学生发现美、热爱美、鉴赏美的能力，而且还要激发人们追求美、创造美的能力。审美创造力是指在审美实践基础上，自觉按照美的规律去创造美的能力。在某种意义上可以说，社会进步就是人类追求美、创造美的历史，尤其是对医疗环境美、医学社会美（如高超的医疗技术、高尚的医德、优质的服务、科学的管理）、医学技术美（如医疗、护理、检测艺术）的创造能力，构建治病、防病的最佳服务措施，有利于社会群体健康水平的提高。

3. 塑造完美人格　如果说树立正确的审美观是医学教育的首要任务和内容、提高医学审美能力是医学美教育的基本内容，那么促进医务人员和医学生的综合素质提高、塑造完美的人格则是医学美的最核心内容。所谓完美人格是指人能得到全面、自由、和谐的发展。

二、医学审美修养的实施

医学审美教育与审美修养的途径和方法多种多样，涉及医务人员生活的各个领域，贯穿人一生各个时期。

（一）学校美育与修养

我国教育方针提出："各级各类学校都要加强思想政治工作，贯彻德育、智育、体育、美育全面发展的方针，把学生培养成为有理想、有道德、有文化、有纪律的社会主义建设人才。"对高等医学院校的学生进行审美教育，具有重要意义。医学院校的审美教育是医务人员终身教育的基础，是全面教育的一部分，是全面系统学习、掌握审美知识和审美规律的阶段，也是形成和发展医学生审美观念和审美能力的关键时期。通过医学美学课的教学，指导医学生学习医学美学的基本理论和基础知识，树立正确健康的审美观，提高学生的审美情趣、审美素质和审美创造力，解决好医学生内在美、外在美和做好医疗工作的关系。培养的是各类高级专门人才，要求他们不仅要有高深的学问，还应有良好的道德风范、文明优雅的言谈举止、高尚的情操和丰富的情趣。当代又有提高他们的审美能力和审美水平的强烈愿望。只有通过系统有效的审美教育，才可以使他们对美的追求、对人生的追求达到一个崇高水平。

（二）社会美育与修养

与家庭美育、学校美育相比，社会美育是美育的最大课堂。家庭是社会的细胞，学校是社会的组成部分。社会的对象是每一个社会成员，医务人员和医学生也不例外，其影响可以贯穿每个人的一生。医疗实践是整个医疗卫生工作的重要组成部分，也是人类赖以存在和健康发展的保证。医疗实践中的预防、诊断、治疗、手术、护理和医务人员高尚的医德、高雅的气质、优美的仪表、优良的行为、娴熟的操作、美好的语言等等，都表现着医务人员的意志、品格、智慧、热情、想象、力量，充分体现出他们自觉自由地为医疗事业无私奉献的劳动创造的本质的美，也闪耀着医学美育的迷人光芒。因此，医疗实践美就必然成为医学美育的审美对象和对广大医务人员实施美育的重要方式，对提高医务人员的审美素质，推动医疗卫生事业的发展大有裨益。即使在校医学生，除了家庭学校的生活与学习外，都要不同程度地接受社会。蔡元培说：“学生不是常在学校的，又有许多已离学校的人，不能不给他们一种美育的机会，所以又要有社会的美育。”社会美育的意义和作用比家庭美育、学校美育大得多。大力开展社会美育活动，可以提高整个民族的群体审美素质和艺术修养，抵制腐朽、粗俗、丑恶、低下思想的侵蚀，有效地克服不正之风，直接促进社会主义精神文明建设。但由于社会人员的阶级、年龄、职业、性格、信仰、文化、生活体验、社会等诸多差异，社会美育又比家庭美育、学校美育还要复杂得多、艰难得多，需要各方面、各部门、各行业的关心和配合，才能顺利开展社会美育工作。

（三）自然美育与修养

自然美指的是自然物质所具有的美，是审美教育的又一个重要方面。自然以无限的生机及丰富多彩的运动和生命形式，通过人的视觉、听觉、触觉及嗅觉等器官引起审美的节律感应。自然之美以其审美节律形式对人的生命节律、审美节律产生影响，使之产生相应的情感反应。

（四）艺术美育与修养

艺术美指的是艺术作品所具备的审美属性，是人类审美鉴赏和审美教育的主要对象，是艺术家对生活的审美感情、审美理想的集中反映，是为满足人的审美需要而产生和发展起来的。艺术美具有形象性、生动性、感染性、典型性和真善的完美统一。艺术美的审美教育，是以美引善，以美动人，以美动情。

（五）家庭美育与修养

家庭是美育的起点和主要场所。一个人最早接受美育是从“胎教”开始。从家庭居室的摆设、布置、装饰到家庭成员的言谈、举止，对医务人员和医学生审美修养的形成都会产生重要影响。优雅、高尚的摆设，融洽、和谐的家庭关系以及丰富多彩的生活（听音乐、跳舞、旅游等），都会使家庭成员的感情得到充分交流。另外，家庭科学的饮食起居、合适的穿着打扮、得体的待人接物方式都显示个体的品格修养，相应地对审美能力的加强都会有较大帮助。

未来世界是审美世界。未来的人特别是以维护人体健与美为核心的医务人员更应该具有较高的审美修养。爱因斯坦说：“用专业知识教育人是不够的。通过专业教育，他可以成为一种有用的机器，但是不能成为一个和谐发展的人。要使学生对价值有所理解并且产生强烈情感，那是最基本的。他必须对美和道德上的善有鲜明的辨别力。否则，他——连同他的专业知识——就更像一只受过专业训练的狗，而不像一个和谐发展的人。”其实，不仅是医学生，而且所有的医务人员，都应自觉、努力地做一个和谐发展的人、具有较高审美情趣的人，用美的规律去服务患者，使我们的世界和生活更加美好。

三、医生应有的医学审美自我修养

席勒说：“若要把感性的人变为理性的人，唯一的路径是先使他成为审美的人。”到了近代，由于科学技术的严密分工和国家机器造成的各个等级、各个职业之间的严格差别，使本来和谐统一的人性分裂开来，使得人身上产生两种相反的要求，即“感性冲动”和“理性冲动”。所谓感性冲动，是指人的欲求，这种欲求要受到自然必然性的限制，如人需要饮食才能维持生存；而理性冲动要受到来自道德必然性方面的限制。他认为这两种冲动中人都没有自由，人是双重奴隶。如何才能回到理想中的完整的人性呢？他认为，通过审美的自由活动，人类就可以从受自然力量支配的“感性的人”，变为发挥自己意志主动精神的“理性的人”，形成完美的人格而得到自由。

如果说树立正确的审美观是医学美育的首要任务和内容、提高医学审美能力是医学美育的基本内容，那么提高医学生的综合素质、塑造医学生完美的人格则是医学美育的最核心内容。所谓完美人格是指人能得到全面、自由、和谐的发展。医学审美教育可提高医学生个体的情感水平，开发人的智力、技能，有效地建立医务人员、自然环境、患者三者间的和谐关系，让医学生在医疗实践工作中领略到人生的意义、情趣及职业的神圣，自觉地根据患者及美容就医者的需要来规范言行、发展个性，从而在思想、品德、智力、心理、生理、意志、思维等方面都得到全面而自由的发展，塑造完美的人格形象。医学审美教育作为教育手段能净化人的灵魂，培养医学生高尚的道德情操，提高医学生的精神境界，促使医学生人格完美，以美启真，以美储善。

四、医学审美的感受能力

医学美的感受能力，是指感官对美感的敏锐程度。只有敏锐地感受到美，才能谈得上鉴赏美和创造美。法国雕塑家罗丹说过：美是到处都有的，世界不是缺少美，而是缺少发现美的眼睛。不能发现美，就不能感受美。医学审美教育的重要任务就是引导医护人员在审美实践中，培养和提高对美的感受能力。

马克思指出，人类在社会实践活动中，直接接触美的事物，进入美的境界，以激起对美的爱好和兴致。人的审美感受能力的高低强弱，主要是由后天社会实践决定的。这一原则是培养和提高审美感受能力最基本、最重要的原则。

培养美的感受能力包含以下三方面内容：

1. 训练对医学美的感受能力　在医疗过程中要培养出感受医学美的能力，这一能力的培养来源于人体器官的感受能力，即人的视觉、触觉、听觉、嗅觉等等能力。医护人员在医疗过程中进行的操作，从中可以感受到医学的和谐美感及动作美感。

2. 提高对医学美尤其是医学人体美的认识能力　在功能健全的身体器官的基础之下，运用丰富的比较、联想、思维、想象等能力可以帮助获得更高的认识能力。这一过程也需要丰富的医学知识和美学知识，也需要在临床实践中不断深刻体会交流，运用比较、联想、思维、想象等能力帮助人们获得医学人体美的认识能力。

3. 培养医学美的情绪体验　医学美的情绪体验主要表现为对医学事业的高度责

任感及对患者的深厚感情，这也是一个医护人员必备的思想基础。这些思想基础可以在医疗实践中帮助医护人员尊重患者，用语言、行为帮助患者，在心理、行为上对患者产生更好的愉悦感，进一步帮助患者康复。

五、医学审美的鉴赏能力

审美能力的强弱要通过审美鉴赏能力体现出来。审美鉴赏能力指的是对事物审美价值鉴别、欣赏和评价的能力。通常包含两方面内容：一是区分事物美丑的能力，二是识别事物审美特征、范畴、程度、类型的能力。这种能力可使人透过医学美的外在形式去领悟其中的内涵，达到高层次的审美境界。例如对医生品德、风度、技术的欣赏，不应仅仅停留在浅表的感性形式上，而要透过它们去欣赏医务工作者精湛的医术、渊博的学识、高尚的情操、文明的风度，从而进一步理解医学事业救死扶伤、悬壶济世的高尚意义。因此，提高医护人员的文化知识水平和美学修养是培养医学美鉴赏能力的必经途径。

第五节 医学审美创造

艺术是生活的升华，是美的创造。美学家认为艺术的进程就是美的创造过程。事实上，在医学领域之中也存在美的创造，如人体整容、修复等，就是人对于自身健康美的追求。我们称之为医学审美创造。

一、医学审美创造的概念和作用

（一）医学审美创造的概念

审美创造是审美经验的客体化活动，亦为审美意象的构成及其物化和物态化的过程。关于审美创造，无论人们是否意识到，总是遵循“美的规律”，按照一定的审美观念进行。它是一种主动的审美造形活动，审美经验形式化的活动。

医学审美创造是医学审美主体在医学审美实践活动中，按照医学审美的规律和美的规律进行，使医学审美客体产生美的飞跃的创造，是医学审美思维和实践的最高表现形式。医学审美创造的实质，是医学审美主体运用创造思维，并通过医疗工具等物质手段，把审美主体的内在审美尺度物化成审美客体的审美特征的一种特殊的审美过程。简而言之，是使审美主体的审美尺度与审美客体的表现形式相统一的过程。

（二）医学审美创造的作用

医学审美创造的生命力在于它具有极强的实践性以及应用技艺的广泛性。它的作用表现在许多方面。

1\. 增进人身心健康　绝大多数求美者，总是存在着这样或那样的对自己形体容貌的不满意，因而总是存在着不同程度的心理困惑或心理障碍。医学审美创造可以有效改变求美者的形体容貌，从而提高他们的自信心，增进他们的身心健康。即使是一个身心健康者，也往往需要通过审美创造来造就一个自己所满意的健康审美环境，以进一步增进其身心健康。

2\. 形成医学审美主体的理性力量　医学审美创造可以是医学审美主体对医学美具有敏锐的觉察力和深刻的感受力，可以是医生（也是一类医学审美主体）透过现象看本质，全方位分析病情，作出准确科学的诊断，从而标本兼治。这是医学审美创造的一种理性力量，是医学审美主体本质力量的展示。

3. 增强医学审美主体的创造性素质　医学审美创造中，医学审美客体吸引着医学审美主题，并调动着医学审美主体的激情、理想和想象，是医学审美主体从中领悟到审美对象的审美价值，能动地迸发出审美创造意识，进而增强其创造性素质。例如，巴甫洛夫用狗进行消化系统实验所建立的高级神经活动学说，不仅仅是对实验本身的回答，而且也是巴甫洛夫在长期科学实验基础上，形成的一系列科学审美追求和审美创造思维等创造性素质的结晶。

4. 升华医学审美客体的美学价值　医学审美创造过程，就是医学审美主体本质力量的对象化过程。理想的医学审美客体（患者、医院、病房、设备器械，甚至医护人员本身等）就是医学审美主体（医护人员及其理想、意志、品格、情操、智能、技巧和审美力等）本质力量对象化的结果。从神话传说到今天的艺术，从古代美容到现代医学美容，人类创造的所有现实审美客体，都闪耀着审美创造对审美客体价值升华的光辉。

二、医学审美创造的思维结构

人的思维方式可以分为抽象思维、形象思维和灵感思维 3 种。医学审美创造与形象思维的相关性最强。形象思维的概念最早出现在文艺创作领域，指的是用形象来思考，是一种思维方式。形象思维是在思维过程中自始至终伴随着事物的形象，通过事物的生动形象和生活细节进行典型形象的概况，然后以典型形象去揭示事物本质。

（一）形象思维与抽象思维的有机结合

在始终不能离开医学生命美感创造所需的思维过程中，想象、联想、情感等形象思维因素，总是与概念、判断、推理等抽象思维相互渗透、相互作用，推动医学审美创造过程的。在这里，形象思维和抽象思维是有机统一的。

（二）创造性的灵感思维

灵感思维是一种不同于形象思维和抽象思维的思维方式，没有灵感思维也就没有创造。灵感思维、形象思维、抽象思维在创造活动中相辅相成。在医学审美创造过程中，生动具体的人体形象激发着医学审美主体的创造性思维心理机制。如果构建了灵感思维，医学审美主体就具有良好的创造性素质。

（三）审美情感性思维

医学审美创造，从一定角度讲，是医学审美主体在对医学审美客体的美的认识、理解和把握之后，在一定的审美情感激励下，对医学审美客体（如求美者）的一种安慰和同情，对自己的一种自信和严谨等。这是一种审美意义上的情感性思维，这种情感性思维是以活生生的、有情感、有思维、有伦理、有审美意识的人为出发点和归宿的，是审美艺术和审美形式的和谐统一体。

三、医学审美创造过程的形式与特点

（一）医学审美创造过程的形式

物化审美创造和物态化审美创造是审美创造的两种基本形式。物化审美创造主要指审美经验物化产品的创造，即社会物质产品的审美创造；物态化审美创造就是审美经验和审美意识的物态化过程，或者是审美主体心目中新意象形成及其物态化过程。医学审美创造的物化和物态化审美创造形式在医疗服务过程中具体表现为：

1. 创造医学自然环境美　医学自然环境是医学审美主体与审美客体间共同完成医疗过程的空间。医务人员运用审美的眼光去创造优美的医疗环境，在患者进行医疗体验的时候使患者感受到感官的愉悦，进一步激发患者心理上的愉悦感，促进医疗行为的康复进程。

2. 饮食调理创造患者人体美　医务人员在治疗过程中，建立良好的饮食习惯，保证食物中的营养均衡，进一步加速患者康复。均衡的饮食调理还可以增强患者的身体抵抗力，满足身体各个系统所需的同时，以健康美丽的人体曲线美展示出人体美。

3. 医护服务为患者提供舒适美　医护服务于生命的全过程，在运用先进医疗技术使患者愈合身体疾病的同时，优质服务更加可以帮助患者获得更好心理体验。

4. 展示医务人员的形象美　在医疗行为中，医务工作者注重自身形象，运用整洁的外形、优美的仪态、良好的医德帮助患者恢复疾病的过程中，更可以展示医务人员的形象美。这些都可以使患者从中得到美的享受，产生舒适轻松的心态，增强安全感和对医务人员的信任感，从而激起患者对美好生活的希望，有益于患者的治疗与康复。

5. 创造医患关系的和谐美　医患关系之间的美感以促进患者身体健康、促进疾病恢复为前提。帮助患者防病治病，是一切医疗活动的出发点。医务人员审美修养的提高是良好医患关系得以建立和正常维系的关键点。医务人员运用自己的言行、丰富的知识、熟练的技巧，都为建立良好的医患关系提供了先决条件。

（二）医学审美创造过程的特点

医学审美创造是使审美主体的审美尺度与审美客体的表现形式相统一的创造过程。它有历史继承性、理性的创造方法、表现形式双相性等特点。

1. 历史继承性　任何实践的产生都源于历史的传承。我们要进行医学审美创造，就要掌握医学客观规律，了解医学审美的基本方法，在客观规律、基本审美的原则下，进一步根据患者个体特点的差异性进行审美创造。

2. 理性的创造方法　医学美追求医学客观规律与人主观目的的统一。在医学审美创造过程之中，医学审美创造的主要对象是人，不能使创造对象脱离基本医学规律的支配。因此，医学美的创造方法是现实的、科学的、理性的，不能像艺术创造而忽略医学基本规律，随心所欲地追求自己想要的风格。尽管在医学审美创造过程中也离不开创造性思维，但思维产生的基础却是理性思考，即理性思考如何才能符合人类健康的需要、生存的需要、社会的需要。医学的手段是理性的，医学的审美创造离不开医学的手段，必须要借助医学的手段来实施，故医学的审美创造也是理性的。

医学审美与艺术美不同。医学审美创造具有直接的功利性。医学审美创造的主要目的是维护人类健康，揭示医疗规律，而且运用的医学手段要符合医学诊疗的目的性。艺术美主要是为满足人的精神享受，并不具有直接功利性。

3. 表现形式双相性　形象性指的是医学可以通过人体、医学仪器、环境、创造主体创造出具体可感的医学美形象。抽象美指的是医学可以通过医学理论、方法，创造出具有抽象形式的理性美。医学美的这一双相性是区别于艺术美的重要特点。

扫一扫
测一测

课堂讨论

在医学类高校开展医学审美教育的必要性。

（党文军）

复习思考题

1. 医学审美教育的原则是什么？
2. 医学审美修养的主要任务有哪些？
3. 医学审美教育的意义是什么？
4. 医学审美修养的实施有哪些方面？
5. 培养美的感受能力包含哪些内容？

主要参考书目

1. 沙涛 . 医学美学 [M]. 北京：人民卫生出版社，2010.
2. 沙涛 . 医学美学 [M].2 版 . 北京：人民卫生出版社，2014.
3. 孙乐栋，刘君丽，梁文丽 . 医学美学 [M]. 北京：科学出版社，2017.
4. 王峰 . 医学美学导论 [M]. 北京：高等教育出版社，2005.
5. 彭庆星 . 医学美学导论 [M]. 北京：人民卫生出版社，2002.

教 学 大 纲

复习思考题答案要点与模拟试卷